Prof. Dr. Max Nieuwdorp

ACHTUNG, HORMONE

Alles über die Botenstoffe, die unser Leben lenken

Aus dem Niederländischen
von Gerd Busse

Hoffmann und Campe

Die Originalausgabe erschien 2022 unter dem Titel
Wij zijn onze hormonen im Verlag De Bezige Bij, Amsterdam.

Die Übersetzung dieses Buches wurde von der
Niederländischen Stiftung für Literatur gefördert.

Nederlands letterenfonds
dutch foundation
for literature

1. Auflage 2023

www.hoffmann-und-campe.de
Umschlaggestaltung: © FAVORITBÜRO, München
Satz: Dörlemann Satz, Lemförde
Gesetzt aus der Minion
Druck und Bindung: GGP Media GmbH, Pößneck
Printed in Germany
ISBN 978-3-455-01644-4

HOFFMANN UND CAMPE

Ein Unternehmen der
GANSKE VERLAGSGRUPPE

Für meine (Schwieger-)Eltern,
Willemijn, Hannah, Matthias und Leah

Inhalt

Vorwort

> **»Bei alldem war (und bin) ich unsicher, wie ich mich von meinem alten Selbst unterscheide oder mich von Jahr zu Jahr weiter verändere. Das hormonelle Profil eines Menschen bestimmt einen großen Teil seiner sichtbaren Persönlichkeit. Wenn man das endokrine System verzerrt, verändert sich das Denken und Fühlen. Eine Veränderung des Musters führt zur nächsten.«**
>
> Hilary Mantel, *Von Geist und Geistern*[1]

Die obenstehende Äußerung Hilary Mantels über ihre Hormonstörung Endometriose unterstreicht, wie sehr Veränderungen im Hormonhaushalt auch das Selbstbild von Menschen beeinflussen. Und es ist zugleich der Grund, weshalb ich meinen Beruf als Arzt so schön finde. Im Sprechzimmer erhält man einen kleinen Einblick in die Intimität des Lebens eines Menschen und die Art und Weise, wie Krankheit in seinen Charakter eingreift.

Ich bin Arzt geworden, weil viele meiner Familienangehörigen im Gesundheitswesen gearbeitet haben. Und obwohl mir in meiner Schulzeit eher eine Karriere als Diplomat oder Historiker vorgeschwebt hatte, entschied mein Los (und das Lossystem) anders, und ich begann, in Utrecht Medizin zu studieren, so wie meine Verwandten vor mir.

Abgesehen von einem phantastischen Studentenleben – auf dem Campus am Janskerkhof schloss ich Freundschaften fürs Leben und fand die Liebe meines Lebens – erwies sich dieses Studium als ein Schuss ins Schwarze. Denn im Gegensatz zu dem, was ich mir vorgestellt hatte, zeigte sich, dass das Fach so viel mehr beinhaltete, als Tabletten zu verschreiben oder Patienten zu operieren. Ich lernte, wie man Experimente im Labor durchführt, und ließ mich davon inspirieren, wie Ärzte auf diese Weise Erkenntnisse über versteckte Krankheiten und die Beschwerden gewannen, die mit ihnen einhergingen – Beschwerden, die Menschen zu uns in die Sprechzimmer bringen.

Die Medizinische Fakultät der Universität Utrecht bot mehr als nur eine biomedizinisch ausgerichtete Ausbildung. So hege ich angenehme Erinnerungen an die Vorlesungen von Professor Sijmen Duursma über Medizin und Kunst, die er mit bekannten Gemälden illustrierte, auf denen Kranke abgebildet waren.

Es waren die Interaktionen mit Patienten und die Intimität des Sprechzimmers, die mich gegen Ende meiner Ausbildung zu dem Entschluss brachten, mich auf die Innere Medizin zu verlegen und mich zugleich der wissenschaftlichen Forschung zu widmen, weil es auf dem Gebiet der Hormone und Darmbakterien noch so viel zu entdecken gab. Angespornt durch die Tatsache, dass nahezu meine gesamte Verwandtschaft Probleme mit der einen oder anderen Form von Hormonstörung hat – von Diabetes mellitus bis hin zum Schilddrüsenleiden und sogar Nebennierentumoren –, beschloss ich, mich auf Endokrinologie, die Lehre von den Hormonen, zu spezialisieren.

Nachdem ich fast zwanzig Jahre als Arzt tätig gewesen war, fasste ich – angeregt durch Fragen, die mir meine Patienten über die Jahre hinweg gestellt hatten und auf die ich nicht immer eine Antwort gewusst hatte – den Entschluss, dieses Buch zu schreiben. Nicht nur, um das faszinierende endokrine System für alle, die es interessiert, etwas begreiflicher zu machen, sondern auch, um die Macht der Hormone in die richtige Perspektive zu rücken.

Der Titel der Originalausgabe *Wij zijn onze hormonen* (wörtlich übersetzt: »Wir sind unsere Hormone«) verweist darauf, dass Hormone die Dirigenten unseres Körpers sind, und natürlich ist er auch ein augenzwinkernder Hinweis auf das großartige Buch meines Kollegen Dick Swaab, *Wir sind unser Gehirn* (2011). Während unser Gehirn bei allen Entscheidungen, die wir treffen, wichtig ist, haben Hormone ihrerseits Einfluss darauf, wie das Gehirn funktioniert. (So erinnere ich mich an eine Patientin, die wegen einer zu schnell arbeitenden Schilddrüse sexuell völlig enthemmt wurde und zu jedem männlichen Patienten ins Bett stieg. Erst als ihre Schilddrüse chirurgisch entfernt worden war, wurde sie langsam wieder die Alte.) Hormonelles Ungleichgewicht kann unsere Persönlichkeit und unser Funktionieren im Alltag also ordentlich durcheinanderbringen.

Dieses Buch ist in den Morgen- und Abendstunden geschrieben worden, weil meine Arbeitstage durch die Betreuung von Patienten sowie durch Forschung und Management vollkommen in Beschlag genommen werden und auch das Privatleben die nötige Zeit einfordert: eine Familie mit kleinen Kindern und eine Frau, die als Hebamme in Vollzeit arbeitet. Dennoch erwies sich das Schreiben als unglaubliche Energiequelle – Energie, die ich auch dringend benötigte, etwa während der COVID-19-Epidemie, bei der ich auf den Krankenstationen nicht nur Patienten behandelt habe, sondern sie auch habe sterben sehen.

Achtung, Hormone ist eine Mischung aus Geschichte und Medizin im weitesten Sinn des Wortes. Ich wollte kein medizinisches Handbuch schreiben, wohl aber versuchen, mit pseudowissenschaftlichen Behauptungen über den Einsatz von Hormonen als Antwort auf oft gehörte Leiden aufzuräumen. Ich möchte sicherlich nicht behaupten, dass wir die Sklaven unserer Hormone (oder unseres Gehirns) sind – es besteht immer eine Wechselwirkung zwischen Umwelt, Körper und Geist. Hormone können vielleicht unsere Fähigkeit trüben, Entscheidungen zu treffen, aber sie können uns nicht aus der Verantwortung für unsere Taten entlassen.

Durch das Schreiben dieses Buchs ist mein Respekt vor unserem wunderbaren endokrinen System noch größer geworden, als er ohnehin schon war. Wir sollten als Ärzte nicht zu viel daran herumdoktern, uns aber vor allem nicht zurücklehnen. Wir sollten weiterhin nach einem tieferen Verständnis dieser faszinierenden körpereigenen Substanzen streben und nicht aufhören, nach besseren Behandlungsmöglichkeiten zu suchen. Denn wie der berühmte Therapeut Salvador Minuchin bereits so schön sagte: »Sicherheit ist die Feindin der Veränderung.«

Amsterdam, im August 2022

Einleitung

Im Jahr 2001 arbeitete ich in einem Landkrankenhaus in Pretoria, Südafrika. Schwangere Frauen kamen mit einsetzenden Wehen aus den Townships, die noch aus der Zeit der Apartheid stammten, in die Geburtsklinik, die über keine besonders gute Ausstattung verfügte. Auf einem auseinandergeklappten Pappkarton auf dem Rasen vor der Klinik liegend veratmeten sie ihre Wehen, bis sie die Pappe gegen ein hartes Bett hinter einem Vorhang in der Klinik eintauschen und die Geburtsvorbereitungen eingeleitet werden konnten. Ich hatte durchschnittlich zwanzig Frauen unter meiner Obhut. Jede Nacht wurden mehrere Kinder geboren, und ich rannte von Zimmer zu Zimmer. Eines dieser Kinder, ein Mädchen namens Muna, sah ich eine Weile später in der Poliklinik wieder, wo sie wegen eines verzögerten Wachstums aufgenommen worden war. Sie reagierte kaum auf Versuche, Kontakt herzustellen, hatte ein etwas aufgedunsenes Gesicht und wies verzögerte Reflexe auf. Das Schilddrüsenhormon in ihrem Blut war kaum noch nachzuweisen, sodass ich beschloss, ihr unverzüglich Schilddrüsenhormontabletten zu verabreichen, um den Mangel zu beheben.

Als ich Jahre später im Rahmen einer Konferenz in Südafrika dieselbe Geburtsklinik noch einmal besuchte, erzählte mir eine Krankenpflegerin, dass Muna jetzt schwerbehindert sei und zu Hause von ihrer Oma betreut werde. Munas erste Monate ohne Behandlung haben ihren Tribut gefordert. Sie wird nie wieder ein eigenständiges Leben führen können und hat ein erhöhtes Risiko, frühzeitig an einer Lungenentzündung oder einem Dekubitus (Wundliegegeschwür) zu sterben.

Die Geschichte Munas zeigt, wie wichtig Hormone für unsere Entwicklung sind. Wir können schlichtweg nicht ohne diese Stoffe leben, die unser Körper selbst produziert und die über den Blutkreislauf unsere Organe und das Gewebe ansteuern, um eine Vielzahl von Körperfunktionen zu regulieren. Am Anfang ist ein ungeborenes Kind von den Hormonen seiner Mutter abhängig. Erst nach drei Monaten entwickelt der Fötus selbst die Zellen und Organe, die er für eine gut funktionierende Hormonproduktion braucht. Die Schilddrüse bildet sich schon in diesem ersten Trimester der Schwangerschaft, was die Bedeutung dieses Organs für unser Dasein illustriert. Das Schilddrüsenhormon ist nämlich an vielen Prozessen in unserem Körper beteiligt.

Wegen einer Störung in der ersten Phase der Schwangerschaft hatte sich bei Muna keine Schilddrüse entwickelt, und so war es zu einem angeborenen Mangel an Schilddrüsenhormon, auch als *kongenitale Hypothyreose* bezeichnet, gekommen. In den Niederlanden werden ungefähr achtzig Kinder pro Jahr mit dieser Erkrankung geboren. Es ist nicht einfach, sie bei neugeborenen Babys zu diagnostizieren, und wenn dies relativ spät geschieht, hat es, wie Munas Geschichte zeigt, weitreichende Folgen. Diese Erkenntnis führte dazu, dass Hans Galjaard, zu Lebzeiten Professor für Humangenetik an der Erasmus-Universität in Rotterdam, den Entschluss fasste, die Möglichkeiten eines Screenings angeborener Erkrankungen in den Niederlanden auf die politische Agenda zu setzen. Dank seiner Bemühungen nehmen seit 1974 niederländische Beratungsstellen und Hebammen mittels einer Fersenpunktion allen Babys Blut ab. Getrieben unter anderem durch den Tod seines Bruders, der in jungen Jahren an den Folgen einer angeborenen Erkrankung starb,[2] begann Galjaard nach einer aufreibenden politischen Lobbyarbeit mit diesem »Fersenstich«, mit dem sich inzwischen zweiunddreißig angeborene Krankheiten nachweisen lassen. Wie Galjaard schon sagte: »Besser vermeiden als nicht heilen können.«

Tausenden von Kindern ist dadurch das Schicksal Munas erspart geblieben. In meiner Poliklinik treffe ich sie als lebenslustige Dreißigjährige wieder, deren Leben eine einzige Schilddrüsentablette pro Tag (und der vorausschauende Blick Galjaards) bleibend verändert hat.

Eine kurze Geschichte der Hormone

1902 wurde von dem britischen Physiologen Ernest Starling und seinem Schwager William Bayliss erstmals ein Stoff entdeckt, den sie wenig später mit dem Namen »Hormon« bezeichnen sollten. Gemeinsam untersuchten sie, wie unsere Verdauung funktioniert und Nahrung durch bestimmte Stoffe gespalten und vom Darm aufgenommen werden kann.[3,4]

Zwei Jahre später erhielt Iwan Pawlow für seine Forschungsarbeiten zur Verdauung den Nobelpreis für Physiologie oder Medizin.[5] Dieser russische Kollege, der vor allem durch seine Forschungen zur Konditionierung bekannt ist und nach dem der noch immer gerühmte Pawlow'sche Reflex (1897) benannt ist, konnte zeigen, dass das Nervensystem an unserer Verdauung beteiligt ist.

Bayliss und Starling erkannten jedoch, dass die Verdauung auch bei Labortieren stattfand, deren Nervensystem beschädigt war, nämlich durch die Abgabe spezieller Substanzen aus nahegelegenen Drüsen an das Blut. Eine dieser Substanzen war das von ihnen so genannte *Sekretin* (nach dem Englischen »to secrete«, ausscheiden) – die erste einer inzwischen reichen Gruppe an Substanzen, die unser Leben unsichtbar, aber tiefgreifend regulieren.

Bayliss und Starling waren auch diejenigen, die das Wort *Hormon* – altgriechisch für »in Bewegung setzen, antreiben, anregen« –

als Sammelbegriff für diese Substanzen vorschlugen. Hormone sind Signalstoffe, die durch endokrine (hormonproduzierende) Drüsen erzeugt werden. Über das Blut und andere körpereigene Flüssigkeiten erreichen diese Stoffe ihr Ziel – bestimmte Zellen oder Organe –, wo sie dann ihre Aufgabe erfüllen. Die meisten Hormone haben eine zentrale regulatorische Funktion: Sie können Prozesse in Gang setzen oder auch hemmen. Und sie beeinflussen sich gegenseitig.

Das Zentralbüro unseres Hormonhaushalts liegt mitten im Gehirn, unmittelbar hinter unseren Augenhöhlen. Dort befinden sich der Hypothalamus und die Hypophyse, mit den Abmessungen einer Erdbeere beziehungsweise einer Erbse. Beide Gruppen spezialisierter Nervenzellen sind Teil unseres emotionalen Gehirns, des limbischen Systems (mehr dazu in Kapitel 5). Wie Generäle steuern sie sowohl unser Nerven- als auch unser hormonelles System, wobei sie gewissenhaft ihre Truppen im Auge behalten.

Die Effekte dieser wichtigen Signalstoffe wurden jedoch schon fünfzig Jahre vor Starling und Bayliss bemerkt. In einer Untersuchung aus dem Jahr 1849 verglich der deutsche Wissenschaftler Arnold Berthold kastrierte Hähne (Kapaune) mit ihren nichtkastrierten Brüdern und konnte zeigen, dass es bei der ersten Gruppe zu körperlichen und Verhaltensänderungen kam.[6] Wenn man bei den Kapaunen die Testikel durch Reimplantation oder Transplantation wiederherstellte und damit auch die Produktion des später entdeckten Hormons *Testosteron* erneut in Gang setzte, fiel auf, dass die Hähne wieder in der Lage waren, zu krähen. Solche Experimente regen bis heute die Phantasie von Schriftstellern und Wissenschaftlern an, nicht zuletzt, weil sie die Verheißung eines Elixiers für die »ewige Jugend« in sich tragen.

Die Oper *A Dog's Heart* des Komponisten Alexander Raskatow ist ein wunderbares Beispiel dafür. Inspiriert von einer Novelle Michail Bulgakows aus dem Jahr 1925 erzählt die Oper das Schicksal des Straßenhundes Sharik, nachdem ihm die Hypophyse und die Testikel eines berüchtigten Kriminellen implantiert worden sind.[7] Dadurch entwickelt sich das Tier zum gewissenlosen Verbrecher Sharikow, und er wird in seinem Verhalten und seinen Entscheidungen zum Opfer seiner (von Hormonen gesteuerten) Triebe. Nur eine zweite Operation verschafft dem von Testosteron gequälten Hund Erlösung …

Auch in älterer Literatur, wie zum Beispiel dem Alten Testament, wird schon auf die Anwesenheit von Hormonen verwiesen. Obwohl seinerzeit keine Techniken zur Verfügung standen, um das Vorhandensein von Hormonen im Blut nachzuweisen, heißt es in Levitikus 17,11: »Die Lebenskraft des Fleisches sitzt nämlich im Blut.« Bestimmte Personen aus der Bibel litten höchstwahrscheinlich unter angeborenen hormonellen Erkrankungen, wie etwa einem reichlichen Vorrat an Wachstumshormonen beim Riesen Goliath. Auch der Zwergwuchs des ägyptischen Gottes Bes sowie die Reizbarkeit und enorme Energie Kleopatras könnten sich sehr gut auf eine Fehlfunktion der Schilddrüse zurückführen lassen.

Doch zurück zur Faszination für das männliche Hormon, das die ewige Jugend verspricht. Im Jahr 1889 experimentierte der zweiundsiebzigjährige mauritisch-französische Neurologe Charles-Édouard Brown-Séquard mit der Verabreichung tierischen Testikelextrakts an sich selbst.[8] »Ich habe in meinen Injektionen (die ich mir selbst unter die Haut setzte) eine wasserartige Flüssigkeit mit den folgenden drei Extrakten verwandt: erstens Blut der Hodenblutgefäße, zweitens Sperma und drittens Flüssigkeit, die aus einem Testikel stammte, der kurz zuvor einem Hund oder einem Schwein entnommen worden war.« Obwohl es um die Gesundheit des Professors für sein Alter relativ gut bestellt war, klagte er in der Zeit vor seinen Selbstversuchen regelmäßig über Müdigkeit nach einem Tag harter Arbeit und äußerte Probleme mit Sodbrennen sowie Gelenk- und Muskelschmerzen. Letztere waren wahrscheinlich auf Verschleiß infolge einer Arthrose zurückzuführen, etwas, das bei älteren Menschen häufig vorkommt.

Im Mai und Juni jenes Jahres verabreichte sich Brown-Séquard täglich gut zehn (!) dieser Injektionen. Nahezu unverzüglich schien es, als wären Lebenskraft und Energie in seinen Körper zurückgekehrt: Er fühlte sich kräftiger und konnte buchstäblich wieder die Treppe hinaufrennen. Auch schien der Umfang seines Bizeps stark zugenommen zu haben, seine Müdigkeit war verschwunden, und laut der Überlieferung kehrte auch seine Potenz zurück. Testosteron (dazu mehr in den nachfolgenden Kapiteln) ist allerdings ein in Fett lösliches Hormon, und da die Injektionen von Brown-Séquard auf Wasserbasis waren, ist es gut möglich, dass hier ein Placebo-Effekt mitspielte.[9]

Diese und andere Dinge haben in den zurückliegenden hundert Jahren unser Wissen über Hormone wesentlich bereichert. Dank des technischen Fortschritts lassen sich Hormone aus tierischem Material isolieren und anschließend injizieren, um deren Wirkung auf Mensch und Tier zu beobachten. Das hat nicht nur medizinisch-wissenschaftlich zu vielen wichtigen neuen Erkenntnissen geführt – und zu gleich mehreren Nobelpreisen zwischen 1920 und 1930 für die Entdeckung des inzwischen bekanntesten weiblichen Hormons Östrogen, des männlichen Hormons Testosteron und des Progesterons, das eine wichtige Rolle beim Einnisten des Embryos in die Gebärmutterschleimhaut spielt –, sondern hatte in ihrem Gefolge auch große soziale und wirtschaftliche Auswirkungen. So war die Entwicklung der »Pille« in den fünfziger Jahren von sehr großer Bedeutung für die Emanzipation und Selbstbestimmung von Millionen junger Frauen. Außerdem hat sich die Gesamtkrankheitslast dank erfolgreicher Behandlungen mit Hormonen bei einer Vielzahl von Erkrankungen beträchtlich verringert, was zugleich Riesenchancen für die pharmazeutische Industrie bedeutete.

Leider haben sich unsere hormonellen Helfer nicht immer als unproblematisch herausgestellt. Seit dem Erscheinen des Buchs *Der stumme Frühling* der US-amerikanischen Biologin Rachel Carson im Jahr 1962 – in dem sie auf den desaströsen Einfluss der Schädlingsbekämpfungsmittel in der Landwirtschaft auf die Umwelt, die Qualität unserer Nahrungsmittel und unseren eigenen Körper hinwies – wissen wir besser, wie sehr solche Giftstoffe auch unseren Hormonhaushalt durcheinanderbringen können.[10] So hatten Injektionen mit Wachstumshormonen, gewonnen aus den Hirndrüsen Verstorbener, die schmerzliche Folge, dass dadurch bei ziemlich vielen Patienten die ansteckende und tödliche Creutzfeldt-Jakob-Krankheit übertragen wurde.[11] Auch das Medikament DES, ein künstliches Östrogen, das in den Niederlanden in den fünfziger und sechziger Jahren schwangeren Frauen in großen Mengen verschrieben wurde, um Fehlgeburten zu verhindern, hatte schwerwiegende Folgen für die Gesundheit ihrer Töchter, wie etwa ein erhöhtes Risiko, an Krebs zu erkranken oder unfruchtbar zu werden; es konnte sogar noch bei ihren Enkelsöhnen zu Anomalien führen.[12]

Ebenso wie bei Muna, dem Baby, das durch einen Defekt in seiner Schilddrüsenhormonproduktion eine geistige und körperliche Behinderung entwickelte, ist unsere Gesundheit und die unserer Nachkommen sehr stark abhängig vom richtigen Hormongleichgewicht. In diesem Buch werde ich anhand der einzelnen Lebensphasen – von der Wiege bis zur Bahre – den Einfluss der verschiedenen Hormone und ihre Abhängigkeit voneinander erläutern. Dabei gehe ich ebenfalls tiefer auf die Folgen eines Mangels oder eines Überschusses an Hormonen und den (gelegentlich destruktiven) Effekt dieser starken körpereigenen Substanzen auf unser geistiges und körperliches Wohlbefinden ein. Ich hoffe, dass Sie ebenso wie ich von der wunderbaren Rolle fasziniert sein – und bleiben – werden, die Hormone in unserem Körper und unserem Leben spielen.

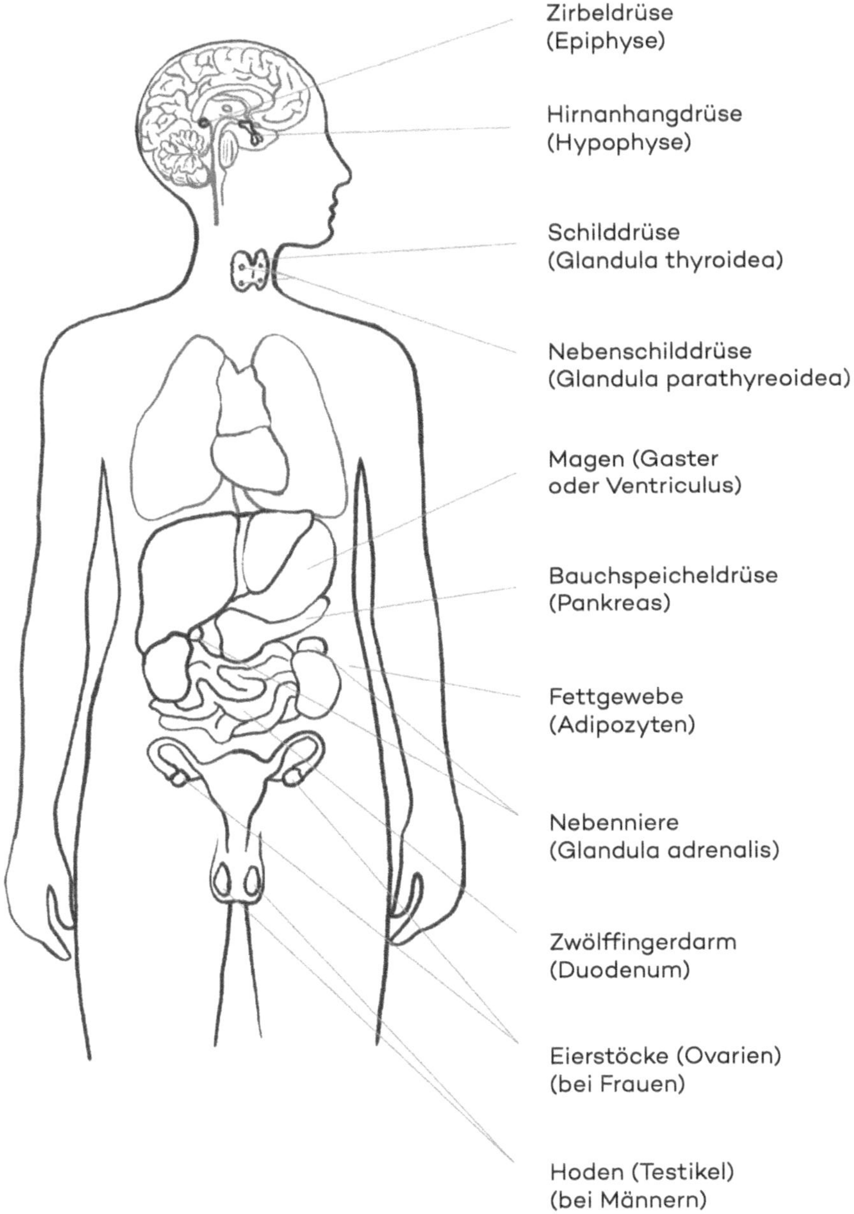
Zirbeldrüse
(Epiphyse)
Hirnanhangdrüse
(Hypophyse)
Schilddrüse
(Glandula thyroidea)
Nebenschilddrüse
(Glandula parathyreoidea)
Magen (Gaster
oder Ventriculus)
Bauchspeicheldrüse
(Pankreas)
Fettgewebe
(Adipozyten)
Nebenniere
(Glandula adrenalis)
Zwölffingerdarm
(Duodenum)
Eierstöcke (Ovarien)
(bei Frauen)
Hoden (Testikel)
(bei Männern)

UNSERE HORMONDRÜSEN UND IHRE FUNKTIONEN

ZIRBELDRÜSE (Epiphyse); Anzahl: 1, Größe: 0,5 × 0,5 cm; sieht aus wie ein Zapfen der Zirbelkiefer. Produziert Melatonin. Funktion: Tag-Nacht-Rhythmus und Schlafqualität, hemmt bis zur Pubertät die Produktion des Geschlechtshormons.

HIRNANHANGDRÜSE (Hypophyse); Dirigent unseres Körpers; Anzahl: 1, Größe: 1 × 1 cm; sieht aus wie eine Erbse. Produziert Wachstumshormon, Prolaktin, luteinisierendes Hormon (LH), follikelstimulierendes Hormon (FSH), adrenocorticotropes Hormon (ACTH) und antidiuretisches Hormon (ADH), auch bekannt als Vasopressin. Funktion: Regt andere Drüsen an, Hormone zu produzieren.

SCHILDDRÜSEN (Glandula thyroidea); Anzahl: 2, Größe: 5 × 3 cm; sehen aus wie die Flügel eines Schmetterlings. Produzieren T4 und T3 (über TRH und TSH aus der Hypophyse); Funktion: Regeln den Stoffwechsel, den Herzrhythmus und die Körpertemperatur.

NEBENSCHILDDRÜSEN (Glandulae parathyreoideae); Anzahl: 4, Größe: 0,5 × 0,5 cm; sehen aus wie ein Reiskorn. Produzieren Parathormon (PTH), wichtig für die Knochenqualität und den Kalziumhaushalt.

MAGEN (Gaster oder Ventriculus); Anzahl: 1, Größe: 30 × 10 cm; sieht aus wie eine umgedrehte Birne. Produziert Ghrelin (Hungerhormon) und Gastrin. Funktion: Verdauung.

BAUCHSPEICHELDRÜSE (Pankreas); Anzahl: 1, Größe: 14 × 3 cm; sieht aus wie eine flache Birne. Produziert Insulin und Glucagon. Funktion: Zuckerspiegel und Fettstoffwechsel.

FETTGEWEBE (Adipozyten); im gesamten Körper, vor allem in der Bauchregion, Abmessung variiert; sieht aus wie Grießbrei. Produziert Leptin und Estradiol (aus Testosteron). Funktion: Energievorrat, Elastizität der Haut.

NEBENNIEREN (Glandula adrenalis); Anzahl: 2, Größe: ca. 1 × 1 cm; sehen aus wie ein Fingerhut. Produzieren unter Einfluss von CRH (Corticotropin-releasing Hormone) aus dem Hypothalamus und ACTH aus der Hypophyse Aldosteron, Cortisol, Östrogen, DHEA (Dehydroepiandrosteron) und Testosteron. Wichtig für den Blutdruck, den Zucker- und Salzhaushalt, das Immunsystem und die Libido. Nebennierenmark produziert Adrenalin und Noradrenalin, beides wichtig für die Stressreaktion.

ZWÖLFFINGERDARM (Duodenum); Anzahl: 1, Länge: ca. 25 cm (zwölf Finger nebeneinander); sieht aus wie ein Fahrradschlauch. Produziert Cholecystokinin (CCK), Serotonin, Glucagon-like Peptide (GLP-1). Funktion: Verdauung.

EIERSTÖCKE (Ovarien); Anzahl: 2, Größe: 5 × 3 cm; sehen aus wie Falafelbällchen. Produzieren Östrogen, Progesteron und Testosteron unter Einfluss von GnRH (Gonadotropin-Releasing-Hormon), FSH und LH über die Hypophyse. Funktion: Menstruationszyklus, Entwicklung der Brust, Fortpflanzung, Knochenmasse und -qualität.

HODEN (Testikel); Anzahl: 2, Größe: 4 bis 5 cm; sehen aus wie kleine Ostereier in einem Beutel. Produzieren Testosteron. Funktion: Spermabildung, Fortpflanzung, sexuelles Verlangen, Muskelmasse, Bartwuchs, Knochenmasse und -qualität.

1.
Erst das Ei, dann das Huhn –
SCHWANGERSCHAFT UND GEBURT

Heute sehe ich Anna, eine gepflegt wirkende fünfunddreißigjährige Frau, in meiner Poliklinik. Sie kommt zusammen mit ihrem Freund zu einer Beratung, weil sie einfach nicht schwanger wird. Auch ist ihre Regel seit zwei Jahren ausgeblieben, obwohl sie in all der Zeit keine Spirale mehr getragen hat. Während der Pubertät waren ihre Monatsblutungen normal, doch seit dem Beginn ihres Jurastudiums ist es mit der Regelmäßigkeit vorbei. Andere Ärzte, etwa der Gynäkologe, haben keine Auffälligkeiten gefunden, und eine Anorexie wurde vom Psychiater als Ursache ausgeschlossen. Etwas verschämt gesteht Anna, dass sie ein sogenannter *high achiever* sei: perfektionistisch, aber mit einem schwachen Selbstbild ausgestattet. Sie fühlt sich anderen Frauen rasch unterlegen und kompensiert dies, indem sie sich in die Arbeit stürzt. Seit einem Jahr ist sie bei einem Psychologen, hat jedoch das Gefühl, dass ihr die Behandlung kaum weiterhilft.

Anna erzählt, dass sie in ihrer Arbeit als Anwältin im Amsterdamer Finanzviertel Zuidas »so einigem« an Arbeitsdruck ausgesetzt ist. Im Büro macht sie mit Leichtigkeit Zwölf-Stunden-Tage, und an den Wochenenden verbringt sie ebenfalls regelmäßig einen Tag mit Arbeit. So ist es denn nicht verwunderlich, dass sie schlecht schläft – nur vier oder fünf Stunden pro Nacht. Weil sie gut aussehen will, rackert sie sich mit ihrer mageren Gestalt unter der Leitung eines Personal Coachs fünfmal die Woche im Fitnessstudio ab.

Meine Untersuchung ergibt keine ungewöhnlichen Befunde. Alles scheint normal zu sein, sodass ich ihr bei ihrem nächsten Besuch zu meinem Bedauern mitteilen muss, dass ich keine direkte Behandlung für ihre ausbleibende Menstruation habe. Doch Anna und ihr Freund waren in der Zwischenzeit auch nicht untätig. Nach einer Suche im Internet haben sie beschlossen, eine Kinderwunschklinik aufzusuchen, um Annas Eizellen einfrieren zu lassen. Und eine mögliche Schwangerschaft noch besser planen zu können.

In der Medizin nennen wir einen solchen Fall »idiopathische Infertilität«, also eine von erkennbaren Erkrankungen unabhängige Unfruchtbarkeit, verursacht wahrscheinlich durch psychosozialen Stress unseres westlichen Lebensstils mit seinem starken Leistungsdruck und den hohen Effizienzerwartungen. Für viele Paare ist das eine Quelle des Leids, die Lösung des Problems ist jedoch im Grunde einfach: Iss mehr (halte ein normales Gewicht) und entspanne dich mehr (sorge für weniger Stress).

Im Internet lässt sich viel zu diesem Thema finden. In der Tierwelt ist das Phänomen schon länger bekannt. Bei weiblichen Säugetieren, die eine untergeordnete Stellung in ihrer Gruppe einnehmen, kann der Eisprung ausbleiben.[1] Untersuchungen haben gezeigt, dass der Status eines weiblichen Säugetiers *und* der Stress, den es dadurch erfährt, einen starken Effekt auf seine Fruchtbarkeit haben. Schimpansenweibchen, die hoch oben in der Rangordnung stehen, bekommen nicht nur mehr Junge, sondern diese Jungen haben auch eine bessere Überlebenschance, wahrscheinlich weil sie einen besseren Zugang zu guter Nahrung haben.

Die US-amerikanische Primatologin Sarah Blaffer Hrdy forschte zu Languren im Nordwesten Indiens.[2] In den Gärten von Tempeln tischen Menschen dieser Affenart die herrlichsten Mahlzeiten auf. Im Vergleich zu ihren Schwestern im indischen Dschungel bekommen diese privilegierten Languren doppelt so viele Junge, darunter überraschend viele Zwillinge.[3] Weil das Gebären eines Jungen eine aufwendige Angelegenheit ist, die viel Energie kostet, wird die Natur dies nur zulassen, wenn es über längere Zeit ausreichend Nahrung gibt. Es ist, als hätte die Art »gelernt«, wann das Gebären von Zwillingen sicher ist – ein unbewusster Prozess.

Beim Menschen ist hierzu weniger bekannt, aber wir wissen beispielsweise, dass nach einer hohen Frauensterblichkeit etwas mehr Mädchen als Jungen geboren werden. Die Ursache dieses Ungleichgewichts zwischen den Geschlechtern ist unklar, doch vermutlich spielen Umweltfaktoren dabei eine Rolle. So ist es in der Wirtschaftswissenschaft schon länger bekannt, dass während eines Krieges im Verhältnis mehr männliche Babys geboren werden, wahrscheinlich um das Gleichgewicht zwischen den Geschlechtern wiederherzustellen.[4] Die Wechselwirkung zwischen Umwelt, Nahrung, (psychosozialem) Stress und der Funktion unseres Fortpflanzungsorgans ist, kurz gesagt, komplex. Und obwohl ich Anna nicht mit einem Schimpansen vergleichen möchte, beweist auch ihre Geschichte, dass unsere physische Gesundheit eng mit unserer mentalen verbunden ist. Ein hübscher Ausgangspunkt, um zu zeigen, wie unsere Hormone funktionieren.

In diesem Kapitel werden Sie etwas über die Rolle erfahren, die Hormone bei der Schwangerschaft und während der Geburt spielen: bei der Entwicklung von Ei- und Samenzellen, beim Schwangerwerden, beim Geschlecht des Babys und der Regulierung des Immunsystems der Mutter sowie beim physischen und mentalen Wohlbefinden während und nach der Geburt. Und zum Schluss wird es um die hormonellen Veränderungen bei den (zukünftigen) Vätern gehen.

HODEN
(Testikel)

Hormon:

Testosteron

Funktionen:

Sperma
Fortpflanzung
sexuelles Verlangen
Muskelmasse
Knochenmasse und -qualität
Bartwuchs

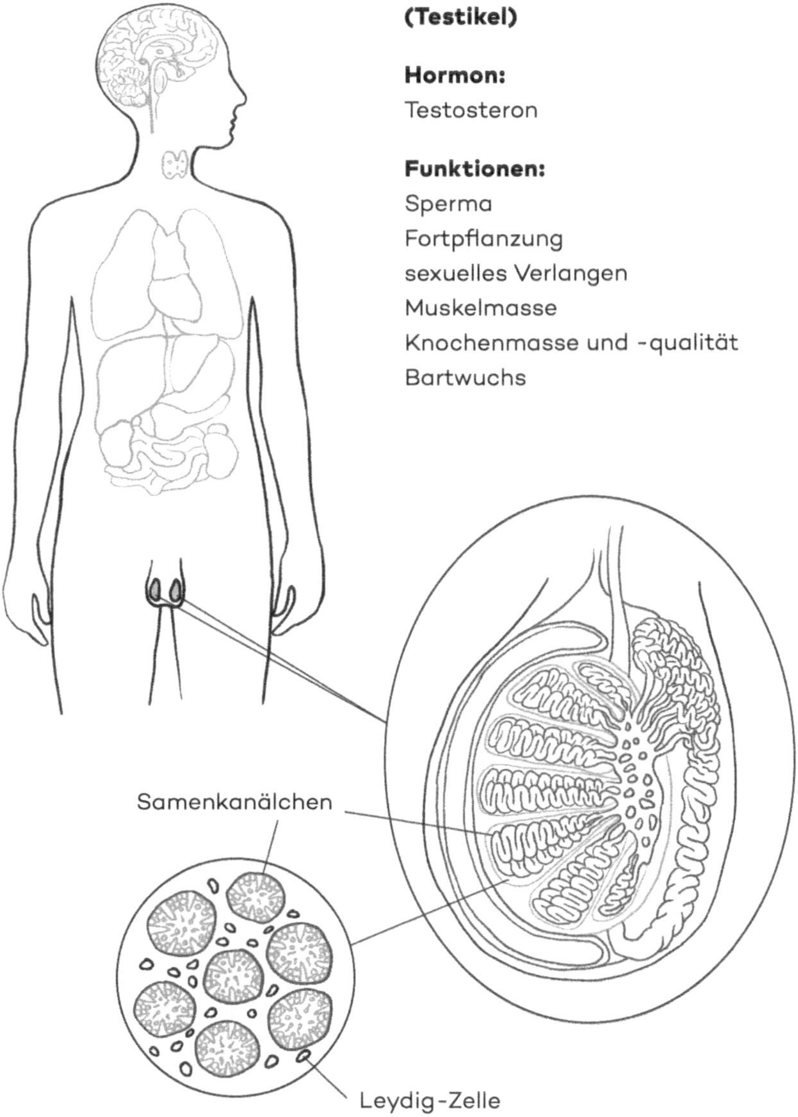

Hormone, Fortpflanzung und Umwelt

Im Prozess der Erschaffung neuen Lebens spielen Hormone eine Schlüsselrolle. Wahrscheinlich ist das auch zugleich die wichtigste Funktion, die Hormone in unserem Dasein haben: ohne Hormone kein neues Leben. Wie durch ein Wunder arbeiten sie in einem komplexen Netzwerk aus Substanzen, die einander anregen und hemmen, minutiös zusammen. So sorgen sie dafür, dass es überhaupt Ei- und Samenzellen gibt, aber auch, dass die Begegnung zwischen Ei- und Samenzelle »am rechten Ort und zur rechten Zeit« stattfindet. Dieser Prozess spielt sich nicht nur unten im Bauch ab. Tief in unserem Gehirn wird unser Körper vom Hormonsystem – wie ein mobiles Netzwerk mit ein paar Sendemasten – gesteuert.

Fortpflanzung beginnt also in unserem Gehirn – die Hypophyse und der Hypothalamus sind die Schaltzentralen des hormonellen Systems (und unseres Nervensystems). Ab der Pubertät erzeugt der Hypothalamus bei Mann *und* Frau den Stoff GnRH (Gonadotropin-Releasing-Hormon).[5] Das regt die andere Hormondrüse, die Hypophyse, zur Produktion von FSH (follikelstimulierendes Hormon) und LH (luteinisierendes Hormon) an. LH fördert den Eisprung und sorgt dafür, dass sich eine befruchtete Eizelle in die Gebärmutter einnisten kann. Beide Hormone gelangen in unsere Blutbahn, worauf sie zu den Geschlechtsdrüsen (Hoden und Eierstöcken) abreisen. Dort angekommen regen sie die Produktion von Geschlechtshormonen an, die wiederum die Fortpflanzung mit ermöglichen.

Wie funktioniert das bei Männern? In den Hoden, der Endstation, sitzen die Leydig-Zellen. Angefeuert von dem im vorbeiströmenden Blut befindlichen LH produzieren diese Zellen Testosteron sowie eine kleinere Dosis des weiblichen Hormons Estradiol. Die Hoden enthalten auch Sertoli-Zellen, die ihrerseits, angeregt durch all das Testosteron, die siebzig Tage lange Reifung der Samenzellen begleiten und über die Produktion des Hormons Inhibin B die Testosteronproduktion regulieren können.

Pro Ejakulation werden etwa fünf Milliliter Sperma, ein Teelöffel voll, freigesetzt, die im Durchschnitt zwei Tage im weiblichen Körper überleben können. Die weniger glücklichen Samenzellen, die bei einem Samenerguss nicht ins Freie gelangen, werden im Nebenhoden gelagert und nach ungefähr einem Monat wieder abgebaut. Dieser Prozess beginnt in der Pubertät und setzt sich bis ans Lebensende fort. Deshalb kann man als Mann auch in hohem Alter noch ohne Weiteres ein Kind zeugen. Das knüpft wunderbar an den biologischen Zweck der männlichen Fortpflanzung in der Natur an: möglichst viele fruchtbare Frauen zu befruchten, ohne dabei selektiv zu sein.

SPERMAKRISE?

Rachel Carson prophezeite es schon in den sechziger Jahren: Unsere westliche Lebensweise mit modifizierter Nahrung, die Chemikalien und der Luftverschmutzung ausgesetzt ist, stellt eine Bedrohung für unseren Fortbestand dar.[6] Und tatsächlich, dreißig Jahre später folgten die ersten alarmierenden Berichte über die abnehmende Qualität und Produktion von Spermien. Man nahm an, dass bereits einer von fünf Männern wegen seiner schlechten Samenqualität nur noch mithilfe einer In-vitro-Fertilisation Kinder bekommen könne. Wenn sich diese Entwicklung fortsetzen würde, wäre es im Jahr 2110 vorbei mit der männlichen Fortpflanzung.[7] Obwohl man diese Schlussfolgerung mit der nötigen Vorsicht ziehen sollte, haben westliche Männer durchaus mit einem starken Rückgang bei der Anzahl der Spermien pro Samenerguss zu kämpfen. Befanden sich um 2010 herum 47 Millionen Spermien auf dem Teelöffel Samenflüssigkeit, die ein Mann pro Ejakulation produziert, waren dies 1973 noch doppelt so viel gewesen, fast 99 Millionen Samenzellen.[8] Auch die Beweglichkeit der Spermien nimmt ab,[9] sodass immer weniger Samenzellen, und dann auch noch von schlechterer Qualität, die Fortpflanzung bewerkstelligen müssen. Die Macht der großen Zahl steht unter Druck, denn es ist schon länger bekannt, dass bei einem Samenerguss letztlich nur 0,1 Prozent der Spermien die Eileiter erreichen und lediglich ein paar Dutzend bei der Eizelle ankommen.

Nun lässt sich gegen dieses Untergangsszenario durchaus das eine oder andere einwenden. So können die Methoden, um die Zahl der Spermazellen festzustellen, beträchtlich variieren, wodurch Zählungen leicht danebenliegen. Dasselbe gilt auch für die Art und Weise, wie die Beweglichkeit von Spermien gemessen wird. Und da sich die Methoden ständig verbessern, sind Messungen im zeitlichen Verlauf nicht immer miteinander vergleichbar.

Tatsache bleibt jedoch, dass der Mann und sein Samen eine Schwachstelle in der menschlichen Fortpflanzung darstellen. So ist etwa Übergewicht ein Risikofaktor: Wenn Testosteron im Körperfett in Östrogen umgewandelt wird, beraubt sich der heutige Mann tatsächlich seiner Fruchtbarkeit.[10] Dasselbe gilt auch für die Zeugung von Kindern in höherem Alter. Obwohl Spermien, im Gegensatz zu den Eizellen, die bereits bei der Geburt eines weiblichen Babys vorhanden sind, immer aufs Neue produziert werden, haben sie während eines Männerlebens mehr Probleme mit Umweltfaktoren: Durch Umweltverschmutzung, den Kontakt mit Chemikalien, radioaktive Strahlung und Weichmacher in Plastik nehmen sowohl Qualität als auch Quantität von Samenzellen dramatisch ab.[11] So wird ein Mann nicht nur weniger fruchtbar, es steigt auch die

Wahrscheinlichkeit, dass seine Kinder autistische Verhaltensmerkmale ausbilden.

Kurzum, wo Rauch ist, da ist auch Feuer. Deshalb verdienen solche Berichte sicher eine nähere Untersuchung, um eine mögliche Spermakrise zu verhindern. Haben Sie als Mann einen Kinderwunsch, dann warten Sie jedenfalls nicht zu lange, und achten Sie auf Ihr Gewicht.

Der Mongolenherrscher Dschingis Khan aus dem 12. Jahrhundert nahm diese Strategie ziemlich wörtlich. In den fünfundsechzig Jahren, die er lebte, hatte er, neben den vier Söhnen aus seiner »glücklichen« Ehe, noch viele andere sexuelle Kontakte, sodass er es, wie aus genetischen Y-Chromosomen-Daten hervorgeht, bis heute auf gut und gern sechzehn Millionen männliche Nachfahren gebracht hat.[12] Wie das sein kann? Zu der Zeit war die Vergewaltigung der Frauen besiegter Gegner eine gängige »Belohnung« für Soldaten, und der General, also Dschingis, hatte den ersten Zugriff.

Auch bei Frauen sind die Geschlechtsorgane, die Eierstöcke, die letzte Station im Fortpflanzungsprozess. Ungefähr ab dem zehnten Lebensjahr gibt die Hypophyse des Mädchens FSH ab, das im Weiteren das tut, was der Name verspricht: Follikel stimulieren. In den Eierstöcken beginnen Follikel – Bläschen mit unreifen Eizellen – zu wachsen, die in der Folge Östrogen und auch Progesteron, das die Einnistung der Eizelle in die Gebärmutter unterstützen soll, produzieren.

Der große Unterschied zur Entwicklung von Samenzellen ist das Timing. Eizellen sind schon vor der Geburt angelegt, wenn man selbst noch in der Gebärmutter steckt. Als Embryo besitzt man einige Millionen Eizellen! Aus unbekannten Gründen verschwinden die meisten davon, bevor man geboren wird. Bei der Geburt sind noch ein bis zwei Millionen übrig. Doch erst zu der Zeit, wenn das Mädchen zu menstruieren beginnt, etwa dreizehn Jahre später, werden sie auch »benutzt«. Dann sind noch ungefähr fünfhunderttausend von ihnen übrig. Bei jeder Ovulation sterben ein paar Tausend ab. Das erklärt auch, warum Frauen vor ihrem dreißigsten Lebensjahr am fruchtbarsten sind und ebenso wie bei Männern mit den Jahren die Wahrscheinlichkeit zur Fortpflanzung abnimmt. Solange also der Vorrat reicht, ist es gut; ist er erschöpft, bricht die Menopause an (siehe Kapitel 8).

Fruchtbarkeit und Umweltfaktoren

Während bei Männern der Vorrat an Samen immer wieder aufgefrischt wird, ist das bei Eizellen also nicht der Fall. Das bedeutet, dass (schädliche) externe Einflüsse sowohl während des Aufenthalts im Bauch als auch in den ersten zwanzig Lebensjahren erst bei einer möglichen Schwangerschaft ans Licht kommen. Und weil in der Eizelle auch 50 Prozent des genetischen Materials der nachfolgenden Generationen stecken, können sich die Folgen dieses Schadens über viele Generationen erstrecken.

Diese Vermutung wurde erstmals von dem 2013 verstorbenen Epidemiologen David Barker von der University of Southampton geäußert.[13] In den sechziger Jahren arbeitete er als Tropenarzt in Uganda, wo er viele unterernährte Frauen und ihre Kinder behandelte. Er entwickelte die Hypothese, dass externe Faktoren wie Unterernährung und chronischer Stress während der Schwangerschaft einen langfristigen Effekt auf den Nachwuchs haben könnten. Der Beweis dafür ließ allerdings auf sich warten, bis einer Gruppe niederländischer Wissenschaftler aufging, dass auch unser Land eine furchtbare, jedoch in diesem Zusammenhang vergleichbare Situation erlebt hatte, die es ihnen ermöglichte, Barkers Hypothese zu beweisen: den Hungerwinter 1944. Die Frauen, die in diesem letzten Jahr unter deutscher Besatzung schwanger wurden, waren chronisch unterernährt. Nahezu all ihre Kinder hatten ein niedriges Geburtsgewicht.

Unter der Leitung der Biologin Tessa Roseboom suchten die Forscher die Archive der Krankenhäuser in der Region Amsterdam auf, sammelten die Daten von Kindern, die im Winter 1944/45 geboren waren, und riefen sie zu einer näheren Untersuchung auf. Es fiel auf, dass diese Frauen und Männer im Schnitt weniger fruchtbar waren und häufiger an Übergewicht beziehungsweise Herz- und Gefäßkrankheiten litten. Auch ihr Hormongleichgewicht war gestört. Bemerkenswert war ebenfalls, dass ihre Kinder und Enkelkinder öfter Probleme mit Übergewicht, Diabetes sowie Herz- und Gefäßleiden hatten, obwohl sie zwanzig beziehungsweise sechzig Jahre nach dem Hungerwinter *und* unter besseren Lebensbedingungen zur Welt gekommen waren.[14]

Glücklicherweise ist die Zeit der Hungersnot in weiten Teilen der Welt vorbei, und insbesondere wir im Westen leben wie im biblischen Paradies. Es gibt so viel Nahrung, dass fast einer von drei Erwachsenen in den Niederlanden an Übergewicht leidet – in den Vereinigten Staaten wird es um das Jahr 2030 herum sogar schon fast jeder zweite sein.[15] Verglichen mit der Situation vor fünfzig Jahren leiden auch doppelt so viele schwangere Frauen an Übergewicht und Diabetes mellitus. Es bedarf also nicht viel Phantasie, um sich auszumalen, dass dieser Überfluss einen schädlichen Effekt auf unsere Fruchtbarkeit und den Geschlechtshormonhaushalt haben kann.

Etwas Vergleichbares sehen wir übrigens auch bei Mäusen. Wenn die Mäusemutter eine »Cafeteria-Diät« aus ungesunder und einseitiger Nahrung hält, führt dies in Verbindung mit chronischem Stress bei ihren Nachkommen noch Generationen später zu einem erhöhten Risiko auf Diabetes mellitus, Herz- und Gefäßkrankheiten sowie einer verringerten Fruchtbarkeit.[16,17,18]

Aber wie relevant sind die Ergebnisse aus den Tierversuchen für den Menschen? Sie liefern zumindest deutliche Hinweise darauf, dass Umweltfaktoren nicht nur einen Effekt auf unsere eigene Fortpflanzung und unsere Lebenserwartung haben können, sondern auch auf die unserer Kinder und Enkelkinder. Schwanger zu werden und ein gesundes Kind zur Welt zu bringen wird also von einer Vielzahl von Umständen beeinflusst, sowohl äußeren als auch inneren. Es ist ein derart komplexes Zusammenspiel von Faktoren, die aufeinander einwirken, dass es gar nicht so verwunderlich ist, dass es bei vielen Paaren mit dem Kinderkriegen – man denke nur an Anna mit ihrem chronischen Stress – nicht immer so reibungslos läuft, wie man es sich erhofft.

DER MENSTRUELLE ZYKLUS: WIE WAR DAS NOCH GLEICH?

Der Zyklus der Frau besteht aus zwei Phasen von jeweils ungefähr zwei Wochen (siehe auch die Illustration auf S. 239).

Phase 1: Von der Menstruation zum Eisprung

FSH regt den Eierstock an, ein paar Follikel heranreifen zu lassen. Diese Bläschen mit Flüssigkeit und einer unreifen Eizelle geben Östrogene ab. Als Reaktion darauf bereitet sich die Gebärmutter auf eine Schwangerschaft vor: Die Schleimhaut verdickt sich mit Nährstoffen und allem, was für die Einnistung der Eizelle notwendig ist. Zugleich gibt das Östrogen der Hypophyse ein Signal, mehr LH zu produzieren. Diese plötzliche LH-Spritze ruft einen Sieger des Follikelwettkampfs aus. Er darf das Ei für die Befruchtung liefern.

Phase 2: Vom Eisprung zur Menstruation

Das Bläschen platzt auf, das Ei springt und bewegt sich über den Eileiter zur Gebärmutter. Das kaputte Bläschen (oder auch der »Restfollikel«) produziert Progesteron, das das »warme Nest« instand hält. Wird das Ei von einer Samenzelle befruchtet, nistet es sich in der Gebärmutterwand ein. Findet das Ei keine Samenzelle, laugt das Bläschen aus, die Hormonspiegel sinken, und die Gebärmutter stößt ihre Schleimhaut ab – es kommt zur Menstruation.

Schwanger werden

In den fruchtbaren Jahren entspringt bei jeder Frau im Durchschnitt alle achtundzwanzig Tage eine Eizelle. Sie wächst in einer geschützten Umgebung im Eierstock heran und wird anschließend selbst den Sprung in den Eileiter machen müssen. Dort wartet das Ei auf eine Samenzelle, während es sich langsam in Richtung Gebärmutter bewegt. Wird das Ei befruchtet, kann sich der neugebildete Embryo in der Gebärmutterwand einnisten.

Wenn Ei und Samenzelle miteinander verschmelzen, erzeugen sie das Schwangerschaftshormon hCG: humanes Choriongonadotropin. Dieses Hormon sorgt dafür, dass ein Schwangerschaftstest positiv ausfällt, und hat die wichtige Aufgabe, den Restfollikel am Leben zu erhalten. Das ist entscheidend, da dieses Bläschen (aus dem das Ei gesprungen ist) in den ersten Wochen der Schwangerschaft der Hauptproduzent des Hormons Progesteron ist. Das Progesteron hat zwei wichtige Aufgaben: Es sorgt für die Verdickung der Gebärmutterschleimhaut, sodass die befruchtete Eizelle dort sicher landen und wachsen kann, und zugleich gibt es der Hypophyse ein kleines Signal, die Produktion von LH und FSH zurückzufahren. Um zu verhindern, dass mehrere Eizellen reifen können.

EIERSTÖCKE
(Ovarien)

Hormone:
Östrogen
Progesteron
ein wenig Testosteron

Funktionen:
Fortpflanzung

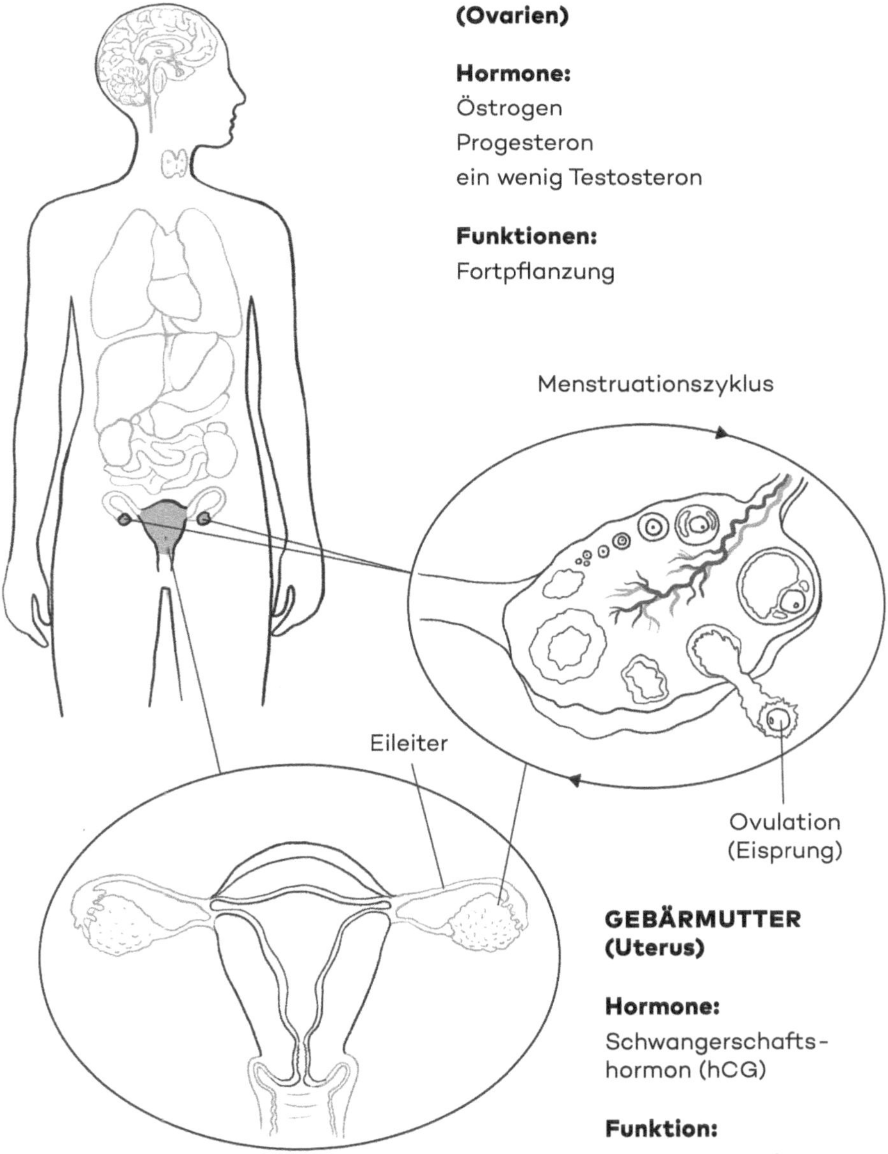

GEBÄRMUTTER
(Uterus)

Hormone:
Schwangerschafts-
hormon (hCG)

Funktion:
das Einnisten des
Embryos ermöglichen

Beginnen wir mit der ersten Funktion: Wie wichtig Progesteron ist, merkt man, wenn der Körper nicht genug davon produziert. So funktioniert nämlich die »Pille danach«. Dieses Präparat zur Vermeidung einer unerwünschten Schwangerschaft blockiert die Herstellung von Progesteron, was in dieser Phase zu einer Fehlgeburt führt. Zu einer niedrigen Progesteronproduktion kann es auch kommen, wenn ein Restfollikel nicht so weit ausgereift ist, um die Schwangerschaft versorgen zu können. Man sieht es jedoch auch bei Frauen, die Stress haben oder an Unter- beziehungsweise Übergewicht leiden – bekannte Risikofaktoren für eine Fehlgeburt. In beiden Situationen scheint der Körper die Priorität auf die Erzeugung anderer Hormone (nämlich Cortisol und Östrogene) zu legen, sodass weniger Bausteine übrig bleiben, um Progesteron herzustellen. Sobald Frauen mit niedrigen Progesteronwerten jedoch zusätzlich das Hormon bekommen, haben sie wieder ein ebenso großes beziehungsweise geringes Risiko einer Fehlgeburt wie jede andere Schwangere auch. Die ersten Monate sind dabei die kritischsten, danach übernimmt die Plazenta die Progesteronproduktion.

Die zweite Funktion des Progesterons, nämlich zu verhindern, dass mehrere Eizellen gleichzeitig heranreifen, zeigt sich deutlich bei Frauen einige Zeit vor den Wechseljahren. Menstruationszyklen nehmen ab und sind weniger stark, wodurch weniger Progesteron produziert wird. Man ist dann zwar noch fruchtbar – denn der Eisprung findet ja immer noch statt –, aber da die Progesteronproduktion zurückgeht, wird die Erzeugung von FSH aus der Hirnanhangdrüse weniger stark unterdrückt und der Prozess weniger gut reguliert. Dadurch können mehrere Eizellen gleichzeitig entspringen. Das ist wahrscheinlich auch der Grund, weshalb bei älteren Müttern öfter (zweieiige) Zwillingsschwangerschaften vorkommen.[19]

Progesteron ist also von großer Bedeutung für Frauen mit einem Kinderwunsch. Ein Mangel, obwohl er nicht immer bemerkt wird, führt bei ungefähr einer von sieben Frauen zu verminderter Fruchtbarkeit, so wie etwa bei Frauen mit vielen Zysten in den Eierstöcken (polyzystisches Ovar-Syndrom, PCOS). Durch diese Erkrankung produzieren die Nebennieren mehr testosteronartige Stoffe. Die Konkurrenz mit dem männlichen Hormon im Blut sorgt – nicht besonders verwunderlich – dafür, dass die weiblichen Hormone schlechter funktionieren.

PCOS war schon bei den alten Ägyptern bekannt, die es als eine »Vermännlichung« der Frau umschrieben:[20] Menstruationen nehmen ab oder bleiben ganz aus, die Behaarung nimmt zu (Bartwuchs), es kommt zu Veränderungen bei der Stimme und sogar in der Persönlichkeit. Eine Besonderheit besteht darin, dass Frauen mit PCOS körperlich stärker sind, mehr Muskelmasse haben und periodisch auftretendem Nahrungs- und Wassermangel besser die Stirn bieten können. Möglicherweise »entscheidet« sich die Evolution hier für den Vorteil des Überlebens auf Kosten der Fruchtbarkeit. Was wieder einmal schön zeigt, dass es eine noch nicht vollständig verstandene Hierarchie unter den Hormonen in unserem Körper gibt, wobei das Überleben gelegentlich über der Fortpflanzung steht.

Der Natur unter die Arme greifen

Wenn es aufgrund hormoneller oder anderer Erkrankungen nicht gelingt, schwanger zu werden, können künstliche (hormonelle) Interventionen eine Lösung bieten. Je nach Ursache kann man sich dazu entschließen, der Ei- oder der Samenzelle oder auch beiden Unterstützung zu bieten.

Bei einer Intrauterinen Insemination (IUI) werden Samenzellen mithilfe eines Katheders in die Gebärmutter injiziert (anstatt, wie bei einem normalen Samenerguss, in die Vagina), womit die erste Hürde also bereits genommen ist. Dabei kommt das Wissen um die Hormone zu Hilfe: Der richtige Zeitpunkt (Eisprung) wird anhand des LH-Anstiegs im Blut ermittelt. Vorher kann die Behandlung auch bereits durch künstliche Hormone unterstützt werden: indem die Produktion von FSH angeregt wird oder man es direkt injiziert. Auch bei anderen Kinderwunschbehandlungen, wie der In-vitro-Fertilisation (IVF), kommen künstliche Hormone zum Einsatz. Bei diesen Techniken werden dem Körper Spermien und Eizellen entnommen und im Labor zusammengeführt. Wenn sich im Reagenzglas ein Embryo entwickelt, kann er in die Gebärmutter zurückverpflanzt werden.

Das erste Baby, das im Reagenzglas gezeugt wurde, war die Engländerin Louise Brown. Neun Jahre lang hatten ihre Eltern vergeblich versucht, schwanger zu werden, bis sie 1978 schließlich nach einer IVF-Behandlung zur Welt kam. Die Methode war von dem Briten Robert Edwards entwickelt worden, der dafür später den Nobelpreis erhielt. Der Wissenschaftler wurde anfangs von seinen Kollegen geschmäht und sein ärztliches Handeln auf Konferenzen als unethisch hingestellt. Als jedoch mehrere Krankenhäuser die Technik anzuwenden begannen und die Kinder sich normal entwickelten, machte der Zynismus schon bald Enthusiasmus Platz.

Die technischen Glanzleistungen in diesem Prozess sind verblüffend, funktionieren aber nur, wenn Hormone auf die richtige Weise eingesetzt werden. Bei einer IVF- oder IUI-Behandlung beginnt man mit der Antibabypille, um den Zyklus zu unterdrücken, damit der Zeitpunkt des Eisprungs besser gesteuert werden kann. Danach bekommt man FSH-Hormone injiziert, die den Signalen ähneln, die der eigene Körper sendet, um Eizellen reifen zu lassen. Anschließend werden dem Eierstock während des Eisprungs mittels einer Nadel ultraschallgestützt Eizellen entnommen.

Da Hormone starke Boten sind, ist ein solches Verfahren nicht ohne Gefahr. Neben einer Vielzahl von Nebenwirkungen, wie Übelkeit, Erschöpfung und Stimmungsschwankungen, kann der Körper durch den von außen erzeugten Hormonsturm auch überfordert werden. Bei zwei von tausend IVF-Behandlungen tritt das seltene ovarielle Überstimulationssyndrom (OHSS) auf,[21] bei dem zu viele ausgereifte Eibläschen entstehen – manchmal mehr als zwanzig. Dadurch vergrößern sich die Eierstöcke, und es können Flüssigkeit und Eiweiße in die Bauchhöhle gelangen, sodass man Bauchschmerzen bekommt – etwas, das gelegentlich sogar zu Organversagen führen kann.

Es erfordert also sehr viel Sorgfalt, schwanger zu werden, ob der Natur dabei nun unter die Arme gegriffen werden muss oder nicht. Das erklärt vielleicht auch, weshalb wir bei einer gelungenen Schwangerschaft von einem kleinen Wunder sprechen.

Schwanger sein

Ob dieses kleine Wunder die Körperform eines Jungen oder eines Mädchens annimmt, steht von dem Moment an fest, in dem die Samen- mit der Eizelle verschmilzt. Der Vater »bestimmt« dabei, welches Geschlecht es wird. Gibt seine Samenzelle im genetischen Material ein Y-Chromosom weiter, wächst die Frucht zu einem Jungen heran. Sorgt der Zusammenschluss für ein zweites X-Chromosom, wird es ein Mädchen.

Früh in der Schwangerschaft sind die Geschlechtsteile eines Jungen und eines Mädchens gleich. Zunächst hat ein Fötus weibliche Strukturen, doch das Y-Chromosom sorgt dafür, dass sie verschwinden und sich männliche Strukturen ausbilden.[22] Das Y-Chromosom ist für die Produktion von Stoffen verantwortlich, die die männlichen Geschlechtsorgane bilden. Wie funktioniert das genau? Die Geschlechtsorgane des Fötus produzieren schon früh in der Schwangerschaft Hormone, darunter das sogenannte Anti-Müller-Hormon (AMH). In den ersten zwei Monaten nach der Befruchtung sorgt das AMH dafür, dass sich die Strukturen, die sich zu weiblichen Fortpflanzungsorganen (Vagina, Gebärmutter und Eileiter) entwickeln könnten, zurückbilden. Dadurch bekommt das Testosteron freies Spiel, und es kann neun Monate später ein kleiner Junge geboren werden.

Doch das AMH macht noch mehr, denn nachdem es die weiblichen Fortpflanzungsorgane abgebaut hat, bleibt das AMH-Niveau im Jungenfötus weiterhin hoch. Es scheint, dass dies mit der Entwicklung des Gehirns zu tun hat, das sich in dieser Phase ausbildet. Wenn männliche Mäuse nämlich genetisch manipuliert werden, um weniger AMH zu produzieren, beginnen sie, sich weniger aggressiv und dominant zu verhalten.[23] Natürlich wird Verhalten durch sehr viel mehr als einen einzigen Hormonwert gesteuert, doch die Beteiligung des AMH bei der Entwicklung des Gehirns könnte eine Rolle dabei spielen, dass Jungen ein höheres Risiko auf beispielsweise Autismus oder ADHS haben. In Kapitel 2 gehe ich darauf noch näher ein.

Mädchen produzieren übrigens auch AMH, aber erst *nach* der Geburt. Das muss das enthusiastische FSH bremsen, sodass vor Beginn der Pubertät keine Eizellen heranreifen. Frauen mit dem bereits erwähnten PCOS-Syndrom,[24] die öfter einmal »männliche« Merkmale im äußeren Erscheinungsbild und im Verhalten aufweisen, haben häufig einen hohen AMH-Gehalt, doch auch bei normalen Werten kann bei jungen Mädchen mehr männliches Hormon erzeugt werden, und zwar in den Nebennieren. Diese Erkrankung wird als kongenitale adrenale Hyperplasie (CAH) bezeichnet.[25] Ein mögliches Beispiel dafür, obwohl nicht als solches anerkannt, fasziniert mich schon eine ganze Weile: die Legende über die erste Päpstin, die auch schon eine Inspiration für Filmemacher darstellte.

Während meiner Zeit auf der weiterführenden Schule, Mitte der neunziger Jahre, fuhr ich mit meiner Klasse nach Rom. Ich erinnere mich noch gut daran, dass wir in der Nähe des Kolosseums an der Ecke Via dei Santi Quattro und Via dei Querceti bei einem mehr als tausend Jahre alten Straßenaltar standen. Mit einem Lächeln erzählte uns unser Führer, dass dieser Altar, der Maria geweiht war, die Stelle bezeichne, wo der Legende nach um das Jahr 855 nach Christus herum der erste weibliche Papst Johannes VII. (auch Päpstin Johanna genannt) gesteinigt worden sei, nachdem er beziehungsweise sie auf der Straße von einem Mädchen entbunden worden sei. Diese Geschichte wurde erstmals im Jahr 1261 von Jean de Mailly in der *Chronica universalis Mettensis* schriftlich festgehalten und gelangte 1277 zu weiterem Ruhm, als der Dominikaner Martin von Troppau sein *Chronicon Pontificum et Imperatorum* veröffentlichte.[26]

Nachdem Papst Leo IV. im Jahr 855 gestorben war, soll sein Nachfolger ein junger talentierter Geistlicher gewesen sein, der sich später als Frau in Männerkleidern entpuppte. Reitend auf einem weißen Esel war dieser neue Papst Johannes VII. zur päpstlichen Einsetzungsprozession vom Petersdom zur Lateranbasilika unterwegs, als er in der Nähe der Basilica San Clemente eine Tochter gebar. Die anwesende Menge war angesichts der Tatsache, dass es sich bei ihrem Papst um eine Frau handelte, derart fassungslos, dass sie Mutter und Tochter an Ort und Stelle steinigte – genau dort, wo heute der Straßenaltar steht. Ob sich der Vorfall wirklich so ereignet hat oder nicht – neben dem Altar in der Via dei Santi Quattro gibt es noch zwei weitere Gründe, um die Geschichte etwas ernster zu nehmen.[27] So stehen im Dom von Siena die Statuen aller Päpste des Mittelalters. Bis zum Jahr 1600 befand sich dort auch die Büste Johannes VII. Sie wurde später entfernt, was möglicherweise darauf hindeutet, dass doch etwas mehr hinter der Geschichte steckt. Des Weiteren hörte ich in der Lateranbasilika von meiner Latein- und Griechischlehrerin zum ersten Mal etwas über den *sedes stercoraria*, den »Kotstuhl«. Seit dem Mittelalter musste jeder päpstliche Kandidat während der Amtseinführung auf diesem Kotstuhl Platz nehmen, worauf einer der Kardinäle nachfühlte, ob der Kandidat über Hoden verfügte. Zeigte sich, dass der neue Papst tatsächlich ein Mann war, rief dieser Kardinal: »*Testiculos habet et bene pendentes*«, sprich: »Er hat Hoden, und sie hängen gut.« Worauf die übrigen Kardinäle ausriefen: »*Habe ova noster papa*« – »Unser Papst ist viril.« Obwohl sich solch ein Stuhl nicht mehr in der Lateranbasilika befindet, sollen noch Exemplare im Louvre und dem Gabinetto delle Maschere in den Vatikanischen Museen in Rom zu besichtigen sein. Das könnte erklären, weshalb nach der Päpstin Johanna bei Papstanwärtern gründliche körperliche Untersuchungen vorgenommen wurden, bevor sie ihr Amt antreten durften.

Wenn Papst Johannes beziehungsweise Päpstin Johanna tatsächlich wie ein Mann ausgesehen haben sollte, könnte sie am adrenogenitalen Syndrom (AGS) gelitten haben, bei dem die Nebennieren zu viel Testosteron produzieren – mit der Folge einer Vermännlichung des Körpers. Dabei entwickeln weibliche Säuglinge ambigue Geschlechtsorgane und männliche Merkmale, wie zum Beispiel Bartwuchs. In weniger stark ausgeprägter Form kommt das Syndrom bei 3 Prozent der Bevölkerung vor.[28] Dank der Arbeiten des Genetikers Hans Galjaard (siehe die Einleitung) wird diese Erkrankung in den Niederlanden durch den Fersenstich schon kurz nach der Geburt entdeckt und lässt sich mit Tabletten behandeln, die den Mangel an Nebennierenhormonen ausgleichen. So wird das Gleichgewicht zwischen Cortisol und Testosteron wiederhergestellt und vermieden, dass der Körper kleiner Kinder großen Mengen an männlichem Hormon ausgesetzt wird.

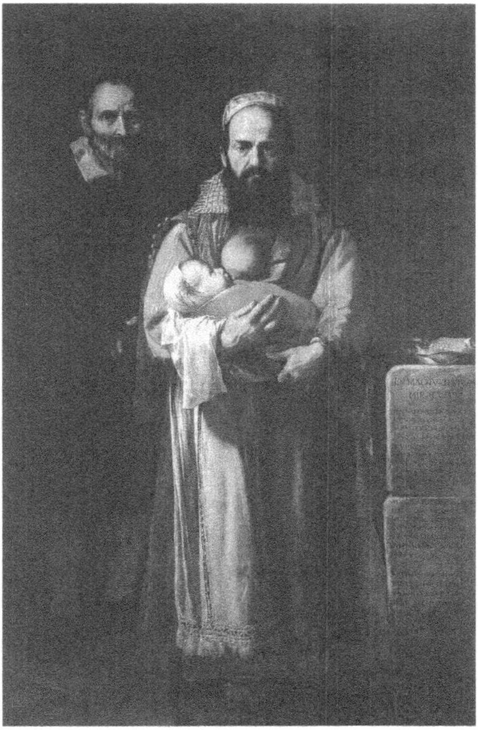

Magdalena Ventura mit ihrem Mann und ihrem Sohn, gemalt von José de Ribera, 1631

Obwohl sich keine eindeutigen Abbildungen von Päpstin Johanna finden lassen, gibt es doch ein Gemälde von Jusepe (José) de Ribera aus dem Jahr 1631, auf dem er Magdalena Ventura aus Neapel verewigt hat, eine Frau mit Bart, die zusammen mit ihrem Mann vor dem Maler posiert, während sie ihrem Sohn die Brust gibt. Möglicherweise hat es in früheren Zeiten mehr solcher männlichen Frauen gegeben, sodass die Geschichte des ersten weiblichen Papstes weniger unglaubwürdig ist als gedacht.

Muttergehirn

Von der dreizehnten Woche der Schwangerschaft an lässt sich mittels einer Ultraschalluntersuchung das Geschlecht eines Fötus mit einer Wahrscheinlichkeit von 95 Prozent feststellen. In populären Blogs finden sich allerlei Tipps, um das Geschlecht des Kindes bereits weit vor diesem Zeitpunkt einschätzen zu können. Worauf wir uns dabei beziehen? Man rät es schon: auf das Wirken unserer Hormone. Dabei geht es vor allem um das Schwangerschaftshormon hCG, das signalisiert, dass eine Samen- und eine Eizelle miteinander verschmolzen sind und man somit schwanger ist, dessen Konzentration aber auch etwas über das Geschlecht verrät. Bei einem weiblichen Fötus erhöht sich der hCG-Gehalt im Blut der Mutter, und das ist bereits ab der dritten Schwangerschaftswoche nachweisbar.[29]

Durch die höheren Konzentrationen an hCG und Östrogen verändert sich das Gehirn und damit das Gedächtnis, aber auch der Körper – ein Zustand, der sich oft erst nach zwei Jahren wieder normalisiert. Was geschieht, wenn das Östrogen zwei Jahre lang durch den Körper der Mutter rast, und welchen Einfluss das auf ihr Verhalten und das Gemüt haben kann, ist dem Volksmund gut bekannt. Wie viele Frauen sprechen nicht von »Schwangerschaftsdemenz« oder klagen über den Jo-Jo-Effekt bei ihrem Gewicht. Außerdem haben viele Frauen während ihrer Schwangerschaft Probleme mit dem Geschmacksempfinden: Plötzlich schmeckt der werdenden Mutter ihr Lieblingsgericht nicht mehr. In den meisten Fällen handelt es sich im ersten Trimester um eine Aversion gegen bittere Speisen und ein Verlangen nach Salzigem und Saurem in den beiden späteren Phasen.

Welchen Nutzen das hat? Aller Wahrscheinlichkeit nach tritt hier ein evolutionärer Anpassungsmechanismus in Kraft, der Säugetiere instinktiv zu Produkten mit guten (weil benötigten) Nährstoffen greifen lässt. Giftstoffe haben im Allgemeinen einen bitteren Geschmack und werden während der ersten kritischen Wochen aktiv vom Körper gemieden. In einer späteren Phase spüren schwangere Frauen das Bedürfnis nach Salz, da mehr Blut in ihrem Körper fließt und der Blutdruck sinkt.

Das hCG ist auch verantwortlich für Übelkeit,[30] die jedoch keinem Zweck an sich dient, sondern eine Nebenwirkung des Schwangerschaftshormons ist. Sind Sie wegen der Übelkeit völlig am Boden? Dann bedenken Sie, dass hCG durchaus zu etwas gut ist: Es hält den Progesteronspiegel hoch, damit nicht noch mehr Eizellen zu reifen beginnen.

Vergesslichkeit, einen großen Appetit und sonderbare Nahrungsvorlieben sieht man übrigens häufiger bei Frauen, die mit einem Jungen schwanger sind.[31] Wie das kommt? *Blame the hormones!* Unter dem Einfluss eines höheren Testosteronspiegels haben diese Frauen eher die Neigung, schüsselweise Süßigkeiten zu vernaschen und nach Gurken zu lechzen, als Frauen, die mit einem Mädchen schwanger sind. Das könnte auch erklären, weshalb Jungen im Allgemeinen ein höheres Geburtsgewicht aufweisen als Mädchen: Sie haben einfach mehr Nährstoffe bekommen.

Das Erraten des Geschlechts eines Kindes ist für neugierige werdende Eltern nett und interessant. Doch auch schon vor der Erfindung moderner medizinischer Apparatur hielt man das frühzeitige Einschätzen des Geschlechts für wichtig – manchmal sogar schon vor der Empfängnis, und nicht zuletzt deshalb, weil in Europa ein männlicher Erbe sehr viel gelegener kam, unter anderem wegen der Aussteuer. Jahrhunderte vor der wissenschaftlichen Entdeckung von hCG und Testosteron wussten französische Spinnerinnen bereits, dass eine Tochter öfter zu Übelkeit und ein Sohn zu gesteigertem Appetit während der Schwangerschaft führt. In dem Buch eines anonymen Autors mit dem Titel *Les Évangiles des quenouilles* unterhalten sich sechs Frauen beim Spinnen über jahrhundertealte medizinische Weisheiten, unter anderem über solche, die sich um die Entstehung neuen Lebens drehen.[32] In diesen »Evangelien« finden sich allerlei interessante Tipps. Hätte man gerne einen Sohn? Dann müsse man morgens vor dem Frühstück Geschlechtsverkehr haben, wobei sich der Mann gen Osten richten solle. Wie wisse man, ob es geklappt hat? Das merke man den Spinnerinnen zufolge daran, wie man gehe: Erwarte man einen Jungen, setze man den ersten Schritt mit dem rechten Fuß. Ist nicht klar, was es wird? Dann solle der Vater der Mutter in der Nacht etwas Salz auf den Kopf streuen. Das Geschlecht der ersten Person, die man nach dem Aufwachen »zufällig« nenne, werde das des zukünftigen Kindes sein.

Man weiß nicht, wie ernst diese Ratschläge genommen wurden, aber Spinnrocken – Spindeln mit dem Flachs oder der Wolle zum Spinnen der Fäden – sieht man auffallend oft in biblischen Darstellungen der Sara und der Maria, auf denen ihnen die Erzengel verkünden, dass sie ein Kind erwarten.

Einem letzten Mythos zufolge sind Frauen, die mit einem Jungen schwanger sind, schneller wütend und verärgert.[33] Das erinnert an den Ausspruch Voltaires – »*The composition of a tragedy requires testicles*« –, ist jedoch wissenschaftlich in keiner Weise bewiesen. Möchte man die nächste Geschlechterwette gewinnen, sollte man sich besser der Vermutung der werdenden Mutter anschließen. Sie liegt nämlich intuitiv, ohne zusätzliche Informationen, in mehr als 62 Prozent der Fälle richtig! Das ist nur etwas mehr, als wenn man eine Münze werfen würde, aber immerhin …

Um eine Schwangerschaft austragen zu können, muss sich der Körper auf allerlei Weisen anpassen. Jedes Trimester bringt ein anderes Bedürfnis mit sich. Unsere Hormone spielen in der Begleitung all dieser physischen und mentalen Prozesse eine wichtige Rolle. So sorgen sie beispielsweise dafür, dass die Bausteine aus der Nahrung über den Darm der Mutter beim Fötus landen. Während der Schwangerschaft sind Hormone daher die besten Freunde von

Mutter und Kind, da sie dafür sorgen, dass es beiden an nichts mangelt. Ein Beispiel ist der Stoff HPL (Humanes Plazentalaktogen), der die Energieregulierung der Mutter vorübergehend anpasst. Diese wird dadurch vornehmlich Fette verbrennen, um Energie zu gewinnen, damit die Einfachzucker für das Kind übrig bleiben, um wachsen zu können.[34] Über die weiblichen Hormone ist auch bekannt, dass sie allesamt die Produktion von Hautpigmenten anregen können, ein Effekt, der gelegentlich ebenfalls bei der Einnahme der Antibabypille auftritt (mehr über die Pille in Kapitel 7). Infolge der höheren Östrogen- und Progesteronwerte bilden sich dann bizarre braune Pigmentflecken im Gesicht – es entsteht die sogenannte Schwangerschaftsmaske. Zum Glück verschwinden die Pigmentflecken häufig wieder nach der Schwangerschaft oder nachdem man die Pille abgesetzt hat.

In der letzten Phase der Schwangerschaft spielt das Progesteron wieder eine wichtige Rolle. Es schaltet nämlich zeitweise das Immunsystem der Mutter einen Gang herunter. Würde es das nicht tun, könnte es das Abwehrsystem des Babys (das ja zur Hälfte aus »fremder« DNA besteht) als schädlichen Eindringling betrachten und den Fötus abstoßen wollen. Um die Schwangerschaft sicher vollenden zu können, ist es also wichtig, das Immunsystem der Mutter vorübergehend auf Sparflamme zu setzen. Das ist günstig für Frauen mit einer Autoimmunerkrankung, wie etwa Rheuma oder einem Schilddrüsenleiden: Die Symptome sind während einer Schwangerschaft oft weniger stark ausgeprägt.[35] Doch die Kehrseite eines schwächeren Immunsystems ist, dass schwangere Frauen sehr viel empfindlicher auf Infektionen reagieren und damit auch einen schwereren Verlauf riskieren, was man beispielsweise bei einer COVID-19-Ansteckung sieht.[36]

Letzte Hürde: die Geburt

Im dritten Trimester und um die Geburt herum spielen Hormone wiederum eine Schlüsselrolle. Diesmal geht es um relative Neuankömmlinge im hormonellen Prozess: Prolaktin und Oxytocin, die erst spät in der Schwangerschaft die Bühne betreten. Beide Substanzen werden in der Hypophyse erzeugt, die während der Schwangerschaft auf die doppelte Größe anwächst, um der steigenden Nachfrage nach Hormonen entsprechen zu können. Prolaktin und Oxytocin sorgen nicht nur dafür, dass man die letzten Monate gut durchsteht und eine emotionale Beziehung zum Kind aufbaut, sie spielen auch eine wichtige Rolle bei der Geburt, wenn die Wehen in Gang kommen müssen, der Körper sich erholen muss und die Milchproduktion einsetzt.

Prolaktin sorgt zusammen mit Progesteron dafür, dass der Eisprung verhindert wird – so kann keine neue Schwangerschaft entstehen. Das Hormon, das seinen Namen der Funktion bei der Milchproduktion verdankt, schenkt vor allem mentale Ruhe, was in dem Gesamtprozess sehr willkommen ist. Prolaktin ist essenziell dafür, dass man die schweren letzten Monate durchstehen kann. Während der Geburt erhöht der Körper die Konzentration an Prolaktin bis zum Zwanzigfachen, um die Geburt selbst zu beschleunigen und die Bindung zwischen Mutter und Kind schon im Vorhinein zu festigen.

Ein hohes Prolaktin-Niveau sieht man jedoch nicht nur um die Geburt herum. Wenn die Hypophyse aus anderen Gründen gewachsen ist – beispielsweise aufgrund eines Tumors –, gerät ebenfalls viel von diesem Hormon in den Blutkreislauf. So hatte ich einmal eine Frau in meiner Sprechstunde, die »Milch gab«, obwohl sie nicht schwanger war. Höchstwahrscheinlich litt auch die erste Königin von England an dieser Krankheit. Mary I., auch als »Bloody Mary« bekannt, litt, wie man hört, fortwährend unter der Idee, schwanger zu sein: Ihr Bauch war geschwollen, und ihre Brüste gaben Milch, aber sie gebar nie ein Kind. Schon in frühem Alter wurde sie nahezu blind, wahrscheinlich infolge eines Tumors an ihrer Hypophyse.[37] Ein trauriges Beispiel für den Einfluss von Hormonen und wie sie den Lauf der Weltgeschichte bestimmen können. Denn unter anderem wegen der Kinderlosigkeit Marys fand die Tudor-Dynastie ihr Ende, und die Windsors übernahmen für die nächsten Jahrhunderte den Thron, den sie bis zum heutigen König Charles halten.

Kurzum, es ist möglich, dass Frauen, auch ohne schwanger zu sein, zu viel Prolaktin in ihrer Hypophyse produzieren. Doch auch Medikamente können diesen Prozess anregen. Für manche Frauen ist es eine ärgerliche Nebenwirkung, für andere dagegen ein Segen, weil sie, ohne dass sie ein Kind bekommen haben, die Brust geben können.[38] So stark also kann dieses Prolaktinsignal sein.

Oxytocin wird vor allem während der ersten Geburtswehen freigesetzt und sorgt nach der Geburt für das Einschießen der Milch in die Brust der Mutter, wenn diese ihr Baby schreien hört. Oxytocin wird auch gern als »Kuschelhormon« bezeichnet: Sowohl Frauen als auch Männer produzieren es bei körperlicher Berührung von mindestens einer halben Minute oder wenn sie sich gegenseitig in die Augen schauen. Auch wenn man mit seinen Lieben – dem Partner oder der Partnerin, Familienangehörigen, Freunden oder den Kindern – in Kontakt tritt, wird das Hormon freigesetzt. Noch faszinierender ist es, dass (sozial vernachlässigte) Kinder mit einem Mangel an Oxytocin Verhaltensweisen an den Tag legen, die Autismus ähneln. Es gibt tatsächlich Hinweise darauf, dass eine Behandlung mit Oxytocin autistische Personen sozialer werden lässt.[39] Weil aber bei der Entwicklung von Autismus sehr viel mehr Faktoren als nur Oxytocin eine Rolle spielen, bedarf es einer genaueren Untersuchung, bevor mit einer solchen Oxytocinbehandlung begonnen werden kann.

Zurück zur Gebärmutter: Dank des Oxytocins entsteht gewissermaßen eine emotionale Beziehung zum Kind im eigenen Bauch. Es sind jedoch nicht nur die Hormone der Mutter, die alles Mögliche in Gang setzen. Ab der zwölften Woche beginnt der Fötus auch selbst, Hormone zu produzieren, es scheint sogar, als könne er den Zeitpunkt der Geburt beeinflussen. Untersuchungen, die der Neurowissenschaftler Dick Swaab und der Gynäkologe Kees Boer vor über vierzig Jahren durchgeführt haben, deuteten schon darauf hin.[40] Die beiden Amsterdamer Forscher untersuchten Babys »ohne Gehirn« und konnten zeigen, dass, wenn der Hypothalamus und die Hypophyse des Fötus nicht vollständig ausgebildet sind, die Geburt früher einsetzt und schneller verläuft als bei gesunden Kindern. Indem er Hormone abgibt, kann ein Fötus also bestimmen, wann die Wehen bei der Mutter einsetzen, und so den Zeitpunkt seiner Geburt steuern. Leider wissen wir noch nicht genau, wie dieses fein aufeinander abgestimmte Zusammenspiel bei der Hormonproduktion von Mutter und Kind funktioniert. Allerdings ist es so, dass sich bestimmte Hormone als therapeutisches Mittel einsetzen lassen. So kann bei einer ausbleibenden Geburt eine Dosis künstlichen Oxytocins ausreichen, um Wehen auszulösen.[41]

Schmerzlinderung bei körperlichem Stress

Gegen Ende der Schwangerschaft wird es für die Frau besonders schwer. Das Kind ist auf das Format einer Wassermelone angewachsen, was für die Mutter einen ziemlichen Anschlag auf die Bauchmuskeln und Bindegewebsbänder im Bauch bedeutet, die dadurch gehörig gedehnt werden. Glücklicherweise sorgen weibliche Hormone für ein vermindertes Schmerzempfinden während der Schwangerschaft und bei der Geburt. Patientinnen mit chronischen Schmerzen haben deshalb auch auffallend häufig weniger Probleme mit ihrem Leiden, wenn sie schwanger sind. Der Grund dafür könnte darin bestehen, dass sie, anders als in ihrem normalen Menstruationszyklus, kein monatliches Östrogen-Tief haben.[42] Während der Geburt, bei der der Körper starkem Stress ausgesetzt ist, sind natürliche schmerzlindernde Mittel deshalb hochwillkommen. Zum Glück produziert man als Mutter während der Geburt Endorphine, die körpereigenen morphinartigen Moleküle, die aus dem Hypothalamus stammen und vorübergehend für eine zusätzliche Schmerzlinderung sorgen. Endorphine sind vielleicht am ehesten aus den Ausdauersportarten bekannt, vor allem durch das sogenannte Runner's High, das durch die Produktion dieser Hormone beim Laufen hervorgerufen wird und den süchtig machenden Effekt des Marathonlaufens erklärt.[43]

ENDORPHINE & EXORPHINE: SCHMERZSTILLER UND GLÜCKSSTOFFE

Der Begriff »Endorphine« setzt sich aus »endogen« (innen) und »Morphin« zusammen. Morphin verweist auf den Wirkstoff, der nach dem griechischen Gott der Träume, Morpheus, benannt ist. Wenn man schon einmal den Effekt künstlichen Morphins am eigenen Leib erlebt hat, weiß man, warum. Morphin wird aus Opium gewonnen, dem Milchsaft des Schlafmohns. Schon seit Jahrhunderten ist die Wirkung des Morphins bekannt. Im Papyrus Ebers, einer der ältesten medizinischen Schriften (1550 v. Chr.), wird der Stoff als Therapie gegen schreiende Babys empfohlen.[44]

Außer einer Geburt und bei Ausdauersportarten können auch Substanzen in unserer Diät, wie etwa Fette und Zucker, Endorphine freisetzen. Diese von außen (exogen) zugeführten Aminosäuren, die den Endorphinen sehr ähnlich sind, heißen Exorphine. Man nehme etwa Schokolade: Sie enthält Stoffe, die dafür sorgen, dass wir mehr davon essen wollen.[45] Auch Darmbakterien können uns zusätzliche Endorphine zuführen.[46] Mehr dazu in Kapitel 6.

Obwohl die körpereigenen Glücksstoffe reguliert und behutsam getimt an unser Gehirn und unseren Blutkreislauf abgegeben werden, haben wir auch von außen die Kontrolle über die Menge an Endorphinen, denen wir ausgesetzt werden. Biologen vermuten beispielsweise, dass Kuhmilch eine natürliche Funktion hat, um Kälber nahe bei der Mutter zu halten, damit die Kleinen zum Trinken zurückkommen. Macht man aus dieser Milch Käse, enthält er viel mehr Casein, ein tierisches Eiweiß mit einer stark süchtig machenden Wirkung. Das könnte erklären, warum Menschen, die längst der Säuglingsphase entwachsen sind, denselben »Fix« von ihrer wöchentlichen Pizza bekommen.[47]

Helfende Hormone bei mentalem Stress

Hormone eilen nicht nur bei einer schweren körperlichen Anstrengung wie bei einer Ausdauersportart oder einer Geburt zu Hilfe, sondern auch bei mentalem Stress. Eine Schwangerschaft – mit einer Geburt, die, was die Dauer betrifft, einen Marathon mit Leichtigkeit übertrifft – bringt auch emotional so einiges in Bewegung. Der Vater der modernen Medizin, Hippokrates von Kos, benutzte als Erster den Begriff »Hysterie«, der im Griechischen »Gebärmutter« bedeutet. Damit beschrieb er eine seiner Auffassung nach auffallende Situation, bei der mehr Blut in die Gebärmutter fließe als ins Gehirn, was Panik und Nervosität verursache. Der heutige medizinische Begriff für die operative Entfernung der Gebärmutter, »Hysterektomie« (wörtlich: das Entfernen der Hysterie), kommt ebenfalls daher.

Hysterie oder psychische Erregung wurde seinerzeit unter anderem mit einer giftigen Ansammlung der reproduktiven weiblichen Körpersäfte erklärt, da sie häufiger bei Witwen vorzukommen schien, bei denen durch einen Mangel an Sex die Säfte weniger oft abfließen konnten.[48] Bis ins 20. Jahrhundert hinein bestand die Behandlung hysterischer Patientinnen deshalb darin, einen Orgasmus auszulösen, was unter der Bezeichnung »Beckenmassage« verkauft wurde.[49] Inzwischen verstehen wir, warum sich das als effektiv erwies: Durch die plötzliche Ausschüttung des Hormons Oxytocin nach einem Orgasmus nehmen psychischer Stress und Unruhe ab.[50] Ebenfalls wissen wir, dass ein höherer Gehalt an Geschlechtshormonen im Blut die Haut gesünder, jünger und strahlender wirken lässt …

Die meisten Frauen fühlen sich während ihrer Schwangerschaft emotionaler als sonst. Eine hormonelle Erklärung dafür ist das langanhaltende hohe Östrogen-Niveau. Auch der eingenistete Embryo produziert während der Schwangerschaft Stoffe wie Tryptophan und Serotonin,[51] die ebenfalls eng daran beteiligt sind, wenn es darum geht, das geistige Wohlbefinden der Mutter sicherzustellen.[52] Niedrige Werte dieser Substanzen nach der Geburt können daher den bekannten »Babyblues« verursachen.[53] In der Regel stellt der Körper das Gleichgewicht innerhalb von zwei Wochen wieder her. Hält das Gefühl jedoch länger an, können sich mentale Leiden zu einer sogenannten postpartalen Depression auswachsen, die auch mit niedrigeren Östrogenwerten im Blut einhergehen kann.

Bedeutet das, dass eine solche Depression auch mit einer Hormontherapie zu heilen ist? Die Antwort müssen wir Ihnen leider noch schuldig bleiben, hier sind die Ergebnisse laufender Forschungen zu Östrogenbehandlungen bei postpartalen Depressionen abzuwarten.[54]

Hormonelle Väter: Auch »wir« sind schwanger

Doch nicht nur die schwangere Frau steht unter dem Einfluss von Hormonen! Auch der werdende Vater passt sich hormonell an. So sinkt sein Testosteronspiegel im letzten Trimester der Schwangerschaft seiner Partnerin, mit einem weiteren Tiefstand nach der Geburt.[55] Das bedeutet nicht, dass man als Mann plötzlich seine »Männlichkeit« verliert, sondern »nur«, dass man sich biologisch an die Sorge um das Kind anpasst. Testosteron kann körperliche Aggressionen verstärken, und es steigert die Libido – zwei Nebenwirkungen, die man bei einem angehenden Familienvater eher nicht so gern sehen würde.

Bemerkenswerterweise belegen jüngste Untersuchungen, dass sogar das Geburts- oder Kuschelhormon Oxytocin bei Männern bestimmte Reaktionen hervorrufen kann. In einer US-amerikanischen Studie wurde dreißig jungen Vätern künstliches Oxytocin verabreicht.[56] Und was geschah? Wenn man ihnen Fotos ihrer Kinder zeigte, wiesen die Teile des Gehirns, die für das Empfinden von Empathie und für Aufmerksamkeit zuständig sind, eine erhöhte Hirnaktivität auf. Kinderlose Männer haben dagegen weniger Oxytocin und mehr Testosteron im Blut; auch reagiert ihr Gehirn eher auf sexuelle Reize.[57]

Hormone beeinflussen jedoch nicht nur das Verhalten – lustigerweise funktioniert es auch umgekehrt. Je mehr Zeit ein junger Vater mit seinem Kind verbringt, desto tiefer sinkt auch sein Testosteron-Niveau, sodass er weniger schnell auf sexuelle Reize reagiert und weniger aggressives Verhalten zeigt.[58] Zu der Zeit, wenn das Kind seine ersten Schritte macht, ist das hormonelle Gleichgewicht übrigens längst wiederhergestellt.

Neben dem Mehr an Oxytocin und dem Weniger an Testosteron machen Väter noch weitere hormonelle Veränderungen durch: So steigt etwa der Anteil des Prolaktins, während der des Estradiols sinkt.[59] Um mit Prolaktin zu beginnen: Bei Frauen hemmt diese Substanz, wie bereits erwähnt, die Hormone, die an einer eventuellen neuen Befruchtung beteiligt sind. Auch dem werdenden Vater und seinem veränderten Männerkörper ist für dieses Mal *ein* kleiner Nachkomme offenbar genug. Und so wie Prolaktin der Frau mentale Ruhe schenkt, sorgt es beim Mann für eine bessere Bindung an seinen jungen Sprössling und eine friedfertige Reaktion auf das Geräusch eines weinenden Babys – auch nicht unwichtig.

Die Tatsache, dass der Estradiolspiegel im Männerkörper sinkt, scheint überraschend, ist es aber nicht. Estradiol ist eine Variante des Östrogens, von dem man auch als Mann eine winzig kleine Menge im Blut hat. Es wird im Fettgewebe produziert und »verweiblicht« das Gehirn. Ein von seiner Umwelt abhängiges Baby hat mehr von einem fürsorglichen Teddy als Vater als von einem jagdhungrigen Grizzlybären. Also überlisten die Hormone auch hier wieder einmal den »Urmann«.

Doch neben hormonellen Veränderungen scheint mit dem Männerkörper manchmal noch etwas anderes zu geschehen. Ob weibliche Hormone in einem schwangeren Körper auch Einfluss auf das Verhalten des werdenden Vaters haben können, ist noch unklar, aber das Couvade-Syndrom deutet in diese Richtung.[60] Das französische Wort *couver* bedeutet so viel wie »ausbrüten«, das Couvade-Syndrom wird daher auch als »Männerkindbett« bezeichnet. Während der Schwangerschaft der Partnerin kann man als Mann ebenfalls Probleme mit Übelkeit, Fressattacken und Stimmungsschwankungen bekommen. Männer, die für ein Männerkindbett empfänglich sind, legen in den neun Monaten der Schwangerschaft sogar auffallend oft an Gewicht zu, und das vor allem, wenn ein Mädchen erwartet wird.[61] Eine interessante biologische Anpassung, denn bei den schlaflosen Nächten, die vor einem liegen, können alle Parteien gut etwas zusätzliche Energie gebrauchen.

Das Couvade-Syndrom ist übrigens kein neues Phänomen. Es wurde erstmals im alten Alexandrien von dem griechischen Dichter Apollonios von Rhodos (295 v. Chr.) erwähnt.[62] Er beschrieb, wie sich Männer bei der Geburt nahezu standardmäßig in Fötusstellung neben ihre Frau legten, um die Wehen »gemeinsam« durchzustehen. Bei manchen Volksstämmen wurden gesonderte Hütten errichtet, damit der Mann, anstatt seine Frau zu unterstützen, selbst Ruhe finden konnte.[63] In diesen Kulturen betrachtete man das Phänomen von einer spirituellen Seite und sah darin die Geburt des Vaters.

Aber was genau passiert beim Männerkindbett nun wirklich? Hier kommt es zum Auftritt der Pheromone. Pheromone sind Substanzen in unserem Schweiß, Speichel, Urin und Kot, die durch die Luft und über Körperkontakt zwischen Menschen übertragen werden und so Signale an unser Gehirn senden können.[64] Den Empfänger dieser Pheromone hat man – nicht ganz überraschend – in unserer Nase lokalisiert. In der Zeit, als ich mich auf mein US-amerikanisches Arztexamen vorbereitete, erfuhr ich erstmals vom vomeronasalen Organ, auch Jacobson-Organ genannt. Dieses Organ in der Nasenscheidewand steht über Nervenbahnen in direkter Verbindung mit dem Hypothalamus. So kann der Körper unbewusst Pheromone wahrnehmen und gleichzeitig die Richtung bestimmen, aus der sie abgegeben werden (siehe das Schaubild auf S. 131)[65]. Lange glaubte die Wissenschaft, dass das vomeronasale Organ im Laufe der Zeit verschwunden wäre, doch heute weiß man, dass es noch bei fast einem Viertel aller Erwachsenen vorhanden ist.[66]

Eine mögliche Erklärung für das Männerkindbett könnte deshalb in den Pheromonen liegen, die die schwangere Frau freisetzt und die bewirken, dass Mann und Frau hormonell »synchron laufen«.[67] Den Effekt sieht man häufiger. So erhalten Stripperinnen oft höhere Trinkgelder, wenn sie das Pheromon Estratetraenol absondern, vor allem rund um die Zeit ihres Eisprungs, das heißt, wenn die Östrogenwerte in ihrem Körper hoch sind. Und umgekehrt kann das Pheromon Androstadienon im Schweiß von Männern eine sexuelle Anziehungskraft auf Frauen ausüben.[68] Wenn Sie also gerade zum ersten Mal Vater geworden sind, sich vor allem lustlos fühlen und unter Stimmungsschwankungen leiden, geben Sie dann ruhig Ihrem vomeronasalen Organ und den Pheromonen die Schuld.

Fortpflanzungshormone haben also schon seit Tausenden von Jahren enorme Effekte auf die allgemeine körperliche und emotionale Gesundheit – und nicht nur bei Frauen. Dass Männer sich biologisch (hormonell) derart rasch anpassen können, könnte darauf hindeuten, dass die Verteilung von männlichen und weiblichen Rollen in der jungen Familie weniger schwarz-weiß ist[69] – alles für den Fortbestand der Art. Ohne ein gut aufeinander abgestimmtes hormonelles System könnte unsere Fortpflanzung auch arg in Bedrängnis geraten.

Das bedeutet übrigens nicht, dass jeder (frischgebackene) Vater hormonell voll und ganz auf die Familie fixiert ist. So kann es bei Männern nach der Geburt von Kindern auch zu einer Neigung zur Untreue kommen, dem sogenannten Coolidge-Effekt.[70] Er hat ebenfalls mit dem Fortbestand der Art zu tun: Gene werden bei Untreue besser gemischt und verbreitet, und das erhöht die Wahrscheinlichkeit, dass die Nachkommen überleben. Dieses Verhalten, das sich auf einen (Ur-)Instinkt zurückführen lässt, sehen wir auch bei Tieren: So sind Hähne bei ihnen noch unbekannten Hennen motivierter, sexuell aktiv zu werden, als bei bekannten.[71] Auch hier gibt es eine deutliche Beziehung zwischen den Hormonen, dem Gehirn und dem Verhalten. Ohne allzu sehr ins Detail zu gehen: Bei einem Seitensprung wird Dopamin freigesetzt, ein Stoff, der den ältesten Teil unseres Gehirns aktiviert, wo sich dieser (Ur-)Instinkt befindet.[72] Nicht umsonst liegt eine dicke vernünftige Schicht

Großhirnrinde über diesen Gehirnarealen – leider vielleicht nicht bei allen Männern dick genug, um sie vor ihrem eigenen buchstäblichen Gockelverhalten zu schützen …

Um es noch einmal auf den Punkt zu bringen: Jeder Mensch verfügt über ein wunderbares, sich selbst steuerndes hormonelles Programm, das kontinuierlich damit beschäftigt ist, den Körper ordnungsgemäß funktionieren zu lassen. Hormone helfen uns überdies dabei, Herausforderungen im Leben zu meistern, und das schon so frühzeitig wie bei der Empfängnis, der Schwangerschaft und der Geburt – Prozesse, die ohne dieses hormonelle Feintuning nicht einmal möglich wären.

Doch jeder evolutionäre Vorteil hat auch seinen Nachteil, um Johan Cruyff einmal zu paraphrasieren, denn während sich die Physiologie schon zu Zeiten gebildet hat, in denen unsere oberste Priorität darin bestand, uns fortzupflanzen, hat sich unsere Umwelt in kurzer Zeit stark verändert. Unser Körper ist faktisch für eine andere Umgebung ausgestattet als die, in der wir heute überleben müssen. Das passt nicht immer gleichermaßen gut zu unserer modernen Lebensweise. Und es kann unter anderem dazu führen, dass man als Frau – beispielsweise durch Stress, wie bei meiner Patientin Anna – weniger schnell schwanger wird.

Und auch wenn es gelingt, schwanger zu werden, können minimale Störungen während der Schwangerschaft zu großen Problemen führen, angefangen in der Phase vom Kleinkind bis zur Pubertät, wie wir im nächsten Kapitel sehen werden.

HYPOPHYSE

Hormone:

TSH-Schilddrüsenhormon
Wachstumshormon (GH)
LH-FSH-Geschlechtshormone
Prolaktin (PRL)
ACTH-Adrenocorticotropes Hormon
ADH-Vasopressin

Funktionen:

Energiestoffwechsel
Wachstum
Fortpflanzung
Stillen
Flüssigkeitshaushalt

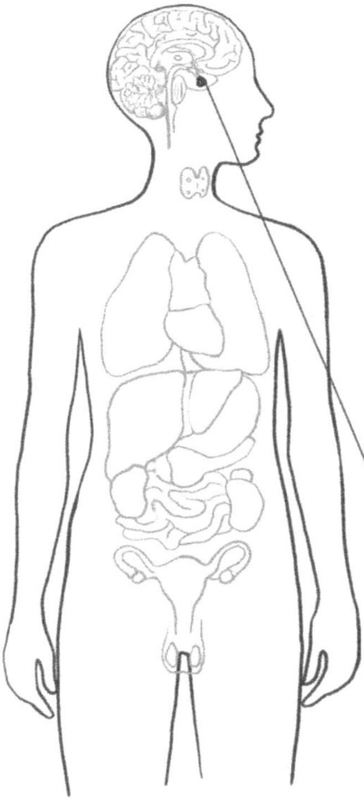

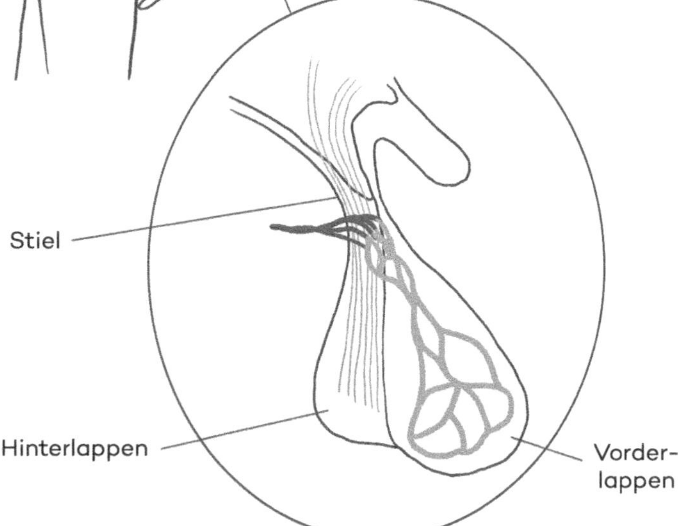

2.
Der große Anlauf –
PUBERTIERENDE KLEINKINDER

Am Silvestermorgen 2010 werde ich gut gelaunt vom Knallen der ersten Feuerwerkskörper auf der Straße geweckt. Es ist ein schönes Jahr gewesen, ich bin glücklich in der Partnerschaft mit meiner Frau, die unser drittes Kind erwartet, und habe in Amsterdam gerade meine Ausbildung zum Internisten beziehungsweise Endokrinologen aufgenommen. Das Leben, so scheint es, lacht uns zu. Ich sehe nach unserem zweijährigen Sohn, der leichenblass in seinem Bett liegt und leise »Au, Bauch, au!« ruft. In den Monaten zuvor hat er etwas schlechter gegessen als sonst und ist nachts gelegentlich schweißgebadet aufgewacht, doch das hatte uns nicht gleich beunruhigt.

Als ich ihn aus dem Bett hebe, ertaste ich einen harten Knubbel direkt unter seinem rechten Rippenbogen. Ich denke erst noch, dass ich es mir einbilde – ich habe diesen Knubbel vorher weder gesehen noch gefühlt –, doch acht Stunden später steht unser Leben komplett kopf. Die Diagnose: kindlicher Lebertumor mit Metastasen. Die Aussicht ist gering, dass er das nächste Jahr noch überleben wird.

In den Tagen danach spukt mir wieder und wieder ein Satz aus Franz Schuberts »Erlkönig« durch den Kopf, eine Vertonung der gleichnamigen Ballade von Goethe aus dem Jahr 1782, in der ein

Vater seinen kranken Sohn so schnell wie möglich zu einem Arzt bringen will und mit ihm durch Nacht und Nebel reitet. Unterdessen murmelt der immer schwächer werdende Sohn, schon delirierend, dass ihn der Erlkönig mit ins Totenreich nehmen will: »Mein Vater, mein Vater, jetzt fasst er mich an! / Erlkönig hat mir ein Leids getan!«

Die Monate danach sind für unsere gesamte Familie äußerst stressig. Wir sind Tag und Nacht in der Amsterdamer Universitätsklinik und schlafen ausnahmslos schlecht. Unser Sohn bekommt eine Lebertransplantation von einem Stück meiner Leber. Das bedeutet für uns beide eine schwere Duo-Operation in Brüssel. Mit einem Wort: Die Stresshormone rasen durch unsere Körper.

Mit unserem Sohn hat es letztlich ein gutes Ende genommen, zum Glück, doch unsere jüngste Tochter war in der Gebärmutter fast fünf Monate lang hohen Konzentrationen des Stresshormons Cortisol ausgesetzt. Obwohl wir nicht wirklich wissen, welchen Langzeiteffekt das hat, haben wir in den ersten drei Jahren ihres Lebens viele schlaflose Nächte gehabt, weil sie sich als ein kleiner Vielfraß entpuppte, der schnell gereizt war. Obwohl es ihr heute gut geht, muss sie besonders gut darauf achten, was sie isst, weil sie sehr viel schneller an Gewicht zulegt als der Rest unserer Familie.

Wahrscheinlich ist das einem Mechanismus zuzuschreiben, den man »epigenetische Veränderung« nennt: Wird man in frühem Alter beispielsweise dem Stresshormon Cortisol ausgesetzt, werden bestimmte Gene für den Rest des Lebens anders reguliert.[1] Einige unserer Hormone haben diesen starken Effekt: Die Gene selbst verändern sich nicht, aber sie funktionieren weniger gut, sodass sich die Gesundheit verschlechtert.

Die Effekte hormoneller Schwankungen während einer Schwangerschaft können lange Einfluss auf den sich noch entwickelnden Körper und das Gehirn des Kindes nehmen.[2] Schwerer chronischer

Stress in der Schwangerschaft (wie bei Naturkatastrophen oder Kriegen) kann in der neurologischen Entwicklung von Föten einen nicht wiedergutzumachenden Schaden anrichten – man denke an die Kinder, die im niederländischen Hungerwinter geboren wurden. Die sogenannte *critical development period* des Kindes fällt dann in die Phase, in der die Stresshormone im Blut der Mutter höher sind.

Da diese Hormone unser Immunsystem und unser Gehirn beeinflussen, sehen wir ihre Effekte in einer ganzen Reihe körperlicher und geistiger Befindlichkeiten wiederkehren. Das kann sich später im Leben auf vielfache Weise äußern, etwa als Konzentrationsschwäche, (Versagens-)Angst, schlechteres Funktionieren im Alltag und möglicherweise sogar Schizophrenie. In einer großen dänischen Bevölkerungsstudie mit 1,3 Millionen Babys, die zwischen 1973 und 1995 geboren wurden, fanden Forscher einen Zusammenhang zwischen schwerem Stress und tiefem Kummer im ersten Trimester der Schwangerschaft (etwa aufgrund des Todes einer geliebten Person oder eines anderen Traumas) und der Zunahme des Anteils an Missbildungen und Frühgeburten.[3]

In einer anderen Studie konnte gezeigt werden, dass emotionaler Stress bei gesunden schwangeren Frauen auch der motorischen und kognitiven Entwicklung ihrer zweijährigen Kinder schadet.[4] Leider lässt sich nicht vorhersagen, bei wem frühe hormonelle Schwankungen in der Gebärmutter zu Problemen führen werden und bei wem nicht. Die Prozesse sind außerordentlich komplex, doch im Allgemeinen gilt: Je früher und je heftiger im Leben solch ein Cocktail an Signalen auftritt, desto weiter reicht seine Wirkung. Hormone können unsere Zukunft also auf eine fast Science-Fiction-artige Weise beeinflussen.

In diesem Kapitel erfahren Sie mehr über den tiefgreifenden Einfluss von Hormonen auf das Kleinkind und insbesondere über die Effekte der Sexualhormone auf den kindlichen Körper. So werden

Sie sehen, dass Kleinkinder es schon in den ersten vier Jahren ihres Lebens mit einem Hormonsturm zu tun bekommen und was dieser sowohl für die körperliche Seite (die äußere Erscheinung oder die Fruchtbarkeit) als auch für die psychosoziale Seite des Lebens (das Verhalten) bedeuten kann. Ebenfalls werde ich erklären, was geschieht, wenn man in frühem Alter zu vielen Hormonen ausgesetzt wird – ob sie nun aus dem eigenen Körper stammen oder von außen über die Nahrung, Spielzeug oder Pestizide zugeführt werden.

Minipubertät und vorzeitige Pubertät

Im Jahr 1977 erhielt die US-amerikanische Medizinerin und Physikerin Rosalyn Yalow den Nobelpreis für Physiologie oder Medizin für die Entwicklung des Radioimmunoassays (kurz: RIA), einer neuen Methode zur Bestimmung der Menge einer bestimmten Substanz im Blut.[5] Ihre Forschung verlieh einer ganzen Reihe medizinischer Fachgebiete neuen Schub, darunter auch der Endokrinologie. Plötzlich war es möglich, die Konzentrationen von Hormonen im Blut genauestens zu messen und innere hormonelle Schwankungen aufzuspüren, die sich mit den angestammten Methoden nicht nachweisen ließen.

Eine wichtige Entdeckung, die daraus hervorging, bestand darin, dass das hormonelle Zusammenwirken von Gehirn und Geschlechtsorganen bereits in sehr frühem Alter – ab einer Woche nach der Geburt bis zum Alter von ungefähr zwei Jahren – einsetzt.[6] In diesem Zeitraum wird die Produktion von Hormonen wie Testosteron und Estradiol aufgenommen – eine überraschende Entdeckung, da das Phänomen bis dahin nur aus der Pubertät bekannt war. Noch auffälliger ist aber das Ausmaß dieser Aktivität. Obwohl die Testikel eines Babys vierundzwanzigmal kleiner sind als die eines erwachsenen Mannes, können die darin produzierten Hormone ähnlich hohe Werte annehmen! Bei weiblichen Säuglingen sorgt das Wachstum von Follikeln in den Eierstöcken ebenfalls für einen Anstieg von Estradiol im Blut – und auch hier kommt es zu einem Hormonsturm, der sich auf dem Niveau des Eisprungs bei erwachsenen Frauen bewegt.

Ein solcher »Hormonsturm« verläuft bei Mädchen von Natur aus anders als bei Jungen. Bei Jungen steigen die männlichen Hormone allmählich an, bis sie nach rund sechs Monaten einen Höhepunkt erreichen. Anschließend brauchen sie ebenso lange, um wieder auf die typisch niedrigen Werten abzusinken. Bei Mädchen sehen wir dagegen ein zyklisches Muster in der Hormonproduktion, so wie es später auch während ihrer Menstruationen der Fall ist. Weibliche Hormone weisen bei weiblichen Säuglingen regelmäßig zwischen ihrer ersten Lebenswoche (wenn die Hormone der Mutter in ihrem Blut stark zurückgehen) und ihrem zweiten Geburtstag Höchststände auf. Die höchsten Östrogenwerte werden bei Mädchen im Alter von ungefähr sechs Monaten gemessen – bei einigen bleibt es sogar bis zum Beginn des Kleinkindalters bei diesen höheren Werten.

Wie lässt sich das alles erklären? Leider wissen wir auch fast fünfzig Jahre nach der Entdeckung noch immer ziemlich wenig über die Gründe dieses hormonellen Zirkus bei Neugeborenen. Die Produktion von Geschlechts- beziehungsweise Sexualhormonen in sehr frühem Alter ähnelt vor allem einem Testlauf: Vielleicht möchte der Körper erst sicher sein, ob das Fortpflanzungssystem funktioniert, bevor er seine Energie in andere Entwicklungsprozesse steckt. Nur würde man bei diesen hohen hormonellen Werten typische pubertäre Merkmale erwarten, so wie bei Teenagern. Doch ein Baby bekommt nicht plötzlich überall (Scham-)Haar oder Akne, wenn auch gelegentlich schon einmal störrisches Verhalten auftritt. Forscher sprechen daher von einer »Minipubertät«, einer relativ kurzen Phase von zwei Jahren mit minimalen äußerlichen Veränderungen, verursacht durch einen hormonellen Produktionsprozess, der mit der regulären Pubertät vergleichbar ist.[7] Es ist eine gesunde Entwicklung, und bei den meisten Kindern bemerkt man nichts von ihren inneren hormonellen Höchstständen, unter anderem weil ihr Nervensystem und andere Organe noch nicht ausreichend herangereift sind, um die Signale messen zu können.[8]

Es ist nicht ungewöhnlich, dass bei männlichen und weiblichen Neugeborenen eine Schwellung an einer oder an beiden Brüsten zu sehen ist. Häufig tritt es in Kombination mit »Spotting«, dem Verlust einer kleinen Menge Blutes aus der Gebärmutter des weiblichen Säuglings, auf.[9] In den letzten Schwangerschaftswochen kommt es zu Höchstwerten beim mütterlichen Prolaktinspiegel, und die Plazenta enthält enorm hohe Konzentrationen an Östrogen. Nach der Geburt sinken die Werte der mütterlichen Hormone im Blut des Babys plötzlich, sodass es ein wenig Blut aus der Vagina verlieren kann. Bei Frühgeburten kommt es weniger oft vor als bei voll ausgetragenen Babys. Der Blutverlust ist kein Grund zur Besorgnis, und das gilt auch für die Schwellung der Brüste. Sie verschwindet innerhalb von zwölf Wochen nach der Geburt, wenn die Hormonzufuhr durch die Mutter wegfällt.[10]

Bei ungefähr 15 Prozent der Mädchen deutet sich in einem späteren Stadium erneut eine Brustentwicklung an, meist zwischen dem 6. und dem 24. Monat.[11] Es ist kein Zufall, dass dies genau in den Zeitraum der weiblichen Minipubertät fällt, wenn die Östrogenwerte in die Höhe gehen. Diese über das Ziel hinausschießende Minipubertät wird wahrscheinlich dadurch verursacht, dass der (von den mütterlichen Östrogenen vorbereitete) Körper durch zusätzliche externe Reize auf die hormonelle Seite gezogen wird. Und dann machen sich eben durchaus physische Pubertätsmerkmale wie ein Wachstum der Brüste, Blutungen und sogar Anzeichen des prämenstruellen Syndroms (PMS) bemerkbar.

Es ist auch nicht klar, was einen Hormonsturm bei den meisten Kleinkindern dazu veranlasst, sich wieder zu legen. Möglicherweise spielt die Zirbeldrüse (Epiphyse) dabei eine Rolle. Diese Hormondrüse befindet sich im Zentrum des Gehirns und scheint neben dem Schlaf-wach-Rhythmus auch an der Unterdrückung der Geschlechtshormonproduktion beteiligt zu sein, bis sich die Pubertät ankündigt.[12] Sollte es also doch so sein, dass sich in der Epiphyse der Schlüssel zu unserem Verhalten verbirgt?

Wenn es nach René Descartes ginge, schon. Der französische Philosoph hat mit seinem Ausspruch »Cogito ergo sum« (»Ich denke, also bin ich«) schon vor vier Jahrhunderten behauptet, dass der Körper unser Denken beeinflusse und umgekehrt. So kam er, bereits lange bevor die Begriffe »Hormon« und »Minipubertät« geprägt wurden, auf den Gedanken, dass die Seele unseres Körpers in der Epiphyse ihren Sitz habe und diese Drüse unser geistiges wie körperliches Funktionieren dirigiere.[13] Epiphyse oder nicht, wie immer gibt es bei Mutter Natur Ausnahmen von der Regel. Eine davon besteht darin, dass die Sexualhormone bei kleinen Kindern nicht im Zaum gehalten werden können und die Pubertät sich viel zu früh aufbäumt.

Der Begriff *pubertas praecox* klingt vielleicht wie einer der Zaubersprüche Harry Potters, bedeutet aber nichts weiter als ein »übereiltes Einsetzen der Pubertät«. Anders als die Minipubertät ist diese vorzeitige Pubertät nicht harmlos. Bei Mädchen sprechen wir davon, wenn ihr Körper vor ihrem achten Lebensjahr hormonelle Pubertätspfade bewandelt, bei Jungen gilt eine Grenze von neun Jahren. Aus unbekannten Gründen kommt die vorzeitige Pubertät bei Mädchen zehnmal häufiger vor als bei Jungen.[14] Die meisten dieser kleinen Patientinnen sind sechs oder sieben Jahre alt, einige sind sogar noch jünger, wie etwa die Britin Hayley Smith. Sie menstruierte erstmals im Alter von drei Jahren und entwickelte kurz darauf weitere Pubertätsmerkmale wie einen penetranten Körpergeruch, fettiges Haar und Stimmungsschwankungen. Mit sechs Jahren trug sie bereits einen BH.[15]

Wenn diese Symptome bei Kindern in so frühem Alter beobachtet werden, ist es wichtig, die Ursachen zu ermitteln: Ist es die Minipubertät (harmlos) oder eine vorzeitige Pubertät (Erkrankung), beispielsweise infolge eines hormonproduzierenden Tumors? Meist gibt das (mithilfe von Röntgenfotos zu ermittelnde) »Skelettalter« Aufschluss. Das ist wichtig, da eine vorzeitige Pubertät weitreichende Folgen hat. Wenn der Wachstumsschub zu früh einsetzt, hat dies einen Effekt auf die Reifung der Zellen in den Knochen und Wachstumsfugen (dem Knorpelanteil der Knochen, in dem das Längenwachstum stattfindet): Dann bleibt man als Erwachsener oft kleiner, da die Gesamtwachstumsphase kürzer war. In Kombination mit einer Gewichtszunahme – weil man weiterhin normal isst und sich bewegt – kann dies zu unverhältnismäßigen körperlichen Proportionen führen. Patienten wie Hayley haben auch Jahre später noch Mühe, ein gesundes Gewicht zu halten.

Eine solche vorzeitige Pubertät hat neben körperlichen Effekten aber auch psychosoziale Folgen: Sie führt zu schlechteren schulischen Leistungen, und auch das Risiko auf Drogenkonsum ist bei frühpubertierenden Kindern höher als bei ihren gesunden Altersgenossen. Doch selbst abgesehen davon leidet ein Kind darunter, da es von der Norm abweicht, sich schämt und einsam ist.

Glücklicherweise lässt sich jedoch etwas dagegen tun. Pubertas praecox wird in nahezu allen Fällen mit denselben Hormonpräparaten behandelt, die auch zum Einsatz kommen, wenn die Pubertät bei Transgenderkindern gehemmt werden soll (siehe Kapitel 4). Die Medizin hat dafür also einen Zauberstab gefunden, mit dem bei der körpereigenen Hormonproduktion auf die Pausentaste gedrückt werden kann. In späterem Alter, nachdem die Injektionen gestoppt worden sind, wird der Pubertätsfilm automatisch dort fortgesetzt, wo er aufgehört hat.

Welche Auslöser sorgen dafür, dass Hormonkonzentrationen während der Minipubertät oder in der vorzeitigen Pubertät derart in die Höhe schießen? Zu einem gestörten Hormonhaushalt kann es, wie beschrieben, von innen heraus kommen, aber auch äußere Einflüsse können dabei eine Rolle spielen. Einer der Faktoren, die ein solches Durcheinander verursachen können, ist die Ernährung.

Seid nicht zu freigebig mit Fencheltee in zu frühem Alter, warnten türkische Kinderärzte vor ein paar Jahren.[16] Wegen der entspannenden Wirkung auf das Muskelgewebe ist Fencheltee in der türkischen Kultur ein bekanntes Hausmittel gegen Darmkoliken und allgemeine Unruhe bei Babys. Auch niederländischen Müttern wird es immer wieder gern empfohlen. Auf der niederländischen Website *Oma weet raad* (»Oma weiß Rat«) wird es als kinderfreundliche Option in der Rubrik »Bauchkrämpfe beim Baby« angepriesen. Weniger bekannt ist allerdings, dass Fenchel Anethol enthält, eine pflanzliche Form von Östrogen. Zu viel Fenchel treibt die Östrogenwerte hoch, und dadurch kann es zu einem Wachstum der Brüste kommen, wie türkische Wissenschaftler feststellten. Das deutliche Brustwachstum bei den untersuchten Kindern bildete sich glücklicherweise wieder zurück, nachdem der Fenchel aus dem Menü verbannt wurde.

Neben Nahrungsmitteln gibt es auch populäre »natürliche« Hautpflegepräparate, die bei Kleinkindern einen brustvergrößernden Effekt haben können. So wird von einem australischen Säugling, einem Mädchen, berichtet, dessen Brustvergrößerung sich einem übermäßigen Gebrauch von Pflegeprodukten auf der Basis von Lavendel verdankte.[17] Das Internet ist voll von gut gemeinten Tipps für junge Mütter, doch es wird nicht dazugesagt, dass (lavendelartige) ätherische Öle einen Einfluss auf das hormonelle Niveau haben können und sogar zu einem Brustwachstum bei Jungen führen können! (Man müsste dann allerdings ganze Ladungen davon auftragen.) Die Produkte sind also gesund, solange sie in Maßen eingesetzt werden.

Es ist schon länger bekannt, dass auch Pflanzen hormonartige Stoffe enthalten. Diese sogenannten Phytoöstrogene unterteilen sich in drei Klassen: in die Isoflavone (zum Beispiel im Soja), die Coumestane (zum Beispiel in Luzernen) und die Lignane (zum Beispiel in Leinsamen). Sowohl im Alten als auch im Neuen Testament werden sie auch als »Gartenkraut« bezeichnet, das von Menschen gegessen wurde, die kein Fleisch essen wollten. Über die Vor- und Nachteile dieses eiweißreichen Fleischersatzes wird auch in unserer Zeit sehr kontrovers diskutiert; darauf werde ich im weiteren Verlauf dieses Kapitels noch näher eingehen. Langandauernder täglicher Konsum kann das Östrogen-Niveau im Blut des kleinen Kindes jedenfalls stark erhöhen.

Brustbildung bei Kleinkindern wird in der medizinischen Literatur einer Säuglingsernährung auf der Basis von Soja und Hülsenfrüchten sowie dem Verzehr von Fleisch zugeschrieben.[18] Fleisch enthält zwar von Natur aus keine pflanzlichen Östrogene, kann jedoch durch Hormongaben beim Vieh verunreinigt sein.[19] Bauern spritzen es ihrem Vieh, um den Ertrag zu steigern und mehr Umsatz zu erzielen, doch für den (kleinen) Menschen, der dieses Fleisch dann verzehrt, ist es schlecht. Daher sind in der europäischen Viehzucht Hormoninjektionen verboten – eine plötzliche Zunahme dieser Präparate sorgte Ende der siebziger Jahre für eine wahre Brustwachstumsepidemie unter anderem in Puerto Rico und Italien.[20,21] Es stellte sich heraus, dass Gläschenkost auf Basis von Rindfleisch extrem hohe Werte der berüchtigten (und inzwischen verbotenen) Substanz DES enthielt: ein östrogenartiger Stoff, der Tierfutter beigemischt wurde, um Fehlgeburten bei Kühen zu verhindern, und so ins menschliche System gelangte. Dank deutlicher und öffentlicher Warnungen von Ärzten und Wissenschaftlern wurde die Gesetzgebung daraufhin rasch verschärft.

Dennoch gehört die vorzeitige Brustentwicklung damit noch nicht der Vergangenheit an. In manchen Ländern, etwa der Türkei, Dänemark, Frankreich und Ungarn, beobachtet man immer häufiger, dass es zu Brustwachstum bei kleinen Kindern kommt.[22] Mehrere Wissenschaftler scheinen einen Zusammenhang zwischen Veränderungen im körperlichen Erscheinungsbild kleiner Kinder und unserem modernen Essverhalten zu sehen: weniger Brot und Kartoffeln, mehr vegetarische Eiweißbomben und allerlei Getreidesorten. Auch in den Niederlanden wurden in den zurückliegenden Jahren gut 30 Prozent mehr Hülsenfrüchte, vor allem Sojabohnen, als Fleischersatz konsumiert.[23] Anhänger des Sojas verweisen oft auf die hohe Lebenserwartung in Japan und anderen asiatischen Ländern; sie sehen darin den unumstößlichen Beweis dafür, dass der Verzehr von Soja nicht schaden kann. Was dabei aber häufig übersehen wird, ist die Dosierung: Pro Kilogramm Körpergewicht isst eine japanische Frau im Durchschnitt täglich substanziell weniger als eine Frau aus dem Westen. Außerdem wird Soja in asiatischen Ländern oft in fermentierter Form als Miso, Nattō oder Tempeh zu sich genommen, bei denen es sich, biochemisch gesehen, um andere Stoffe handelt. Unbemerkt verspeisen wir tagtäglich mitunter ziemlich viel Soja, weil es bearbeiteten Produkten zugesetzt wird. Man denke dabei an vegetarischen Fleischersatz, aber auch an den Abfall verarbeiteter Sojabohnen (Sojaschrot), der eine der wichtigsten Eiweißquellen für Schweine und Geflügel darstellt. Solange nicht klar ist, ob diese natürlichen Hormonstörer schädlich für unseren Nachwuchs sind,[24,25] ist also Aufmerksamkeit geboten.

Auf den ersten Blick scheint es überraschend, dass eine klare Schlussfolgerung fehlt, doch der Wissenschaftlerin Theodora Colborn zufolge hat dies damit zu tun, dass sich die Effekte hormonstörender Stoffe nur schwer untersuchen lassen (siehe S. 76). Denn es können Jahrzehnte zwischen dem Zeitpunkt, an dem der Körper einer Substanz ausgesetzt wird, und den (äußerlich sichtbaren)

Folgen liegen. Außerdem muss derjenige, der mit dem Stoff in Berührung gekommen ist, nicht immer Probleme damit bekommen.[26] Aber Tatsache bleibt: Weil sich das Hormonsystem in der Gebärmutter und in den ersten Lebensjahren noch entwickelt, laufen Babys und Kleinkinder ein hohes Risiko, wenn ihre Mutter oder sie selbst solchen Stoffen ausgesetzt werden.

DER EFFEKT VON CHEMIKALIEN AUF UNSERE HORMONE

Theodora Emily »Theo« Decker Colborn (1927–2014) gilt als *die* Pionierin des letzten Jahrhunderts auf dem Gebiet hormonstörender Stoffe. Sie wurde dabei stark von den Arbeiten von Rachel Carson inspiriert. Im Zuge der Forschungen zu ihrer Doktorarbeit hatte sie sich ein enormes Wissen sowohl in der Pharmazie, der Ökologie und der Zoologie als auch in der Toxikologie angeeignet. In den achtziger Jahren fielen ihr die Fortpflanzungs- und Entwicklungsprobleme bei verschiedenen Tierarten auf.[27] Colborn zeigte, dass diese Tiere hohen Konzentrationen an Phytohormonen und synthetischen Substanzen wie Pestiziden, Insektiziden, seifenartigen und Plastikstoffen wie PFAS ausgesetzt waren. Dadurch wuchs das Bewusstsein dafür, dass diese Stoffe tatsächlich in den Organismus lebender Wesen, also von Tieren und Menschen, eindringen können. Selbst niedrige Dosen Hormonstörer in unserer unmittelbaren Umwelt *und* in unserer Nahrung können auf lange Sicht zu sehr schweren körperlichen Störungen, wie etwa dem bereits erwähnten Effekt auf die Spermienqualität bei Männern, führen. Im Zusammenhang mit der längeren Lebenserwartung des Menschen sollten wir Colborns Berechnungen zufolge ab den siebziger Jahren eine Zunahme an Hormon- und (Auto-)

Immunkrankheiten beobachten können, was jüngste Studien auch tatsächlich zu bestätigen scheinen. Doch mehr dazu in Kapitel 7.

Dank der Arbeiten von Colborn und anderen Forschern stehen die möglichen Gefahren hormonstörender Stoffe aus der Umwelt inzwischen auf der Agenda wichtiger Institutionen wie der Weltgesundheitsorganisation und der Europäischen Union. Heute untersuchen Expertenteams die Langzeitfolgen für Mensch, Tier und Ökosystem.

Weichmacher und Pestizide

Neben pflanzlichen Hormonstörern gibt es auch chemische Stoffe, die das hormonelle Gleichgewicht beeinflussen. Von einigen umweltschädlichen Substanzen in Plastik und Kosmetikartikeln, Farben und Pestiziden ist inzwischen zweifelsfrei bewiesen, dass sie das hormonelle Gleichgewicht des Menschen stören.[28] Es geht um die berüchtigten Weichmacher, die beispielsweise dafür sorgen, dass Gummi und Plastik (man denke etwa an den Trinksauger auf einer Babyflasche) geschmeidig und biegsam sind.

Zu Beginn dieses Jahrhunderts warnten deutsche Forscher vor den ungesunden Folgen des Scoubidou-Hypes bei Kindern.[29] Diese Plastikkettchen enthielten außerordentlich viele Plastikweichmacher (Phthalate). Über die Atmung, die Haut oder den Mund (etwa das Lutschen an Plastikspielzeug) können diese Stoffe in unseren Körper gelangen. Und schon vor ein paar Jahrhunderten stellte der deutsche Arzt Paracelsus fest, dass nicht der Stoff selbst giftig ist, sondern er es erst wird, wenn der Körper eine bestimmte Menge davon aufnimmt. Häufig richtet solch ein Stoff nur in hoher Dosierung Schaden an, und Phthalate sind weniger stark als unsere körpereigenen Östrogene. Doch man darf sich nicht täuschen: Eine Ansammlung verschiedener Hormonstörer kann einen beträchtlichen Effekt haben. Und Weichmacher finden sich nicht nur in Plastik.

So ergab eine Untersuchung aus dem Jahr 2013 unter französischen Mädchen in einem französischen Industrierevier, die allerhand chemischen Substanzen ausgesetzt waren, dass ihr Östrogen-Niveau um ein Vielfaches höher war als bei Mädchen, die in einer anderen, gesünderen Umgebung lebten.[30] Die Mädchen aus dem Industriegebiet entwickelten schon in frühem Alter Brüste, die Forscher beschrieben sogar ein vier Monate altes Baby, dessen Brüste fast das Format einer erwachsenen Frau hatten. In der Scheune des elterlichen Bauernhofs lagerten so viele Pestizide (DDT), dass nicht nur die fünffache Menge Östrogen in seinem Körper gefunden wurde, die normal gewesen wäre, das Mädchen hatte auch bereits dreimal eine vaginale Blutung gehabt. Die Gesundheit der Eltern des Mädchens war ebenfalls betroffen: Sie klagten, dass ihre Libido stark abgenommen hätte.[31]

Vaginale Blutungen und Brustbildungen hören von selbst auf beziehungsweise entwickeln sich zurück, sobald die externen Substanzen wegfallen, doch es ist nichts über die Langzeitfolgen bekannt, wenn der Körper diesen Stoffen ausgesetzt war.[32] Es gibt Studien, die einen Effekt von (in Gläschenkost verarbeiteten) Sojaprodukten auf die Entwicklung des kindlichen Gehirns nahelegen.[33]

Wegen ihrer Empfindlichkeit sind Säuglinge unsere sprichwörtlichen Kanarienvögel im hormonellen Kohlebergwerk. Kleine Kinder sind empfänglicher für diese Art von Phänomenen, nicht nur weil sie die Neigung haben, ihre mit Plastik angefüllte Umwelt über den Mund zu erkunden, sondern auch weil ihre Leber und ihre Nieren, die das Ganze entgiften sollen, noch nicht voll entwickelt sind. Babys nehmen auch verhältnismäßig viel Flüssigkeit und feste Nahrung zu sich, was sie angreifbar macht. Und sie haben relativ mehr Fettmasse, eine beliebte Lagerstätte für die Hormonstörer. Die Stoffe werden nur langsam wieder aus dem Fettgewebe freigegeben, was die Expositionsdauer verlängert. Vor dem Hintergrund dessen, und vor allem wegen der unbekannten Langzeitfolgen,[34] scheint Wachsamkeit das Gebot der Stunde – man hüte sich vor schädlichem Plastik! –, bis die Forschung mehr Klarheit geschaffen hat.

Fruchtbarkeitsprobleme bei Jungen

Für die gesunde Entwicklung männlicher Säuglinge ist es ebenfalls wichtig, dass ihre Geschlechtshormone im Gleichgewicht sind. Defizite oder Überschüsse sowohl beim Testosteron als auch beim Östrogen haben, ebenso wie bei Mädchen, (weitreichende) Folgen. So laufen Jungen, deren Hoden noch nicht abgestiegen sind, ein höheres Risiko auf Fruchtbarkeitsprobleme. Während normalerweise ab etwa einem Monat vor der Geburt beide Testikel in den Hodensack abgestiegen sind, ist dies bei ungefähr einem von zwanzig Jungen zumindest bei einem Hoden nicht der Fall. Das nennt man Kryptorchismus, griechisch für »verborgene Testikel«.[35] Da sich die Hoden meist an vorhersehbaren Stellen im Bauch und in der Leiste verbergen, können sie bei einem solchen Hodenhochstand relativ leicht gefunden werden, sodass sich das Problem durch eine Operation beheben lässt. Dass dies so früh wie möglich geschieht, ist wichtig, weil die Zellen der Hoden besonders empfindlich auf Temperatur reagieren. Sie gedeihen am besten im kühleren Hodensack außerhalb des Körpers. Das ist nicht nur gut für die Qualität der Samenzellen, sondern auch, um ein ungebremstes Wachstum zu verhindern: In der wärmeren Bauchhöhle wird der Hoden überhitzt, wodurch sich das Risiko eines bösartigen Wachstums erhöht. Deshalb wird dieser medizinische Eingriff zu einem immer früheren Zeitpunkt vorgenommen, heutzutage manchmal schon im ersten Lebensjahr.

MENSCHEN ALS RARITÄTEN

Eine andere und sehr viel seltenere angeborene hormonelle Anomalie, die bei jungen Mädchen auftritt, ist ein Zuviel an körpereigenem Testosteron – eine übermäßige Hormonproduktion also, allerdings nicht weiblicher, sondern männlicher Hormone. Im 18., 19. und sogar noch im 20. Jahrhundert landeten diese Kinder wegen ihrer auffallenden äußerlichen Merkmale als Attraktionen auf Jahrmärkten und in Zirkussen, wo sie in populären Freakshows öffentlich zur Schau gestellt wurden. So erzählt der Film *The Greatest Showman* die romantisierte Geschichte P.T. Barnums, eines US-amerikanischen Zirkusbesitzers im 19. Jahrhundert, der einen Großteil seines Erfolgs Menschen mit ungewöhnlichen hormonellen Erkrankungen zu verdanken hatte. Eines der Kinder, das bereits im Alter von neun Monaten einen Teil des Barnum'schen Raritätenkabinetts bildete, war die Amerikanerin Annie Jones Elliot.[36] Sie kam mit einem auffallend haarigen Gesicht und behaartem Körper zur Welt, was ihr den Spitznamen »Das Esau-Kind« eintrug, ein biblischer Verweis auf den stark behaarten Sohn Isaaks und Rebekkas. Annie hatte schon mit ein paar Monaten einen deutlich sichtbaren Schnurrbart und mit fünf Jahren einen Vollbart. Möglicherweise litt sie am adrenogenitalen Syndrom (siehe auch die Geschichte über den ersten weiblichen Papst auf S. 45).

Andere weltberühmte Beispiele sind die Mexikanerin Julia Pastrana und Krao Farini aus Laos.[37;38] Ihre Künstlernamen – »Die Affenfrau« und »Das fehlende Glied« (zwischen Mensch und Affe) – verweisen auf das Vorhandensein übertrieben männlicher Merkmale. Die Ursache für ihre Symptome wurde erst Jahre später von der Wissenschaft entdeckt: Sie produzierten enorm viel Testosteron – häufig eine Folge schlecht funktionierender hormoneller Organe wie der Nebennieren oder Eierstöcke.

Trotz der Tatsache, dass das Wissen über diese Krankheiten zu- und das Mysterium um sie herum abnahm, sowie infolge einer wachsenden Kritik an dieser Form der Zurschaustellung gab es 2007 noch eine Fotoausstellung unter dem Titel *The L.A. Circus Congress of Freaks and Exotics*. Auch eine Reality-Show wie das britische *The House of Extraordinary People* faszinierte vor einigen Jahren viele Fernsehzuschauer. Doch heutzutage braucht es keinen Zirkus mehr. Tapfere Frauen mit Bart wie Harnaam Kaur, die ihre Gesichtsbehaarung Eierstöcken mit einer zu hohen Testosteronproduktion zu verdanken hat, generieren ihre Bekanntheit inzwischen über die sozialen Medien.[39]

Merkwürdigerweise sank durch solche Operationen die Wahrscheinlichkeit für spätere Fruchtbarkeitsprobleme kaum.[40] In den kleinen Jungenkörpern war also bereits etwas geschehen, bevor die frühe korrektive Operation vorgenommen wurde. Die verborgenen Hoden, die zu verminderter Fruchtbarkeit führten, waren offensichtlich die Folge eines tieferliegenden medizinischen Problems. Nach Jahren wissenschaftlicher Forschungsarbeit fand man schließlich eine Ursache: Eine erhöhte Exposition gegenüber weiblichen Hormonen im Bauch der Mutter hatte einen gegenteiligen Effekt auf die Menge an Testosteron.[41] Wenn es in der Schwangerschaft zu einem Mangel an männlichen Hormonen kommt, steigen die Hoden nur unzureichend ab. Testosteron sorgt nämlich dafür, dass die Hoden den Weg in den Hodensack finden.

Übrigens geht die Herkunft des Begriffs »Testikel« auf einen alten Brauch zurück. Zur Zeit der Römer wurde ein offizielles Versprechen beziehungsweise ein Eid, den Männer sich gegenseitig ablegten, durch den Griff an die Hoden des Gegenübers bekräftigt. Auch war es üblich, dass Männer, die als Zeugen auftreten mussten, dies mit der rechten Hand auf ihrem Hodensack taten, zum Zeichen, dass sie die Wahrheit sagten. Der medizinische Begriff »Testikel« als Bezeichnung für den Hoden ist von diesem Ritual abgeleitet: *testiculus* bedeutet auf Latein »kleiner Zeuge«.[42] Hatte man jedoch keine Hoden – was bei Männern vorkam, die eine (erzwungene) Kastration hinter sich hatten –, war es nicht möglich, vor Gericht als Zeuge auszusagen.

Auch das Alte Testament berichtet bereits über diesen Brauch. So heißt es im Buch Genesis, dass Abraham seinen Knecht Elieser bittet, seine Hand unter Abrahams Hüfte zu legen, wenn er einen Eid schwört. Ein anderes Beispiel ist sehr viel jüngeren Datums. Britische Agenten versuchten nämlich im Zweiten Weltkrieg, das vorhandene Wissen über Testosteron und Testikel zu nutzen, um Hitlers aggressiven Charakter zu dämpfen und ihn milder zu stimmen. Über den Führer war bekannt, dass er nur einen Hoden und daher vermutlich auch eine verminderte Testosteronproduktion hatte. In einem geheimen Sabotageplan besprachen die Agenten die Möglichkeit, die Mahlzeiten Hitlers mit Östrogen zu versetzen. Da man Östrogenpräparate weder riechen noch schmecken kann, würden sie von den Vorkostern nicht bemerkt werden. Aus irgendwelchen Gründen blieb es jedoch bei den Planungen, sodass die britische Hypothese nicht getestet werden konnte, doch auf der Grundlage des heutigen Kenntnisstands der Wissenschaft hätte das Experiment durchaus gelingen können.[43]

Wie kommt es dazu, dass männliche Babys zu viele weibliche Hormone erhalten? Ebenso wie bei ihren weiblichen Pendants, die Brüste entwickeln: durch einen Überschuss an östrogenen Signalen – beispielsweise, indem der Körper der schwangeren Mutter über die Nahrung zu viele Phytohormone aufnimmt. Doch auch weniger naheliegende Ursachen wie eine Diät oder Umweltfaktoren hinterlassen deutliche Spuren. So sind umweltschädliche Substanzen in Verbindung mit nicht absteigenden Hoden und einem niedrigeren Testosteronspiegel gebracht worden. Eine spanische Studie ergab etwa, dass es in Regionen, in denen mehr Pestizide eingesetzt wurden, häufiger nicht zu einem Hodenabstieg bei Jungen kam.[44] Setzte man anschließend trächtige Tiere dieser Art von Chemikalien aus, zeigte sich, dass die männlichen Nachkommen öfter einen Hodenhochstand hatten und in späterem Alter weniger fruchtbar waren.

Dasselbe gilt auch, so wie bei den Mädchen, für die Phthalate in gesundheitsschädlichem Plastik. Familien, die am dichtesten an einer Acrylfabrik in der ungarischen Grenzstadt Nyergesújfalu lebten, so zeigte sich in einer Untersuchung, hatten das höchste Risiko, Söhne mit Hodenhochstand zu bekommen. Den schwerwiegenden Effekt dieser Weichmacher im Plastik sieht man auch in experimentellen Tierstudien, in denen bei gut 84 Prozent der Tiere, die solchen Stoffen ausgesetzt waren, dieses Ergebnis zu beobachten war – gegenüber keinem einzigen Tier in der Kontrollgruppe.[45]

Eine Störung des hormonellen Gleichgewichts beim männlichen Fötus sabotiert also einen normalen Hodenabstieg in den Hodensack. Solch ein überhitzter Hoden ist anschließend nicht in der Lage, genügend Testosteron zu produzieren, und ändert seinen Kurs. Während die männlichen Hormone bei gesunden Jungen in der Minipubertät verrücktspielen, bleiben die Werte bei »kryptorchen« Jungen niedrig.[46]

Wie wichtig die Hodenzellen sind, ging aus einer Studie mit Labortieren hervor, bei denen gut abgestiegene Hoden aktiv in die Bauchhöhle verlagert wurden. Bereits nach sieben Wochen nahm nicht nur der Umfang der Hoden ab, sondern auch die Produktion von Testosteron.[47] Vor allem die Testosteron produzierenden Leydig-Zellen zeigten sich gegenüber Veränderungen in Umgebung und Temperatur schlecht gefeit[48] – eine unerwünschte Entwicklung mit einem Langzeiteffekt. Testosteron sorgt nämlich nicht nur dafür, dass die Hoden im Hodensack landen, es spielt in dieser Phase auch eine entscheidende Rolle bei der Anlage der späteren Spermazellen.

Ein Mangel an Testosteron in den ersten Lebensmonaten verringert die Fortpflanzungschancen also erheblich. Wissenschaftler raten deshalb aktuell dazu, bereits bei der korrektiven Operation über ein Bioptat zu prüfen, inwieweit diese wichtigen Stammzellen vorhanden sind. Sind zu wenige davon angelegt, ist noch nichts verloren! In dem Fall lassen sich die körpereigenen Werte mit hormoneller Medikation ergänzen, wonach das wundersame Fortpflanzungssystem oft doch noch seinen Weg zur Fruchtbarkeit findet.[49]

Hormone machen den Jungen und das Mädchen

Die nachgeahmte Minipubertät mithilfe zusätzlicher männlicher Hormone erzielt also gute Ergebnisse bei Jungen mit Hodenhochstand. Auch Jungen, die aufgrund anderer Ursachen zu wenig männliche Hormone erzeugen, wird in dieser frühen Phase zusätzliches Testosteron verabreicht. Und das mit Erfolg: Nicht nur steigen ihre Chancen auf Fruchtbarkeit, sondern auch der Umfang ihres Geschlechtsteils nimmt zu. Denn das ist bei diesen Jungen oft unterentwickelt und gelegentlich sogar kaum erkennbar.[50] Den aufmerksamen Eltern bietet sich hier vielleicht ein Aha-Erlebnis, denn auch bei gesunden Söhnen mit einem natürlichen Anstieg des Testosterons ist in den ersten sechs Monaten manchmal ein kurzzeitiges Wachstum des Penis zu beobachten.[51]

Doch auch wenn sich die Geschlechtsorgane nach dem Lehrbuch entwickelt haben, kann ein Mangel an Testosteron dazu führen, dass die äußeren Geschlechtsteile zu schrumpfen beginnen. Die Hoden bewegen sich dann langsam wieder in Richtung der Bauchhöhle, der Hodensack wird zur Hautfalte und der Penis schrumpft, anstatt zu wachsen. Eine Behandlung mit Testosteron sorgt für Besserung, sodass alles wieder »normal« aussieht und funktioniert.

Bei manchen Kindern kann solch eine frühzeitige Intervention eine sexuelle Identitätskrise im späteren Leben verhindern. So wissen wir nun, dass kleine Jungen mit einem sogenannten Mikropenis – kürzer als 1,9 Zentimeter in den ersten Lebensmonaten – gelegentlich das ihnen zugewiesene Geschlecht wechseln.[52] Ein als Junge geborenes Baby kann dadurch plötzlich zum Mädchen werden. Eltern und medizinisches Personal müssen manchmal innerhalb von vierundzwanzig Stunden nach der Diagnose die rigorose Entscheidung treffen, den Mikropenis entfernen zu lassen.

Eine Studie in einer Gruppe solcher Kinder im Alter zwischen fünf und sechzehn Jahren ergab, dass sich die meisten von ihnen, trotz ihrer Erziehung als Mädchen, später als Mann identifizierten.[53] Dass diese Kinder vor ihrer Geburt männlichen Hormonen ausgesetzt waren, scheint der ausschlaggebende Faktor gewesen zu sein, weshalb sie sich als Mann fühlten[54] und Interessen pflegten, die oft als typisch männlich gelten (mehr dazu in Kapitel 4)[55] – unabhängig also vom zugesprochenen Geschlecht, mit dem die Kinder beim Standesamt anfänglich gemeldet worden waren.

Nicht abgestiegene Hoden können in besonderen Fällen auch bei Frauen zu großen Problemen führen. Ein bekanntes Beispiel ist die niederländische Spitzensportlerin Foekje Dillema, die Anfang der fünfziger Jahre womöglich deshalb so gute Leistungen auf der Leichtathletikbahn erbrachte – vor allem im Sprint –, weil sie mit mehr Testosteron als üblicherweise bei Frauen ein anderes hormonelles Gleichgewicht hatte.[56] Das führte zu erheblicher Aufregung und warf Fragen über ihr tatsächliches Geschlecht auf. Da Dillema es ablehnte, sich einer Geschlechtsüberprüfung zu unterziehen, wurde sie schließlich vom niederländischen Athletikbund KNAU auf Lebenszeit gesperrt – weil sie »kein Mädchen« sei. Resigniert verzichtete Foekje Dillema darauf, Protest einzulegen, und lief für den Rest ihres Lebens kein Wettrennen mehr. Auch wurde ihr der persönliche Rekord auf der 200-Meter-Strecke wieder aberkannt. Sie lebte zurückgezogen in Friesland und starb 2007.[57] Später zeigte eine DNA-Untersuchung, dass sie biologisch gesehen sowohl eine Frau als auch ein Mann war (auch als genetisches Mosaik bezeichnet), wodurch sie kleine, nicht abgestiegene Hoden in ihrer Bauchhöhle gehabt haben soll.[58,59]

Jungen versus Mädchen: (Spiel-)Verhalten

Bis hier ging es vor allem um körperliche Aspekte eines gestörten hormonellen Gleichgewichts in den ersten Jahren. Doch Hormone haben auch großen Einfluss auf unser Verhalten, und zwar in allen Lebensphasen. Man denke nur an das veränderte Verhalten bei einem durchschnittlichen Pubertierenden. Auch werden die meisten Frauen bestätigen, dass ihr Verhalten durch ihren Zyklus beeinflusst wird. Es ist also nicht so unsinnig, sich vorzustellen, dass auch der Hormonsturm während der Minipubertät modellierende Effekte auf das Gehirn des Kleinkinds haben kann, insbesondere weil die Minipubertät in voller Blüte während einer Phase gravierender Entwicklungen des Gehirns auftritt.[60] Während man im Deutschen vom »Trotzalter« spricht, zitieren niederländische Eltern während der Minipubertät gerne den Satz: *»Ik ben twee en ik zeg nee«* (»Ich bin zwei und ich sag nein«). Aber abgesehen von Trotzköpfigkeit scheint stereotypes Verhalten – Mädchen spielen mit Puppen, und Jungen spielen mit Autos – auch auf Sexualhormone und die Minipubertät zurückzuführen zu sein.

Oben hatte ich bereits erwähnt, dass die Minipubertät bei Jungen physisch anders verläuft als bei Mädchen. Aber auch auf sozialer Ebene sieht man deutliche Unterschiede. Ein Beispiel für ein solches »gendertypisches Verhalten« ist etwa, dass Jungen und Mädchen auf eine andere Weise spielen. Dieser Zusammenhang zwischen dem Geschlecht und einer natürlichen Vorliebe für bestimmte Aktivitäten ist sogar noch deutlicher.[61] Zweifellos wird ein Großteil in unserem Gehirn vorprogrammiert sein, wie Dick Swaab in seinem Buch *Wir sind unser Gehirn* erklärt,[62] aber Hormone können durchaus eine Steuerungsfunktion haben, wenn es darum geht, wie sich das Gehirn während der Schwangerschaft und nach der Geburt entwickelt.

So ist bekannt, dass kleine Mädchen im Allgemeinen lieber mit Puppen und Spielzeugküchen spielen, während Jungen von Natur aus eher an Flugzeugen und Bausätzen interessiert sind. Natürlich hängt eine solche Vorliebe auch vom Umfeld und dem Angebot an Spielzeug ab, aber körperlich scheint die Blaupause doch zum Teil bereits durch unsere Hormone angelegt worden zu sein. So tendieren Mädchen mit mehr männlichen Hormonen deutlicher zu Spielzeugautos, und das trotz begeisterter Ermunterungen ihrer Eltern, doch mit »typischem Mädchenspielzeug« zu spielen.[63] Wie und womit Kleinkinder spielen, hat nicht nur mit ihrer Hormonproduktion im Moment selbst zu tun, sondern kann sogar noch durch hormonelle Schwankungen beeinflusst werden, denen sie als Neugeborene unterworfen waren. Eine finnische Studie konnte zum Beispiel zeigen, dass vierzehn Monate alte Jungen mit einem höheren Testosteronspiegel während der Minipubertät signifikant weniger Interesse an Puppen zeigten, wohingegen ein größerer Vorrat an männlichem Hormon bei den Mädchen nachweislich öfter zu einer Faszination für Spielzeugzüge führte.[64]

Englische Forscher nahmen das Peniswachstum in den ersten drei Monaten nach der Geburt als Indikator für eine frühe Exposition der Jungen gegenüber Testosteron und stellten einen Zusammenhang zu mehr »jungenhaftem Verhalten« im Kleinkindalter, wie etwa Raufen und Klettern, fest.[65] Auch hier spielt wieder das

Timing des Hormonanstiegs eine auffallende Rolle: Es ließ sich nämlich kein Zusammenhang zwischen dem Wachstum der Geschlechtsorgane *nach* den ersten drei Lebensmonaten und typischen Jungeninteressen in späteren Jahren entdecken.[66] Sexualhormone haben also vermutlich nur in den ersten Lebensmonaten einen Effekt auf Verhalten und Gehirn.

Neben dem Spielverhalten scheint auch die Neugier kleiner Kinder auf ihre Umgebung aus hormonellen Schwankungen in der Minipubertät zu resultieren. Das bereits in Kapitel 1 erwähnte Anti-Müller-Hormon (AMH), das schon in einem frühen Stadium von den Hoden produziert wird, um dafür zu sorgen, dass der männliche Fötus keine weiblichen Geschlechtsorgane entwickelt, regt zugleich die Neugier auf neue Umgebungen an. Eine Studie an Makaken hat ergeben, dass männliche Junge mit mehr AMH im Blut häufiger auf Entdeckungsreise (außerhalb des sicheren Umfelds ihrer Mütter) gehen als ihre Brüder mit niedrigeren Konzentrationen dieses Hormons im Blut oder ihre Schwestern, die ohnehin über weniger AMH verfügen.[67] Das ist biologisch gut zu erklären: In der Tierwelt müssen männliche Tiere oft ihr Nest verlassen, um eine eigene Familie zu gründen. Weibliche Tiere haben dagegen eine andere Überlebensstrategie und investieren daher mehr in die Interaktion mit Artgenossen.[68] Die Tendenz, dass – in der Menschenwelt – Jungen mit ihren Freunden durch die Gegend streifen und Mädchen im Zimmer mit ihren Freundinnen plaudern, könnte deshalb ohne Weiteres eine hormonelle Basis haben.

Autismus und Intelligenzquotient

Wissen über die Minipubertät kann aber noch mehr als nur diese unschuldigen Vorlieben erklären, es könnte uns auch dabei helfen, bestimmte, häufiger bei Jungen als bei Mädchen auftretende Krankheiten, wie zum Beispiel Autismus, besser zu verstehen. Autismus geht mit mangelnden sozialen Fähigkeiten und Kommunikationsstörungen einher – alles vermutete Merkmale einer übermäßigen Vermännlichung des Gehirns.[69]

Es gibt tatsächlich einen Zusammenhang zwischen ungewöhnlich hohen Testosteronkonzentrationen während der Minipubertät und den Auswertungsergebnissen von Autismus-Screening-Fragebogen. Eine Studie aus Neuseeland deutet auf einen Zusammenhang zwischen der Höhe der AMH-Werte (sowie Inhibin B, das die Produktion von Spermazellen bremst) und der Anzahl autistischer Ausprägungen bei Jungen hin.[70] Untersuchungen zu den Korrelationen zwischen der Minipubertät und spezifischen Erkrankungen stecken jedoch noch in den Kinderschuhen. Wegen des komplexen Zusammenspiels von Timing und Hormonniveau wird es daher wohl noch eine Weile dauern, bis sich Hypothesen empirisch erhärten lassen. Aber dass der frühe sexualhormonelle Zirkus Einfluss auf den jungen menschlichen Körper hat, steht außer Frage.

Selbst die Höhe des Intelligenzquotienten scheint mit der Minipubertät verbunden zu sein. Das geht aus Langzeitstudien bei Jungen mit in der Bauchhöhle verborgenen Hoden hervor.[71] Solch ein früher Mangel an Testosteron führt dazu, dass Gene, die eine Rolle beim Gedächtnis und anderen kognitiven Funktionen spielen, ihre Arbeit weniger gut leisten können.[72] Das würde (unter anderem) erklären, weshalb Jungen, bei denen die Minipubertät ausbleibt, weil es nicht zum Hodenabstieg gekommen ist, in der Schule häufig schlechtere Leistungen erbringen. Und so würden dann frühe Östrogene die Basis für Sprachbegabung und Kommunikationsfähigkeiten bilden beziehungsweise Androgene für räumliches Vorstellungsvermögen.[73,74]

Minipubertät bietet große Chancen

Angesichts ihres starken Einflusses ist es eigentlich verwunderlich, dass die Minipubertät bislang derart unterbelichtet geblieben ist. Sucht man in der wissenschaftlichen Literatur unter dem Stichwort »Pubertät«, geht es in noch nicht einmal 3 Prozent aller Aufsätze um die Phase in unseren ersten Lebensmonaten und -jahren, in denen die Sexualhormone einen starken Anstieg verzeichnen. Zu Unrecht, denn es gibt auf diesem Gebiet noch sehr viel zu untersuchen und zu gewinnen. Eine gute Balance im hormonellen Kräftespiel in diesem frühen Lebensabschnitt könnte womöglich einen größeren Einfluss auf unsere körperliche und geistige Entwicklung haben als in der »echten« Pubertät, wenn nicht nur die Geschlechtsorgane, sondern auch das Gehirn bereits voll ausgebildet sind.

Die Entdeckung der Existenz der Minipubertät hat ebenfalls neue Türen zum Aufspüren schwerer Krankheiten in sehr frühem Alter aufgestoßen. Ein Mangel an Geschlechtshormonen bei einem Neugeborenen kann zum Beispiel Teil eines allgemeinen Problems in der Hypophyse sein. In der Vergangenheit blieb es gelegentlich unbemerkt, wenn sie mangelhaft funktionierte, und die Folge waren dann unterschiedlichste Beschwerden – mit manchmal sogar tödlichem Ausgang. Würden Ärzte die Zeichen einer ausbleibenden Minipubertät besser erkennen, könnten sie eine suboptimal arbeitende Hypophyse auch rascher aufspüren und behandeln, um das Risiko, zu erkranken oder gar zu sterben, zu senken.

Neben der selbstverständlichen Bedeutung für die Gesundheit von Babys und Kleinkindern könnte mehr Wissen über die Minipubertät auch zu besseren Behandlungen von Krankheiten bei Erwachsenen beitragen. Man denke nur an die rätselhaften anhaltenden Fruchtbarkeitsprobleme nach einer chirurgischen Behandlung von Jungen mit Hodenhochstand. Von manchen (gefährlichen) hormonellen Erkrankungen bei älteren Menschen, bedingt durch eine Überproduktion an Hormonen, gibt es beispielsweise auch eine neonatale, also das Neugeborene betreffende Variante. Mehr Einsicht in die Unterschiede zwischen der Baby- und der Seniorenversion könnte neue Behandlungsansätze ermöglichen. Kurzum, es besteht die Aussicht auf wichtige medizinische Erkenntnisse, wenn wir der Minipubertät in Zukunft wissenschaftlich mehr Beachtung schenken.

Und was können wir als Eltern kleiner Kindern tun, bis es so weit ist? Störungen im Hormonhaushalt von Kleinkindern scheinen so viele Aspekte des Erwachsenenlebens zu beeinflussen, dass es sinnvoll wäre, auf jeden Fall auf die Ernährung und die Umwelt zu achten. Passen Sie auf, dass Sie Ihrer Tochter als Säugling oder Kleinkind nicht allzu viele pflanzliche Östrogene auftischen und dass sie nicht zu oft an gesundheitsschädlichem Plastik herumnuckelt. Und wenn die Hoden Ihres Sohns nicht abgestiegen sind, lassen Sie ihn so bald wie möglich nach der Geburt operieren.

In den Jahren nach der Minipubertät scheint es hormonell ruhiger zu werden. Wir wissen noch zu wenig darüber, es lässt sich daher auch nicht viel über Hormonschwankungen und die Effekte von Hormonstörern in der »windstillen« Phase von vier bis zehn Jahren sagen, bevor die echte Pubertät anbricht.

3.

Wachstumsschmerzen und Schmetterlinge im Bauch –

DIE PUBERTÄT

An einem sonnigen Nachmittag betritt Amy mein Zimmer in der Poliklinik der Amsterdamer Universitätsklinik. Sie ist zweiunddreißig Jahre alt und mit ihren 1,90 Metern ziemlich groß für eine Frau. Amy ist von ihrem Ehemann hergeschickt worden, der Veränderungen in ihrem Gesicht bemerkt hat. In den zurückliegenden Jahren sind die Nase und die Ohren deutlich größer geworden, und sie hat ein ausgeprägteres Kinn bekommen. Amy erzählt, dass auch ihre Füße gewachsen seien und dass sie Probleme mit dem Sprechen habe, so als habe sich ihre Zunge vergrößert. Doch jetzt ist sie wirklich beunruhigt: Ihre Regel bleibt aus, und sie stößt öfter gegen Dinge, so als würde sie mit ihrem rechten Auge nicht alles in ihrer Umgebung wahrnehmen. Auch auf der Arbeit hat sie Probleme: Sie ist häufig so müde, dass sie es fast nicht mehr schafft, einen ganzen Arbeitstag durchzustehen.

Bei mir als Endokrinologen lassen solche Symptome alle Alarmglocken schrillen. Eine eingehende Untersuchung und ein Gehirnscan bestätigen meine Vermutung: Amy hat einen Tumor an ihrer Hypophyse, die dadurch zu viel Wachstumshormon produziert. Die Schwellung ist so groß, dass sie gegen die Hypophyse drückt, die an der Fortpflanzung und am Energiehaushalt beteiligt ist. Daher rühren auch Amys Ausfallerscheinungen. Es ist ein deutliches Beispiel dafür, wie schädlich sich eine Überproduktion von Hormonen auf den gesamten Körper auswirken kann.

Letztendlich nimmt es mit Amy ein gutes Ende: Eine Operation an der Hypophyse führt dazu, dass ihr Wachstumshormon wieder auf ein normales Niveau sinkt. Auch ihre Menstruation kommt wieder in Gang, und kürzlich hat sie einen gesunden Jungen zur Welt gebracht.

Amys Krankheit klingt nicht wie der logische Beginn eines Kapitels über die Pubertät. Dennoch ist ihr Fall aufschlussreich. Der Tumor setzte in ihrem Körper nämlich eine Reihe von Prozessen in Gang, die sich auch in der Pubertät vollziehen, dann allerdings auf eine natürliche und somit gesunde Weise. Unter dem Einfluss von Wachstumshormonen werden Pubertierende größer, durch die Flut an Fortpflanzungshormonen entwickeln sie sich sexuell und verhalten sich impulsiver.

»Pubertät ist wie eine zweite Geburt, wobei die höheren und verfeinerten Funktionen menschlichen Verhaltens allmählich der Welt gezeigt werden«, sagte schon der US-amerikanische Evolutionspsychologe Granville Stanley Hall (1844–1924).[1] Während dieser Phase steht das *adolescere* (lateinisch für »wachsen«) im Vordergrund, von daher der Begriff »Adoleszenz«. Doch für die Entwicklung vom Kind zu einem sich selbst versorgenden Erwachsenen braucht es mehr als Längenwachstum. In der Pubertät wird ein Kind zudem fruchtbar und ändert sein Verhalten. Fortpflanzungshormone und Pheromone spielen wahrscheinlich unbewusst eine sehr viel größere Rolle in unserer Fortpflanzung, als wir bisher dachten. Aber schauen wir erst einmal, wie die Fruchtbarkeit zustande kommt.

Beginn der sexuellen Entwicklung

Im Schnitt beginnt die Pubertät im Alter zwischen acht und vierzehn Jahren, doch das war nicht immer so. Der Fruchtbarkeitsprozess scheint zunehmend früher einzusetzen.[2] So veröffentlichte die Kinderärztin Marcia Herman-Giddens in den achtziger Jahren schockierende Forschungsergebnisse, wonach sich sowohl bei Mädchen als auch bei Jungen die ersten Anzeichen eines sich entwickelnden Fortpflanzungssystems zunehmend früher zeigen.[3,4] Es ist kaum vorstellbar, aber um 1860 herum lag das mittlere Alter, in dem ein Mädchen zu menstruieren begann (als Ausgangspunkt der Pubertät), noch bei 16,6 Jahren. Studien aus dem 17. und 18. Jahrhundert belegen sogar, dass es seinerzeit vollkommen normal war, wenn man erst mit zwanzig seine erste Periode bekam.[5] Herman-Giddens war nicht die Erste, die eine zeitliche Verschiebung beim fruchtbaren Alter bemerkte und die Ursachen dafür unserer veränderten Ernährungsweise, der Umweltverschmutzung, Chemikalien und nicht zuletzt einem wachsenden sozialen Stress zuschrieb. Welche Faktoren haben nun wirklich Einfluss auf den Beginn der Pubertät? Darüber zerbricht man sich bereits seit Jahrhunderten den Kopf.

Der griechische Philosoph Aristoteles, der im 4. Jahrhundert v. Chr. lebte, tippte in einem seiner wichtigsten Texte, *De partibus animalium* über die Fortpflanzung bei Tieren, bereits darauf, dass das Timing der Fruchtbarkeit auch bei Menschen zu beeinflussen sei.[6] Im Gegensatz zu heute wurde ein *verspätetes* Erwachsenwerden nämlich lange Zeit als ein Problem betrachtet. Um das Erwachsenwerden von Frauen zu beschleunigen, sollten sie sich mit männlichen Artgenossen unterhalten, sie küssen oder mit ihnen sexuell aktiv werden. Der englische Philosoph und Naturwissenschaftler Francis Bacon behauptete vor fast vier Jahrhunderten, dass solch ein beschleunigtes Erwachsenwerden einer »inneren Hitze«, einer

Frühreife infolge einer warmen Umgebungstemperatur, zu verdanken sei. Sein Beweis? Mädchen in Spanien und der Türkei bekämen ihre Regel früher als Mädchen in den Niederlanden oder in Schweden. Er erhielt Beifall von dem Arzt Georg Friedrich Rall, dem im 17. Jahrhundert auffiel, dass Prostituierte früher als andere Frauen zu menstruieren begannen, da sie, wie er glaubte, mit Männern in der Nähe über ein »wärmeres Temperament« verfügten.[7]

Ob die Körpertemperatur tatsächlich den Beginn der Pubertät beschleunigt, ist vorerst nur eine Theorie. Allerdings weiß man, dass unsere durchschnittliche Körpertemperatur in den zurückliegenden Jahrhunderten um ungefähr ein halbes Grad abgenommen hat.[8] Aber auch schwere körperliche Arbeit führt dazu, dass die erste Menstruation später stattfindet. Frauen im 17., 18. und 19. Jahrhundert, die schwere körperliche Arbeiten verrichteten und ein geringeres Körpergewicht hatten, begannen auffallend häufig später als ihre gut genährten Altersgenossinnen aus den besseren Kreisen zu menstruieren.[9]

Im 18. Jahrhundert behauptete der französische Philosoph und Schriftsteller Jean-Jacques Rousseau, dass ein direkter Kontakt mit dem anderen Geschlecht nicht nötig sei, auch romantische Literatur oder Musik könne die Menstruation beschleunigen. In der Viehzucht hätte man ihm zugestimmt: Sowohl bei Schafen als auch bei Schweinen wird nämlich regelmäßig ein männlicher Artgenosse der Gruppe weiblicher Tiere hinzugefügt, um ihre Fruchtbarkeit anzuregen. Physischer Kontakt ist dabei überflüssig, denn die Pheromone verrichten ihr Werk über die Luft, wie wir oben bereits erfahren haben.[10]

Pheromone waren auch das Thema des Forschungsprojekts der US-amerikanischen Psychologin Martha McClintock aus dem Jahr 1971. Sie stieß auf das Phänomen der »menstruellen Synchronisation«, bei dem sich die Menstruation von Frauen, die eng miteinander zusammenleben, unter dem Einfluss von Pheromonen aufeinander einspielt.[11] Trotz einer Sturzflut an Kritik, was die Interpretation der Ergebnisse betraf, standen Pheromone plötzlich im Scheinwerferlicht der Boulevardpresse. Weitere Untersuchungen ergaben, dass geruchlose Flüssigkeit aus den Achselhöhlen von Frauen in der fruchtbaren Phase ihres Zyklus durchaus Einfluss auf die Hormonwerte willkürlicher anderer Frauen hatte.[12,13] Dass Frauen aus ein und demselben Haushalt oft zeitgleich ihre Periode bekamen, ist zwar wissenschaftlich gewiss nicht hundertprozentig bewiesen – aber den Leserinnen unter Ihnen wird das Phänomen vielleicht bekannt vorkommen.

Neben den Pheromonen und der Umgebungstemperatur hat auch die Gesundheit Einfluss auf den Beginn der Pubertät. In früheren Zeiten, als so gut wie jede Generation einen Krieg miterlebte und es noch keinen Supermarkt in fußläufiger Entfernung gab, der Lebensmittel im Überfluss bereithielt, bedeutete die Tatsache, dass der Mensch in der Lage war, sich fortzupflanzen, dass er genug zu essen hatte (denken Sie auch an die Affen in Kapitel 1).

BACH UND DIE IMMER FRÜHERE PUBERTÄT BEI JUNGEN

Über das Anfangsalter, in dem Mädchen zum ersten Mal menstruieren und ihr hormonelles Erwachsenwerden beginnt, ist viel geschrieben worden. Aber wie sieht es mit diesem Wendepunkt bei Jungen aus? Jahrelang hielt sich dieses Wissen gut verborgen, bis es der Medizinhistoriker S. F. Daw von der University of Oxford in den sechziger Jahren des vorigen Jahrhunderts an einer unerwarteten Stelle fand: bei Schülern Johann Sebastian Bachs.[14] Der berühmte deutsche Barockkomponist arbeitete zwischen 1723 und 1750, also bis zu seinem Tod, als Thomaskantor in Leipzig und hatte dort eine Reihe von Jungenchören unter seiner Obhut. Das Internat nahm die musikalische Tätigkeit seiner Schüler sehr ernst und notierte exakt, welche von ihnen die hohen und welche die tiefen Lagen sangen. Daw entdeckte, dass diese Einteilung vom Stimmbruch bei den Schülern abhing: Sopranstimmen waren noch nicht so weit, während sich Altstimmen in einer Übergangsphase befanden und Tenöre und Bässe den Stimmbruch bereits hinter sich hatten.

Der Stimmbruch kann zwar nicht als Anfang der Pubertät gelten, liefert aber einen Hinweis auf das durchschnittliche Alter, in dem diese Phase beginnt: mit sechzehneinhalb bis siebzehn Jahren. Als Daw 1970 seinen Aufsatz veröffentlichte, kamen englische Jungen im Alter von 13,3 Jahren in den Stimmbruch – im 18. Jahrhundert hatte dieser Zeitpunkt noch bei achtzehn Jahren gelegen –, und die Pubertät begann noch früher. Das könnte darauf hindeuten, dass Jungen, ebenso wie Mädchen, ebenfalls immer früher in die Pubertät kommen.

Und so gibt es eine ganze Reihe von Faktoren, die unser komplexes hormonelles System beeinflussen und dazu führen, dass sich nur schwer feststellen lässt, welche Rolle sie bei einer vorzeitigen Pubertät genau spielen.

Tobende Hormone und dumme Sachen anstellen

In der Pubertät verändert sich nicht nur der Körper, sondern auch das Verhalten. Der Amsterdamer Neuropsychologe Jelle Jolles bietet Eltern mit seinem Buch *Het tienerbrein* (»Das Teenagergehirn«) Hilfe im Umgang mit ihren pubertierenden Kindern.[15] Er plädiert darin stark dafür, Voraussetzungen für ein persönliches Wachstum zu schaffen, das es Pubertierenden erlaubt, Erfahrungen innerhalb definierter Grenzen zu sammeln. Seien Sie als Eltern also keine Schiedsrichter, so sein Rat, sondern Trainer, die Feedback geben und inspirieren. Und bleiben Sie stets im Gespräch mit den Kindern, auch wenn es sich für Eltern gelegentlich wie eine Einbahnstraße anfühlt.

Nicht umsonst ist die Pubertät vor allem wegen des typischen Verhaltens der jungen Erwachsenen bekannt: Die Pubertätsjahre gehen nämlich mit einer Bombe voller Sexualhormone einher, wobei vor allem Testosteron und Östrogen durch die pubertierenden Körper rasen. Pickel, ein veränderter Körpergeruch (Schweiß!), plötzlicher Bartwuchs, emotionale Labilität und nicht so recht wissen, was man von seinen aus den Nähten platzenden Gliedmaßen halten soll (vom ersten nächtlichen Samenerguss ganz zu schweigen) – wer kennt das nicht? Die tobenden Hormone machen die Pubertät nicht gerade zu einem einfachen Lebensabschnitt, aber wie alle natürlichen Prozesse haben auch diese Aufs und Abs eine wichtige Funktion für die Entwicklung des Gehirns und den Rest des Körpers.

Die Pubertät ist die Phase, in der man sexuell »reift«. Östrogene regen im Mädchenkörper die Brustentwicklung und die Menstruation an, während das Testosteron bei Jungen den Bartwuchs sowie die Produktion von Samenzellen und Muskelmasse in Gang setzt. Mutter Natur sieht im Gebären und in der Aufzucht von Kindern noch immer eine der vornehmlichsten Aufgaben unseres Aufenthalts hier auf Erden. Es ist also essenziell, dass man als Mensch sowohl körperlich als auch geistig darauf vorbereitet wird, verantwortlichere Aufgaben zu übernehmen. Da sich nicht alle Hirnregionen gleichermaßen schnell entwickeln können, gerät man während der Pubertät aus der Balance: Die Aktivitäten des emotionalen »Belohnungszentrums« (limbisches System) und der rationalen »Planungszentren« (präfrontaler Cortex) befinden sich nicht im Gleichgewicht. Kurz gesagt, der Verstand ist weniger aktiv als die Emotion. Je größer der Unterschied zwischen den beiden, desto impulsiver und riskanter ist das Verhalten des Pubertierenden.

Für Forscher weltweit ist Impulsivität ein interessantes Phänomen. In der Dokumentation *Braintime* (2016) stellt sich die niederländische Entwicklungspsychologin Eveline Crone laut die Frage, wie es zusammenpasst, dass ein Gehirn, das sich gerade entwickelt, gleichzeitig »dumme Sachen« macht.[16] Nun ist es nicht so, dass nur Pubertierende auf kurzfristiges Vergnügen und unlogische Entscheidungen abonniert sind, aber die Pubertät ist schon die Phase, in der Suchtprobleme entstehen können.

Auch hier scheinen Hormone die Finger im Spiel zu haben. Denn durch mehr Testosteron im Blut (sowohl bei Jungen wie auch bei Mädchen) wird das ohnehin bereits aktive Belohnungszentrum noch zusätzlich stimuliert. Außerdem sorgt Testosteron für eine schlechtere Verbindung zwischen der Epiphyse, die daran beteiligt ist, Gefahren zu erkennen, und dem Hirnareal, das die Urteilsbildung unterstützt.[17] Eine US-amerikanische Studie ergab beispielsweise, dass heranwachsende Mädchen (zehn bis vierzehn Jahre) größere finanzielle Risiken eingingen, je höher die Testosteronwerte in ihrem Blut waren.[18] In einer anderen Studie wurde erwachsenen Männern zusätzlich Testosteron verabreicht, und es zeigte sich, dass sie – häufiger als in der Kontrollgruppe – schneller unfundierte Entscheidungen trafen statt wohldurchdachte.[19]

Die Neigung, Risiken einzugehen, das Experimentieren mit Alkohol und Drogen sowie anderes »sozial unerwünschtes« Verhalten bei Pubertierenden hat ihre Ursache teilweise in diesem Anstieg des Testosterons. Testosteron hat einen enormen Effekt – Untersuchungen zeigen, dass Testosteron schon in der Schwangerschaft weitreichende Folgen hat: Je höher der Testosteronspiegel als Fötus, desto stärker ist die Neigung, im späteren Leben (finanzielle) Risiken einzugehen.[20]

Es ist sehr wichtig, pubertäres Verhalten als einen natürlichen Prozess zu betrachten und darauf nicht mit Strafe oder Kritik zu reagieren. Neben biologischen Faktoren und der Erziehung hat auch das Umfeld – die Kultur, in der ein Kind aufwächst – Einfluss auf das Verhalten von Pubertierenden. Denn nicht alle Pubertierenden der Welt machen gleichzeitig dieselben Veränderungen durch. So erforschte die US-amerikanische Ethnologin Margaret Mead das Verhalten von Jugendlichen auf Samoa, einer Insel in Polynesien. Sie stellte fest, dass sich Pubertierende in dieser Kultur anders verhalten und das oben skizzierte stereotype Verhalten nicht universell ist und vielleicht eher von *nurture*, Erziehung, als von *nature*, der Natur, bestimmt wird.[21]

Vielleicht relativiert es sich ein wenig, wenn man sich klarmacht, dass impulsives Verhalten nicht nur ein Produkt der heutigen Zeit ist. »Ein dreizehnjähriger Junge betrügt jetzt mehr und betreibt mehr üble Praktiken als zehn aufgeschossene Kerle zur Zeit unserer Eltern. Für Mädchen gilt genau dasselbe. Was könnte die Ursache dafür sein? Die Kinder sind heutzutage frühzeitig reif«, stellte der französische Dichter Nicolas Bourbon zu Beginn des 16. Jahrhunderts fest.[22] Zunehmendes »Problemverhalten« scheint es offenbar zu allen Zeiten gegeben zu haben.

Es ist auch die Frage, ob das impulsive und auf unmittelbare Belohnung zielende pubertäre Verhalten tatsächlich so unerwünscht ist. Kurzfristig gesehen vielleicht schon, doch auf lange Sicht erweisen sich gerade ungezogene Pubertierende in ihrem späteren Leben als sehr hilfsbereit und ziehen mehr Befriedigung aus der Zusammenarbeit mit anderen. Vielleicht kann sich sozial erwünschtes Verhalten ja eher in einem Gehirn entwickeln, das pubertieren und Grenzen ausloten darf. Schauen Sie mal durch eine solche Brille auf ein unbequemes und störrisches Kind. Vielleicht übt es sich gerade in emotionaler Intelligenz.[23]

DER MARSHMALLOW-TEST: ÜBER IMPULSIVITÄT BEI KINDERN UND PUBERTIERENDEN

Mitte der fünfziger Jahre machte der klinische Psychologe Walter Mischel auf Trinidad eine zufällige Entdeckung. Er hielt sich in einer Gegend auf, in der Menschen lebten, die sowohl indonesischer als auch afroamerikanischer Herkunft waren und sich gegenseitig bezichtigten, geizig beziehungsweise impulsiv zu sein. Mischel fragte sich, ob sich diese Gruppen tatsächlich in ihrer Fähigkeit unterschieden, Belohnungen aufzuschieben. Noch an Ort und Stelle führte er eine erste Fassung des inzwischen berühmten Marshmallow-Tests durch.

Er bot Kindern unterschiedlichen Alters ein Marshmallow an und stellte sie vor die Wahl: Ihr dürft das Marshmallow sofort aufessen, aber wenn ihr ein paar Minuten wartet, bekommt ihr zwei. Nicht alle Kinder (desselben Alters) erwiesen sich als gleichermaßen in der Lage, die Belohnung abzuwarten. Die Videos, die man sich im Internet dazu ansehen kann, zeigen sowohl Kinder, die sich nahezu auf der Stelle die Süßigkeit in den Mund stecken, als auch solche, die sich auf ihre Hände setzen, um gar nicht erst in Versuchung zu geraten, das Marshmallow anzurühren.[24]

Zurück in den Vereinigten Staaten standardisierte Mischel seinen Marshmallow-Test und führte ihn, in Zusammenarbeit mit der Stanford University und unter kontrollierten Bedingungen, an der Grundschule seiner Töchter durch. Jahre später stellte er fest, dass sich Kinder, die in der Lage waren, die Belohnung aufzuschieben (das Marshmallow also liegen lassen konnten), später in der Schule und im Berufsleben als etwas erfolgreicher erwiesen. Obwohl die Ergebnisse jüngster Wiederholungstests diese Schlussfolgerung etwas differenzierter erscheinen lassen, regt der Test auch weiterhin die Phantasie an. Das hat unter anderem zu einer gesellschaftlich verantwortungsvollen Folge der *Sesamstraße* geführt, in der das Krümelmonster Selbstbeherrschung lernt (siehe YouTube: »Me Want It (But Me Wait)«). Auch lassen sich T-Shirts mit dem Aufdruck »DON'T EAT THE MARSHMALLOW!« kaufen.

Schmetterlinge im Bauch und Liebeskummer: sexuelle Anziehung

Pubertierende können riesige Mengen an Nahrung verdrücken und dennoch gertenschlank bleiben. Das ist bemerkenswert, vor allem weil sie außerdem noch eine starke Vorliebe für fette Happen und zuckerhaltige Getränke haben.[25] Selbst nachdem sie sich beim Abendessen einen Nachschlag genommen haben, klagen die Pubertierenden bei mir zu Hause noch über ein Grummeln im Bauch, bevor sie die Chipstüte aufreißen.

Neben einem unbezwingbaren Hungergefühl finden noch weitere Prozesse im Bauch statt, nämlich das Flattern der Schmetterlinge der Verliebtheit und die Übelkeit beim ersten Liebeskummer. Das Kuschelhormon Prolaktin und das Stimmungshormon Serotonin spielen dabei eine große Rolle. Das letztgenannte Hormon wird zu nicht weniger als 95 Prozent im Darm produziert und kann sowohl die Bewegung der Därme als auch unser Bauchgefühl beeinflussen.[26]

Sexuelle Anziehung findet vor allem über den Körper statt – das Gehirn hat dabei relativ wenig zu sagen. Dass es meist der Mann ist, der verführt, ist übrigens stark zu bezweifeln. Auch eine Frau kann durch ihre Körpersprache signalisieren, dass sie zu verführen ist. So beschreibt das Ehepaar Pease in ihrem Buch *Warum Männer nicht zuhören und Frauen schlecht einparken* allerlei nonverbale Botschaften, die Frauen aussenden.[27]

Unsere Pheromone und Hormone spielen eine wichtige Rolle in diesem »Liebestanz«. Beim Flirten und Verführen steigt schon mal der Dopamingehalt im Blut.[28] Das sorgt für gesteigerte Aufmerksamkeit, einen erhöhten Pulsschlag, eine bessere Stimmung und allgemeines Wohlbefinden. Auch das Stresshormon Cortisol spielt eine Rolle beim Verführen – hat auf Frauen jedoch einen anderen Effekt als auf Männer. Wenn man als Frau viele Stresshormone im Blut hat, ist man weniger empfänglich für Verführungsversuche, wohingegen man als gestresster Mann dann gerade eher dafür offen ist – vielleicht wegen der Aussicht auf einen »quick stress relief« in Form eines Geschlechtsakts.[29]

Und dann ist da der erste Kuss, der auch ziemlich entscheidend für den weiteren Verlauf ist. Beim Küssen wird – neben Dopamin – Oxytocin freigesetzt, das ein angenehmes Gefühl erzeugt. Doch das bedeutet nicht gleich, dass alles gut ist. Die Ergebnisse einer jüngsten umfangreichen Studie belegen, dass 50 Prozent der Frauen, die sich zunächst auf der Basis seines Äußeren zu einem Partner hingezogen fühlten, nach mehrmaligem Küssen wieder absprangen.[30] Während nur 15 Prozent der Frauen angaben, Sex mit einem Mann haben zu wollen, den sie noch nicht geküsst hätten, erklärten die meisten Männer, dass sie kein Problem mit einer Sexpartnerin hätten, deren Speichel sie noch nicht geschmeckt haben. Dieses Ergebnis lässt sich durch den Unterschied in der Art und der Konzentration von Hormonen im Speichel von Männern und Frauen erklären. Unter dem Einfluss von (am Menstruationszyklus beteiligten) Östrogenen kann man als Frau über den Speichel eine Nachricht zum Zustand der eigenen Fruchtbarkeit senden. Um die Zeit des Eisprungs herum enthält der Speichel zum Beispiel mehr Zucker, sodass die Küsse also buchstäblich süßer schmecken.[31] Männer, die bei Frauen zur Zeit des Eisprungs vaginale und Achselgerüche wahrnehmen, haben innerhalb einer Stunde vermehrt Testosteron in ihrem Speichel,[32] und das steigert die Lust auf Sex. In beiden Fällen kann der Austausch von Speichel über das Küssen unbewusst zur Fortpflanzung anregen.

Frauen scheinen das Küssen also vor allem als Hilfsmittel zu benutzen, um einen passenden Partner zu finden. Dieser evolutionäre Trick funktioniert folgendermaßen: Als Frau entscheidet man sich instinktiv für einen Mann, der den besten genetischen Match bieten würde, um zu zweit für möglichst viele gesunde Nachkommen zu sorgen.[33] Dabei handelt es sich um einen Partner, der genetisch anders gebaut ist als man selbst, weil damit die Nachkommenschaft stärker sein wird. Um genetisch passende Profile miteinander matchen zu können, setzt die Natur Pheromone ein.

Eine wunderbare Zusammenarbeit also zwischen Bauch, Hormonen und Gehirn – auch wenn die Pille bei der Frau die »richtige« pheromongetriebene Partnerwahl zu behindern scheint. Leider wissen wir noch nicht, wie diese Störung genau funktioniert.[34] Und was soll man von den Effekten all der aktiven Reklame für wild machende Düfte, Maracuja-Duschgels und Deodorants halten, die achtundvierzig Stunden lang die Schweißbildung stoppen? Diese Entwicklungen machen den erfolgreichen Empfang der Pheromonwolke beim Gegenüber zu einer *mission impossible*. Es ist natürlich angenehm, wenn während des Berufsverkehrs im vollbesetzten Zug der Nachbar nicht mehr riecht – aber wiegt das die Folgen einer verpatzten Partnerwahl auf? »Weniger Ehescheidungen durch eingeschränkten Deokonsum« wäre eine hübsche Schlagzeile, doch selbstverständlich verlaufen solche Prozesse sehr viel subtiler.[35] Charaktereigenschaften sind natürlich sehr viel wichtigere Triebfedern als die ihnen zugrunde liegende Biologie.

Die Bedeutung des Wachstumshormons

Ein wichtiges Merkmal der Pubertät ist der enorme Wachstumsschub, den Kinder durchmachen. Das dafür verantwortliche Wachstumshormon (Human Growth Hormone oder HGH) ist eines der am spätesten entdeckten Hormone: Erst 1955 wurde seine Existenz im Labor des chinesisch-US-amerikanischen Biochemikers Choh Hao Li an der University of California in Berkeley nachgewiesen.[36] Li fand acht der neun wichtigsten Hormone, die in der Hypophyse produziert werden. Der Forscher hatte zu dem Zeitpunkt bereits das oben erwähnte follikelstimulierende Hormon (FSH) und das luteinisierende Hormon (LH) beschrieben. Das Wachstumshormon ist im Leben des Erwachsenen weniger wichtig, umso mehr aber in der Pubertät. Es wird in der Hypophyse erzeugt und sorgt dafür, dass ein fünfzig Zentimeter langes neugeborenes Baby auf das Format einer erwachsenen Person heranwächst. Mit einer letztendlichen Körpergröße von anderthalb bis zwei Metern machen wir also in den ersten achtzehn Jahren unseres Lebens eine Verdrei- oder sogar Vervierfachung unserer ursprünglichen Länge mit.

In jungen Jahren sorgt das Wachstumshormon insbesondere für das Längenwachstum, indem es Signale an die Wachstumsfugen der langen Röhrenknochen des Skeletts sendet. Bei Erwachsenen spielt das Wachstumshormon eine andere Rolle: Es hilft dabei, eine fette Mahlzeit leichter zu verbrennen, damit man davon nicht so dick wird.[37] Zudem wandelt es Glykogen in Glukose um, sodass der Zuckerspiegel steigt und Energie freigesetzt wird. Außerdem vergrößert das Wachstumshormon die Muskelmasse, unterstützt die Herzfunktion und die Wundheilung, und es hat sogar einen positiven Effekt auf die Gemütsverfassung.

Und wie wir bereits gesehen haben: Was die Hormone betrifft, hängt alles mit allem zusammen. Wird zu wenig Wachstumshormon produziert, kann das Wachstum stagnieren und die Muskelmasse schrumpfen. Das hat wiederum Einfluss auf den Stoffwechsel (wie der Körper seine Energie aus der Nahrung bezieht) und erhöht das Risiko, Krankheiten wie Diabetes mellitus (Typ-2-Diabetes) zu entwickeln. So kann es passieren, dass Organe weniger gut funktionieren. Die Folgen für Erwachsene wären dann etwa Übergewicht, verminderte Muskelkraft, Müdigkeit, weniger starke Knochen und erhöhte Cholesterinwerte.

Aus der Forschung wissen wir, dass unter anderem guter Schlaf, viel Bewegung und Fasten die Abgabe des Wachstumshormons positiv beeinflussen und Stress genau den gegenteiligen Effekt hat.

Zurück zum Längenwachstum. Kinder wachsen während ihrer gesamten Kindheit und Jugend, doch die stärkste Wachstums*beschleunigung* kann man in den Teenagerjahren beobachten. In dieser Phase findet man daher auch mehr Wachstumshormon im Blut. Das Wachstumshormon wird von der Hypophyse aus in Schüben in den Blutkreislauf gegeben, etwa sechsmal am Tag, nachts werden die höchsten HGH-Werte erreicht. Das sorgt für den bekannten Wachstumsschub mit den berüchtigten Wachstumsschmerzen. In den Niederlanden werden Frauen im Schnitt 1,71 Meter und Männer 1,84 Meter groß (die Deutschen sind mit 1,66 beziehungsweise 1,79 Metern ein gutes Stück kleiner).[38] Damit gehören wir zu den längsten Menschen auf Erden. Das war nicht immer so: Bis vor hundertfünfzig Jahren zählten wir zu den kürzeren Europäern.[39] Woran das liegt? Vielleicht an dem staatlicherseits geförderten Konsum von Milchprodukten (man denke an die Schulmilch, die Kindern in westlichen Ländern seit den fünfziger Jahren verabreicht wird), denn tatsächlich hat sich gezeigt, dass Kuhmilch, wenn sie in größeren Mengen getrunken wird, die Wachstumshormonwerte im Blut von Kindern ansteigen lässt.[40] Körperlänge scheint auch einen genetischen Vorteil zu haben: Größere und somit muskulösere Männer sind evolutionär als Partner attraktiver und auch fruchtbarer als ihre kürzer geratenen Geschlechtsgenossen.

Bei einem normalen Wachstum wird das Wachstumshormon also in Schüben abgegeben. Eine kontinuierliche und langfristig hohe Produktion dieses Hormons ist jedoch selten. Dazu kommt es nur, wenn sich, wie bei Amy, ein Tumor in der Hypophyse gebildet hat. Wenn er bereits in frühem Alter entstanden ist, sind die Knochen noch nicht vollständig ausgereift, sodass es dann zu riesigen Körpermaßen führt. Doch darüber gleich mehr. Sollte es nach der Pubertät zu einem Überschuss an Wachstumshormonen kommen, sprechen wir von Akromegalie (vergrößerten Gliedmaßen). Das führt häufig zu abnorm großen Händen, Füßen, Kiefern, Nase und Ohren. Ein typisches Erscheinungsbild, das der niederländische Schauspieler Carel Struycken (mit seinen 2,13 Metern Länge und Schuhgröße 54) gut für seine Rolle als Butler Lurch in *The Addams Family* einsetzen konnte. Dieses »Überwachstum« tritt bei ungefähr sechs von hunderttausend Menschen auf. Eine seltene Krankheit, aber in bestimmten Gruppen nicht ungewöhnlich.[41] Basketballer werden oft wegen ihrer Größe ausgewählt, und bei ihnen kommt Akromegalie relativ häufig vor. Auf Basis der Länge lässt sich jedoch nicht immer feststellen, ob Menschen an Akromegalie leiden: Heutzutage können wir eine solche Anomalie mit einem Hormontest aufspüren, aber das war früher natürlich nicht möglich.

Eine dramatischere Wachstumsstörung ist der »Riesenwuchs«, ein Phänomen, über das schon in der Antike berichtet wurde. Aus dem 6. Jahrhundert v. Chr. stammt das *Periplus*, eine altgriechische Ausgabe von Google Maps, bei der es sich um eine Navigationshilfe handelte, die Seefahrer benutzten, um sicher an der europäischen Atlantikküste entlangfahren zu können.[42] Unter anderem wird darin die geheimnisvolle Insel Albion beschrieben, auf der ein Heer kräftiger Frauen lebte, die mit dämonischen Geistern Dutzende von Riesenkindern (»Enakskinder«) bekamen. Die Riesen lebten Hunderte von Jahren auf der Insel, bis Brutus von Troja kam. Zusammen mit seinen Soldaten eroberte er sein »Britannien«, indem er den Anführer der Riesen, Gogmagog, von den weißen Küstenfelsen stürzte. So gründete Brutus anschließend *Troia Nova*, das Neue Troja. Heutzutage kennen wir Albion als Großbritannien, teils benannt nach Brutus, und Neu-Troja als London.

England steht mit seinen phantasiereichen Geschichten über Riesen oder Giganten nicht allein da, man denke nur an den Riesen Goliath aus der Bibel, der gegen David zum Kampf antrat, und an die Kinder von Enak (»langer Hals«) in Kanaan. Auch in den römischen Kaiserfamilien kam (erblicher) Riesenwuchs vor.[43] Dass an allerlei Orten auf der Welt sehr große Menschen herumliefen, beweisen archäologische Funde riesiger menschlicher Skelette. Interessant ist der gemeinsame Nenner bei diesen Funden: All die Skelette wiesen eine auffallend große *Sella turcica* im Schädel auf, die schützende Höhle, in der sich die Hypophyse befindet. Vielleicht hatten diese Riesen – so wie Amy – ebenfalls eine vergrößerte Hypophyse (verursacht durch einen Tumor), die zu viel Wachstumshormone produzierte.

Der Zusammenhang zwischen Riesenwuchs und einer Hypophyse, die nicht richtig arbeitet, wurde nach der Analyse des Skeletts des 2,31 Meter langen Iren mit dem Namen Charles Byrne entdeckt.[44] Byrne lebte von 1761 bis 1783 in London und ließ sich auf englischen Jahrmärkten als eine Art »Großer freundlicher Riese« ausstellen. Wie die meisten Riesen starb er früh, mit nur ungefähr zweiundzwanzig Jahren; sein Skelett wurde öffentlich in einem Museum ausgestellt. Auf diese Weise konnte der US-amerikanische Neurochirurg und Endokrinologe Harvey Cushing gut hundert Jahre später die Diagnose stellen: Riesenwuchs aufgrund eines Tumors in der Hypophyse.

Bemerkenswert war jedoch, dass sich alle Nachkommen Charles Byrnes ebenfalls durch ungewöhnlich große Körpermaße auszeichneten. Der genetische Beweis, dass diese Art des Riesenwuchses erblich ist, ließ jedoch noch bis 2009 auf sich warten.[45] Márta Korbonits, Professorin für Endokrinologie in London, war nämlich aufgefallen, dass rund um den Geburtsort von Charles Byrne mehr Iren mit Riesenwuchs vorkamen. Korbonits und ihrem Forschungsteam gelang es, Byrnes DNA aus den Zähnen des mehr als zweihundert Jahre alten Riesenskeletts zu isolieren – ein technisch kompliziertes Unterfangen. Diese DNA verglich sie mit den noch lebenden Nachfahren Charles Byrnes, und … Bingo! Man fand in der DNA eine Anomalie, die sich als verantwortlich für die ungewöhnliche Körpergröße der gesamten Familie herausstellte.

Es ist nicht klar, ob diese Mutation auch eine Rolle bei der Niederländerin Trijntje Keever (1616–1633), auch *De Groote Meid* genannt, gespielt hat. Mit ihren 2,54 Metern, als sie siebzehn Jahre alt war, ist sie die bisher größte dokumentierte Frau der Welt.[46] Über den »Riesen von Rotterdam« (1922–1959) ist bekannt, dass er einen Tumor in der Hypophyse hatte. Dieser Rigardus Rijnhout – schon bei der Geburt acht Kilo schwer – wurde 2,37 Meter groß, hatte Schuhgröße 62 und wog schließlich 230 Kilo! Im Jahr 2011 hat man ihm in Rotterdam ein Denkmal errichtet.[47] Der Amerikaner Robert Wadlow, ein Zeitgenosse Rijnhouts, wird mit seinen 2,72 Metern laut dem *Guinness-Buch der Rekorde* offiziell als der längste Mann der Welt betrachtet.

Schlafen, sich bewegen, essen und fasten

Im hormonellen Verkehr herrscht nachts Hochbetrieb. Während des Tiefschlafs entspannen sich unsere Muskeln, der Blutdruck sinkt, und die Atmung verlangsamt sich. Es ist eine Phase des Wachstums und der Erholung: Neue Zellen werden produziert und die Energieniveaus aufgefüllt. Vor allem in den Tiefschlafphasen mit ihren niederfrequenten Delta-Wellen wird viel Wachstumshormon an das Blut abgegeben. Schade ist nur, dass der durchschnittliche Pubertierende nicht gern ins Bett geht. Aber wenn man bedenkt, dass sich die meisten Jugendlichen keinen Deut um nahezu alle ungeschriebenen Gesetze über gesunden Schlaf scheren, funktionieren sie oft noch erstaunlich gut.

DIE POTSDAMER RIESENGARDE

Mitte des 17. Jahrhunderts entwickelte der preußische König Friedrich Wilhelm I. eine Faszination für ungewöhnlich groß gewachsene Männer – möglicherweise, weil er selbst mit seiner gedrungenen Gestalt von 1,60 Metern sicher eher kurz geraten war. Er stellte deshalb im Jahr 1668 ein Regiment der preußischen Armee zusammen, dem Rekruten mit einer Körpergröße von mindestens 1,88 Meter angehörten. Diese »Potsdamer Riesengarde«, im Volksmund auch »Lange Kerls« genannt, wuchs bis auf eine Stärke von 3200 europaweit rekrutierten Soldaten.[48] Friedrich Wilhelm versuchte, die Männer mit hochgewachsenen Frauen zu verheiraten, um so ein Riesengeschlecht zu kreieren. Im Jahr 1740, nach dem Tod des Königs, löste sein Sohn Friedrich der Große (Namen sind Schall und Rauch …) das Regiment auf. Er hielt nicht viel von einer Armee aus »Langen Kerls«, vor allem als sich herausstellte, dass sie noch nie in einem Krieg gekämpft hatten.

Vielleicht rührt es daher, dass die Delta-Wellen bei Jugendlichen vor allem in den ersten drei Stunden ihres Schlafs auftreten. Eine gute Schlafqualität in dieser kurzen Phase ist also im Prinzip ausreichend für die Erholung und den (Muskel-)Gewebeaufbau. Aber dann muss man schon im Gleichklang mit der biologischen Uhr schlafen, deren Zeiten sich während der Pubertät gelegentlich verschieben können. Ein Pubertierender, der erst tief in der Nacht zu

Bett geht, kann so lange schlafen, wie er will, er erzielt dann die notwendige Schlafqualität nicht mehr, und das stört eben auch seine Wachstumshormonproduktion.

Die Nutzung von Tablets und Smartphones in den Abendstunden kann ebenfalls die Suppe versalzen:[49] Sie sorgt für ein anderes Schlafmuster und hemmt die Produktion von Melatonin (Schlafhormon) aus der Epiphyse, was seinerseits wiederum die Erzeugung des Wachstumshormons behindert.[50] Sollte das einer der Gründe dafür sein, dass wir erstmals eine Generation erwachsener Niederländer sehen, die kleiner ist als ihre Eltern?[51]

Auch körperliche Aktivität fördert auf natürliche Weise die Produktion und die Abgabe von Wachstumshormonen. Das ist auch logisch, denn Bewegung regt den Muskelaufbau und das Zellwachstum an. Dabei geht es vor allem darum, dass Kräfte auf die Knochen der Pubertierenden einwirken. Rennen oder springen ist für junge Erwachsene daher effektiver als spazieren gehen oder schwimmen.[52] Diese Botschaft hat sich die Sportwelt hinter die Ohren geschrieben.

In den achtziger Jahren entdeckten Spitzensportler, dass zusätzliche Wachstumshormone zu besseren Leistungen führten und das Risiko (langwieriger) Verletzungen verringerten. Obwohl die Beweislage schwach war – es sei denn, man setzte das Hormon in Kombination mit Testosteron ein –, wurde synthetisches Wachstumshormon unter Sportlern und Bodybuildern enorm populär. 1989 verbot das Internationale Olympische Komitee diese leistungssteigernde Taktik. Doch wegen des Mangels an geeigneten Screening-Möglichkeiten (das Wachstumshormon ist im Urin gar nicht und im Blut nur vierundzwanzig Stunden nach der Injektion nachweisbar) führte es nicht zu einem verminderten Einsatz. Und so erhielten die Olympischen Spiele 1996 in Atlanta durch den mannigfachen Einsatz des humanen Wachstumshormon den Spitznamen »Growth Hormone Games«.[53]

Neben Schlaf und Bewegung stellt auch Fasten eine starke Stimulanz für die vermehrte Abgabe des Wachstumshormons dar.[54] Das scheint ein Widerspruch zu sein, denn warum sollte ein Körper wachsen wollen, wenn er nicht ausreichend Brennstoff bekommt? Wenn der Magen leer ist, wird Ghrelin produziert, auch das »Hungerhormon« genannt. Je höher der Ghrelingehalt, desto stärker ist auch der Appetit und somit das Hungergefühl. Der Name leitet sich von *growth hormone-releasing peptide* ab, und das ist genau das, was Ghrelin (unter anderem) tut: Kurzzeitiger Hunger regt die Produktion des Wachstumshormons an,[55] sodass der Zuckerspiegel steigt und Energie zur Wiederinstandsetzung des Körpers freigesetzt wird.

Eine beliebte Form des Fastens ist das periodische oder intermittierende Fasten.[56] Dabei schränkt man die Zahl der Stunden am Tag ein, in denen man etwas isst. Beispielsweise fastet man dann von acht Uhr abends bis zwölf Uhr mittags am darauffolgenden Tag. Immer mehr Menschen versuchen, über einen längeren Zeitraum hinweg zu fasten, weil es theoretisch (allerdings vorläufig noch nicht auf Grundlage wissenschaftlicher Beweise) eine Reihe positiver Effekte auf die Gesundheit haben soll. Während »gemäßigtes Fasten« die Produktion des Wachstumshormons positiv beeinflusst, lassen sich bei Anorexiekranken die negativen Effekte extremen Fastens beobachten. Aus Furcht, zuzunehmen, essen diese (oft jungen) Menschen sehr wenig. Dadurch kommt es zu chronischen Defiziten und hormonellen Störungen im Stoffwechsel (der Knochen) und im Zuckerhaushalt,[57] vergleichbar mit den Auswirkungen, die der Hungerwinter hatte.

Stress

Während akuter physischer »Stress«, etwa durch eine intensive sportliche Betätigung, für mehr Wachstumshormone sorgt, kann langanhaltender psychischer Stress dagegen zu einem Hormonmangel führen. Kinder mit chronischem Stress können dadurch in ihrem Wachstum zurückbleiben.[58] Diese seltene Krankheit nennen wir psychosozialen Zwergwuchs – Wachstumsverzögerung ohne körperliche Ursache. Zwergwuchs tritt bei Kindern im Alter bis ungefähr fünfzehn Jahren auf, die in einem stark stressbeladenen Umfeld aufwachsen, das beispielsweise von häuslicher Gewalt geprägt ist. Diese Form des Zwergwuchses ist in der Welt der Medizin relativ unbekannt, nicht aber in fiktiven Geschichten und in Filmen. So ist die achtjährige Cosette in *Les Misérables* von Victor Hugo, bedingt durch allerhand Elend, so klein wie eine Vierjährige, wächst aber wieder, nachdem Jean Valjean sie adoptiert hat.

Selbst wenn man versucht, bei diesen Kindern die Wachstumshormonproduktion mithilfe synthetischer Mittel »anzuschalten«, reagiert die Hypophyse nicht gut darauf. Was allerdings hilft, ist die Verpflanzung des Kindes in eine andere, weniger stressreiche Umgebung. Dann erholen sich die Hormonwerte manchmal schon innerhalb von drei Wochen wieder.[59]

Ist die Ursache eines Wachstumshormondefizits dagegen körperlicher Natur, lässt sich der Mangel mit einem künstlichen Wachstumshormon ausgleichen. Doch das muss mit Umsicht geschehen.

Um 1960 herum gelang es dem Entdecker des Wachstumshormons, dem bereits genannten Professor Li, das Hormon aus der Hypophyse von Verstorbenen herauszufiltern. Das blieb bis 1985 (!) *der* Weg, um an exogenes (körperfremdes) Wachstumshormon zu gelangen. Seinerzeit dachte man sich nichts dabei, Kindern Injektionen mit Wachstumshormonen zu verabreichen – das geschah in ziemlich großem Stil. Doch wie es häufiger in der Medizingeschichte der Fall ist, zeigte sich auch hier, dass es nicht ohne Folgen blieb: Die Methode barg ein erhöhtes Risiko auf (Darm-)Krebs und die tödliche Creutzfeldt-Jakob-Krankheit. Es stellte sich heraus, dass diese Krankheit über die Hypophysen der Spender, die daran gestorben waren, auf gesunde Empfänger übertragen werden konnte.[60] Seither verwenden Ärzte sichere biosynthetische Varianten, entwickelt von pharmazeutischen Unternehmen, jedoch identisch mit dem Wachstumshormon, das von Kindern selbst produziert wird.

Das Wachstumshormon ist also ein besonders wichtiges Hormon für Kinder – und vor allem für die aufblühenden Pubertierenden. Ein Mangel daran fällt auf, wenn sich das Wachstum verzögert, während zu viel davon Riesenwuchs zur Folge hat. Die subtileren Störungen im Wachstumshormonhaushalt lassen sich jedoch sehr viel schwieriger feststellen. Was man als Eltern machen kann, ist, zu versuchen, eine Reihe einfacher Faustregeln ins Gehirn des Pubertierenden einsickern zu lassen, und diese Faustregeln sind fast so simpel wie die für Ruhe, Gleichmaß und Sauberkeit – dem bekannten Mantra für kleine Kinder: ausreichend Schlaf, und zwar in guter Qualität, tägliche Bewegung (mindestens eine halbe Stunde pro Tag), abwechslungsreiche Ernährung und vor allem kein Smartphone-Konsum bis kurz vor dem Schlafengehen sowie die Vermeidung chronischen Stresses, also Entspannung. Als Vater dreier Pubertierender kann ich Ihnen dabei vor allem viel Erfolg wünschen.

Im nächsten Kapitel werde ich näher darauf eingehen, wie das Zusammenspiel von Hormonen und die Entwicklung unseres Gehirns unsere Persönlichkeit und sogar unsere sexuellen Vorlieben bestimmen können.

4. Wie Hormone unsere sexuellen Vorlieben und Gender-Identität beeinflussen – Homosexualität und Transpersonen

Herman, fünfundvierzig Jahre alt und geboren im »Kop van Noord-Holland« bei Den Helder, ist eine beeindruckende Erscheinung: 1,95 Meter groß und ein Brocken von Kerl, weil er nahezu sein gesamtes Leben als Bauer gearbeitet hat. Männlicher als männlich, würde man sagen: Das Brennen seines kräftigen Händedrucks spüre ich in meiner Handfläche noch lange, nachdem er den Raum betreten hat. Im Schutz meines Sprechzimmers erzählt er, dass er sich bereits von Kindesbeinen an als Frau fühlt. Er hat eine Abneigung gegen alle rauen Sportarten und noch nie Fußball gespielt. Zu Hause auf dem Bauernhof trägt er heimlich Frauenkleider und fühlt sich nur dann wirklich wohl.

Nachdem die Kinder ausgeflogen sind, hat er beschlossen, sich für sich zu entscheiden. Das bedeutet, dass er sich an eine Geschlechtsumwandlung wagen möchte. Seine Frau, die ebenfalls mit nach Amsterdam gekommen ist, unterstützt ihn dabei voll und ganz.

Ich hatte Herman 2010 während meines Endokrinologie-Praktikums am VUmc kennengelernt, dem Klinikum der Vrije Universiteit Amsterdam, das inzwischen mit der anderen Universitätsklinik der Stadt fusioniert hat und jetzt Teil der Amsterdam Universitair Medische Centra ist. Dieses Amsterdam UMC hat sich in den zurückliegenden Jahrzehnten zu einer Autorität auf dem Gebiet der Behandlung von Transpersonen entwickelt. Geschichten wie die von Herman finden sich in vielen Varianten auch in dem sehr lesenswerten Buch *Transgenders in Nederland* von Alex Bakker, der selbst das Transgenderprogramm durchlaufen hat.[1] Er beschreibt den Kampf und die Geschichten von Transpersonen in den zurückliegenden siebzig Jahren in den Niederlanden. Der rote Faden in diesen Geschichten ist das Gefühl, das diese Männer und Frauen von früher Jugend an gehabt haben, in einem falschen Körper geboren worden zu sein – etwas, das auch »Genderdysphorie« genannt wird –, und unter dem sie psychisch leiden.

Da die Menschheit seit jeher in zwei Geschlechter unterteilt worden ist – Männer und Frauen –, war das binäre Denken über lange Zeit hinweg vorherrschend. So wurde ein Mann anhand von XY-Chromosomen, einem Penis mit Hoden, einem bestimmten Körperbau und viel Testosteron definiert, während für Frauen die folgenden Merkmale galten: XX-Chromosomen, eine Vagina, Eierstöcke, eine Gebärmutter und das Vorhandensein von viel Östrogen. Diese Einteilung beruht auf den Sexualhormonen. Das Geschlecht verweist auf den biologischen Unterschied zwischen Menschen beziehungsweise auf die körperlichen Merkmale, mit denen jemand geboren wird, während Gender die kulturell-psychologische Bezeichnung dafür ist, was es bedeutet, Mann oder Frau zu sein.[2] Das Geschlecht befindet sich zwischen den Beinen, Gender zwischen den Ohren, lautet eine oft gehörte Erklärung. Intersexualität oder Intergeschlechtlichkeit ist schließlich der biologische Begriff für einen Körper mit sowohl weiblichen als auch männlichen Geschlechtsmerkmalen wie bei der Sprinterin Foekje Dillema oder, aktuelleres Beispiel, der südafrikanischen Leichtathletin Caster Semenya[3] oder auch dem Sänger Raven van Dorst.

Aus diesem binären Denken resultierte die Annahme, dass Transpersonen (Personen, bei denen die Gender-Identität oder das eigene Empfinden nicht mit ihrem biologischen Geschlecht übereinstimmt) und Homosexuelle (Menschen, die sich zum selben Geschlecht hingezogen fühlen) unnatürliches Verhalten zeigen würden. Doch ein Blick auf die Natur wirft ein anderes Licht auf die Sache.

Im Tierreich zeigen ungefähr 5 bis 6 Prozent der Populationen Interesse an einem Partner oder einer Partnerin desselben Geschlechts. Homosexualität ist bei mehr als 65 000 Tierarten ausführlich dokumentiert. Unter anderem Vögel, Insekten, Affen und Delfine, aber auch die Pinguine im Zoo zeigen regelmäßig sexuelles Verhalten bei Artgenossinnen oder -genossen desselben Geschlechts.[4] Doch es gibt hier einen Unterschied zur Homosexualität bei Menschen, da homosexuell geartete Tiere wegen der Fortpflanzung oft durchaus mit einem Partner des anderen Geschlechts Junge bekommen.[5] Im Pflanzenreich ist Zweigeschlechtlichkeit oder Intersexualität hingegen die Norm.[6] Bestimmte Tierarten können während ihres Lebens das Geschlecht wechseln: Man denke an die Anemonenfische wie etwa den bekannten Protagonisten aus dem Disneyfilm *Findet Nemo*. Seebarsche können sogar beide Geschlechter annehmen. Das tun sie Biologen zufolge, um zu verhindern, dass die Gruppe aus zu vielen Männchen oder Weibchen besteht und ihr Fortbestand bedroht wird.[7] Dass Tiere ihr Verhalten unter dem Einfluss verschiedener Sexualhormone anpassen, ist also ein natürliches Phänomen.

Auch beim Menschen ist Genderfluidität weltweit bekannt und hat es sie immer schon gegeben, behauptet die Londoner Historikerin Alicia Spencer-Hall. Sie schrieb 2021 ein dickes Buch darüber, *Trans and Genderqueer Subjects in Medieval Hagiography*.[8] Überall auf der Welt gibt es ihr zufolge Beispiele von Männern, die zur Frau werden, und umgekehrt. Der Stamm der Bugis auf der indonesischen Insel Sulawesi übertrifft sich dabei mit insgesamt fünf Geschlechtern selbst: zwei für Cis-Männer beziehungsweise -Frauen (bei denen die Gender-Identität mit ihrem Geburtsgeschlecht übereinstimmt), zwei für Transmänner und -frauen sowie ein Zwischengeschlecht, das für Geistliche wie Priester und Schamanen bestimmt ist. Spencer-Hall beschreibt in ihrem Buch auch einen Mönch, Bruder Joseph, der vor fast acht Jahrhunderten als Transmann lebte und trotzdem von der Kirche zum Heiligen erklärt wurde. Wie anders erging es da Päpstin Johanna (siehe Kapitel 1).

In diesem Kapitel gehe ich zunächst auf den biologischen Hintergrund von Gender-Identität ein, um dann zu besprechen, wie unsere sexuelle Orientierung entsteht, und schließlich die Beziehung zu unseren Sexualhormonen zu beschreiben.

Wenn er eine Sie und sie ein Er ist

Man schätzt, dass im Westen etwa 0,3 bis 0,6 Prozent der Population transgender ist, wobei es übrigens mehr Transfrauen (Frauen, die als Mann geboren wurden) als Transmänner gibt.[9] So eine Entdeckung ist oft ein allmählicher Prozess, der bereits in früher Jugend einsetzt. Insgesamt gibt es in den Niederlanden ungefähr 50 000 Transpersonen, die medizinische Hilfe in Anspruch genommen haben, aber es ist nicht bekannt, wie viele von ihnen eine geschlechtsumwandelnde Operation haben vornehmen lassen.

Seit den achtziger Jahren hat die Akzeptanz von Transpersonen in den meisten Ländern zugenommen, vor allem in Westeuropa. Leider gibt es aber noch Länder, etwa in Osteuropa und Afrika, die in dieser Hinsicht sogar weniger tolerant geworden sind.[10] Das erzwungene Coming-out der YouTuberin und Visagistin Nikkie de Jager im Jahr 2020 zeigt jedoch, dass es noch immer Tabus um die Gender-Identität und das biologische Geschlecht gibt.[11] Obwohl viele Menschen erstaunt waren, dass es diese Nachricht ins Acht-Uhr-Journal des niederländischen Fernsehens geschafft hatte, wurde der siebzehnminütige Monolog NikkieTutorials', wie sich die Influencerin nennt, auf ihrem YouTube-Kanal millionenfach angeklickt. Ihr Coming-out war zwar nicht freiwillig, sondern die Folge eines Erpressungsversuchs, doch dank Vorbildern wie ihr wird es glücklicherweise immer mehr akzeptiert, dass Kinder schon in der Vorpubertät ihr Geschlechtsempfinden äußern dürfen – und das auch immer häufiger tun.

Es zeigt sich, dass 57 Prozent der Niederländer Transpersonen positiv sehen, und auch in Deutschland findet jeder Zweite (52 Prozent), dass Deutschland Transgendern gegenüber toleranter wird.[12] Dazu haben Fernsehprogramme wie *Geslacht!* (»Geschlecht!«), *Hij is een Zij* (»Er ist eine Sie«) und *Love me Gender* beigetragen, aber auch ältere Beispiele wie die israelische Dana International, die 1998 den Eurovision Song Contest gewann, Kelly van der Veer aus *Big Brother* und aus jüngerer Zeit Caitlyn Jenner, bekannt aus der Reality-Show *The Kardashians*, sowie Loiza Lamers, Siegerin bei *Holland's Next Top Model*, die beide 2015 ihr Coming-out hatten.

ROSA FÜR JUNGEN, BLAU FÜR MÄDCHEN

Obwohl es inzwischen reichlich überholt ist, gilt Blau noch immer als *die* Farbe für Jungen und Rosa als die für Mädchen. Man denke etwa an die Sitte in den Niederlanden, Besuchern nach der Geburt eines Kindes Zwieback mit wahlweise rosa oder blau gefärbtem, *muisjes* genanntem Streuselbelag zu reichen. Dieser Brauch ist allerdings noch gar nicht so alt. Mehr noch, die Farbzuordnung war lange Zeit genau umgekehrt.

Im Jahr 1918 veröffentlichte eine bekannte US-amerikanische Zeitschrift als erste eine »Richtlinie«:[13] Pink sei *die* Farbe für Jungen, wohingegen man Blau als äußerst passend für Mädchen ansah. Es war das erste Mal, dass Farben an ein Geschlecht gekoppelt wurden, möglicherweise inspiriert durch die vielen religiösen Abbildungen mit dem Jesuskind in einem rosaroten Tuch und Maria in Blau. Nach dem Zweiten Weltkrieg kehrte sich diese Unterteilung abrupt um. Über die Gründe dafür kursieren verschiedene Geschichten, doch möglicherweise war es eine Reaktion auf die blaue Arbeitsuniform, die Frauen während des Krieges trugen. Die US-amerikanische First Lady Mamie Eisenhower setzte in den fünfziger Jahren mit ihrem gigantischen rosa Kleid bei der festlichen Amtseinführung ihres Mannes als Präsident einen deutlichen Akzent.[14] Viele folgten ihrem Beispiel, unter anderem die »pink ladies« in *Grease* oder die »Plastics« in *Girls Club – Vorsicht bissig!*, und auch Hillary Clinton trägt die Farbe auffallend oft bei Veranstaltungen, die die Stellung der Frau stärken sollen.

Studien aus England ergaben, dass Erwachsene eine Vorliebe für blaue Farben haben, aber Frauen positiver auf eine Mischung mit roten und Männer auf eine solche mit grünen Schattierungen reagieren.[15] In den zwanziger und dreißiger Jahren war »Das lila Lied« das Lieblingslied der deutschen Schwulen- und Lesbenbewegung.[16] Oscar Wilde trug im vorigen Jahrhundert eine grüne Nelke zur Andeutung seiner sexuellen Vorliebe, wohingegen in den Vereinigten Staaten eine rote Krawatte als Zeichen für Homosexualität galt.

Inzwischen bitten niederländische Kinder selbst um eine weniger klare Trennung. So auch die zwölfjährige Julia, die über Facebook die Warenhauskette HEMA fragte, ob es nicht auch einmal etwas fetzigere Mädchenkleidung geben könne.[17] Eine gute Idee, fand das Unternehmen, woraufhin die Jungen- und die Mädchenabteilung zur genderneutralen »Kids«-Abteilung zusammengelegt wurden.

Für die Außenwelt ist jemand erst nach seiner oder ihrer Geschlechtsumwandlung transgender, wohingegen für Transpersonen selbst diese Phase den Schlusspunkt ihrer Entwicklung darstellt, weil sie dann tatsächlich Frau oder Mann sind. *Valentijn*, der wunderbare Dokumentarfilm von Hetty Nietsch, zeigt, wie sich Valentijn in die Geschlechtsumwandlung von einem Jungen zu einem Mädchen begibt, in einer Gesellschaft, die überwiegend binär ist und in der gilt, dass man »Mann oder Frau« ist. Das ist eine der Ursachen, weshalb Depressionen bei Transgender-Jugendlichen fast dreimal häufiger vorkommen als im Durchschnitt. Außerdem zeigt sich, dass Transpersonen im Vergleich zu ihren Altersgenossen häufiger gemobbt und zu Hause emotional vernachlässigt oder sogar misshandelt werden.[18] Die Angst vor Konfrontation und möglicher Erpressung hängt oft wie ein Damoklesschwert über ihren Köpfen.

Inzwischen wissen Ärzte immer besser, wie und wann die hormonellen und chirurgischen Eingriffe am besten vorgenommen werden können und wie man sie psychologisch begleitet. Da es in den Niederlanden lange Wartelisten dafür gibt und der gesamte Prozess ein bis zwei Jahre dauert, wird nicht mehr für jeden und jede ein festes Verfahren angeboten. Manche wollen nur Hormone, andere unbedingt eine (unumkehrbare) Geschlechtsumwandlung. Seit Anfang dieses Jahrhunderts werden nach einem strengen psychologischen Screening Medikamente verschrieben, die auch »Pubertätsblocker« genannt werden und körperliche Veränderungen bei Jungen und Mädchen hemmen. Das hat sich als ein Meilenstein in der Akzeptanz und Emanzipation von Transpersonen erwiesen.

So wurde auch Nikkie de Jager bereits ab ihrem vierzehnten Lebensjahr mit Hormonen behandelt und konnte, bevor sie zwanzig war, operiert werden. Dadurch, dass Jugendliche mit solchen Hormonbehandlungen keine sekundären Geschlechtsmerkmale wie Brüste oder Bartwuchs entwickeln, wird ihnen physisch und psychisch einiges an Elend erspart. Außerdem führt eine frühe Behandlung kosmetisch zu einem besseren Ergebnis als eine Behandlung im Erwachsenenalter, wie es zum Beispiel bei Herman der Fall war. Ihre Frau und die Kinder akzeptierten Hermans Umwandlung übrigens voll und ganz. Bis auf den heutigen Tag geht es ihr auch gut, was die körperliche Gesundheit betrifft, und sie ist mit dem Endergebnis immens glücklich.

Ein größeres Lebensglück ist ein wichtiger Erfolgsfaktor. Sowohl Erwachsene als auch Jugendliche schätzen ihr Leben nach der Geschlechtsumwandlung ebenso sehr wie ihre (Cisgender-)Altersgenossen: Der Prozentsatz an Transpersonen, die die Operation bereuen, hat sich als vernachlässigbar klein erwiesen.[19] Außerdem tragen die Akzeptanz und Unterstützung der Eltern während des Umwandlungsprozesses ebenfalls zu einem stärkeren Selbstvertrauen bei.[20]

Frühe Beispiele von Transpersonen

Es gibt in der Geschichte viele Beispiele von berühmten Transpersonen, etwa das des römischen Kaisers Elagabal, der im 3. Jahrhundert n. Chr. seine Audienzen in Frauenkleidung abhielt und, wie es heißt, seine Hofärzte um eine Geschlechtsumwandlung bat, ein Vorhaben, für das er eine große Summe Geld übrig gehabt haben soll.[21] Doch auch von anderen bekannten historischen Figuren wie etwa Jeanne d'Arc (1412–1431) oder Königin Christina von Schweden (1626–1689) heißt es, dass sie transgender gewesen seien.[22] Es sollte aber noch dauern, bis der Berliner Chirurg Richard Mühsam

1912 erstmals einem anonymen Transmann die Brüste und die Eierstöcke entfernte. Acht Jahre später nahm Mühsam, erneut bei einer anonymen Person, eine chirurgische Geschlechtsangleichung vor.[23] Dieser Eingriff gilt offiziell als die erste Geschlechtsumwandlung in der Medizingeschichte.

In den fünfziger Jahren machte ein ehemaliger US-amerikanischer Soldat weltweit Schlagzeilen als Transfrau.[24] George Jorgenson wurde in den Roaring Twenties in New York geboren. Er war ein schüchterner Junge, der keinen Anschluss bei seinen Klassenkameraden fand, oft gehänselt und als homosexuell beschimpft wurde. Nach seinem Militärdienst schrieb er sich für ein Studium an der Medical and Dental Assistant School in Manhattan ein. Im Jahr 1951 begann er damit, Östrogene zu schlucken. Anfangs hatte er die Absicht, sich in Schweden operieren zu lassen, dem zu diesem Zeitpunkt einzigen Land der Welt, in dem geschlechtsangleichende Operationen durchgeführt wurden. Über seine dänischen Angehörigen erfuhr George von Christian Hamburger vom Statens Serum Institut in Kopenhagen, der mit Sexualhormonbehandlungen experimentierte. Dieser Arzt war gern bereit, George sowohl einer hormonellen als auch einer chirurgischen Behandlung zu unterziehen, vorausgesetzt, dass er einen wissenschaftlichen Artikel darüber schreiben dürfe, ebenso wie er es danach bei 464 weiteren Patienten tat.[25]

So geschah es. Im Oktober 1951 wurden ihm beziehungsweise ihr beide Hoden entfernt und ein Jahr später der Penis. Leider verfügte das dänische Chirurgenteam noch nicht über die technischen Fertigkeiten, eine neue Vagina zu formen, doch das konnte später in den Vereinigten Staaten nachgeholt werden. Und so kam es, dass Christine Jorgenson im Jahr darauf auf der Titelseite der *New York Daily News* mit der Schlagzeile »Ex-GI Becomes Blonde Beauty« landete und die Welt mit dem Phänomen Transgender Bekanntschaft machte. Dr. Hamburger erhielt anschließend Hunderte von

Anfragen von Menschen aus der ganzen Welt, die sich ebenfalls einer derartigen Behandlung unterziehen wollten.

Und Christine wurde eine Berühmtheit: Man sah sie in Filmen, sie trat als Sängerin in Nachtclubs auf, entwickelte sich aber auch zu einem Vorbild. Als Sprecherin auf dem Gebiet der Transsexualität warb sie bis zu ihrem Tod im Jahr 1989 unermüdlich für mehr Verständnis. Transfrauen wurden in den USA daher auch lange Zeit »Christines« genannt.

Das Transgendergehirn

Dank der medizinischen Möglichkeit zur Geschlechtsumwandlung entspann sich in der wissenschaftlichen Welt ein Streit unter Ärzten über die möglichen Erklärungen für das Phänomen Genderdysphorie. Die eine Gruppe glaubte, dass eine Transgender-Identität aus stark verdrängten homoerotischen Gefühlen heraus entstehe und deshalb wie eine psychiatrische Krankheit behandelt werden müsse: Eine Psychoanalyse werde zur Selbsteinsicht und damit zur Akzeptanz führen. Andere waren dagegen der Meinung, dass dem eine biologische Ursache zugrunde liegen müsse: Möglicherweise sei bei Transpersonen die Gehirnentwicklung anders verlaufen.

Einer der Wissenschaftler, der an die letztere Möglichkeit glaubte, war der Amsterdamer Professor Dick Swaab. Mithilfe der Nederlandse Hersenbank, einer Spenderbank, die zu wissenschaftlichen Zwecken das Hirngewebe Verstorbener sammelt, forscht Swaab seit Jahrzehnten zu neurologischen Veränderungen bei Verstorbenen mit einer bestimmten sexuellen Vorliebe und Gender-Identität. Im Jahr 1995 konnte er zeigen, dass ein bestimmtes Kerngebiet des Gehirns, nämlich der *Nucleus striae terminalis* (auf Englisch: *bed nucleus of the stria terminalis*, BNST), eine entscheidende Rolle bei der Gender-Orientierung spielt.[26] Dieser BNST ist bei Männern größer als bei Frauen, doch Swaab entdeckte, dass Transfrauen, die also als Mann geboren worden waren, ein kleineres Kerngebiet haben, das, was den Umfang betrifft, weiblich genannt werden kann.

Der emeritierte Endokrinologe Louis Gooren, einer von Swaabs Co-Autoren, hat einen unschätzbaren Beitrag zur Professionalisierung der Transgenderbetreuung und zur Akzeptanz von Transmenschen in den Niederlanden geleistet. Er stand an der Wiege der Transgender-Poliklinik im Amsterdamer VUmc. Swaabs Veröffentlichung und die Gesetzgebung – wie etwa das 1985 eingeführte Recht, als Transperson seine Geschlechtsbezeichnung in der Geburtsurkunde ändern zu lassen – konnten das Ganze weiter beschleunigen. Offenbar war eine biologische Basis erforderlich, um weitere Akzeptanz bewirken zu können. Beim Transgender-Gesetz aus dem Jahr 1985 waren noch körperliche Voraussetzungen entscheidend, doch seit 2014 besteht das Recht losgelöst von medizinischen Interventionen, was dazu geführt hat, dass die Selbstbestimmung der Transpersonen zugenommen hat.[27]

Obwohl die Mehrheit der Niederländer positiv gegenüber Transpersonen eingestellt ist, hat ein Viertel von ihnen durchaus Schwierigkeiten mit ihnen, und für 5 Prozent unserer Bevölkerung wäre es sogar ein Grund, eine bestehende Freundschaft zu beenden.[28] Durch Faktoren wie diese geht die Emanzipation von Transpersonen weniger schnell vonstatten, als sie es sich selbst wünschen würden. So haben Transmenschen im Schnitt ein niedrigeres Einkommen und leiden häufiger unter Einsamkeit.[29] In den Jahren vor 2014 wurde in den Niederlanden im Durchschnitt achtzigmal im Jahr eine Änderung des Geschlechts im Geburtenregister vorgenommen, 2015 gab es bereits 770 Änderungen, und 2017 war die Zahl auf 850 gestiegen.

In Amsterdam und Groningen gibt es bereits seit den siebziger Jahren spezielle Gender-Polikliniken, und die behandelnden Ärzte können die Nachfrage kaum bewältigen. Da die Zahl neuer Patienten jährlich zunimmt, sind nun weitere Gender-Polikliniken hinzugekommen. Diese spezialisierten Zentren leisten neben operativen geschlechtsbestätigenden Behandlungen auch psychologische Betreuung und Hormontherapien, die zum Ziel haben, die sekundären Geschlechtsmerkmale besser auf die Gender-Identität eines Patienten oder einer Patientin abzustimmen.[30]

Der Fotograf Marvel Harris aus Zutphen hat mit seiner Fotoreihe *Inner Journey: Into Manhood* seine Umwandlung von einer Frau zu einem Mann schön im Bild festgehalten.[31] Und auch der niederländische Philosoph und Autor Maxim Februari möchte in seinem Buch *De maakbare man* (auf Englisch: *The Making of a Man: Notes on Transsexuality*) betonen, dass eine Geschlechtsumwandlung eine Erfolgsgeschichte sein kann.[32] Maxim wurde 1963 als Marjolein Februari geboren und begann, nach einem langen inneren Kampf, im Frühjahr 2012 mit einer Behandlung in der Gender-Poliklinik, um sich einer Geschlechtsumwandlung zum Mann zu unterziehen. Vor allem die persönlichen Anmerkungen zum Einsatz des Testosterons und den dazugehörigen Veränderungen in und an seinem Körper sind beeindruckend.[33] Körperlich hatte das Testosteron einen verjüngenden Effekt auf Maxim, worauf die näher rückende Menopause plötzlich ausblieb. Seine Muskelkraft nahm zu, er wuchs aus seinen Kleidern heraus und hatte ständig Hunger. Als auch die Stimme tiefer wurde, war seine »zweite Pubertät« komplett. Neben der Tatsache, dass er sich an einen anderen Körper gewöhnen musste, stellte er mentale Veränderungen an sich fest: Er reagierte unmittelbarer, ärgerte sich aber auch schneller und schien Gefühle leichter als früher von sich abschütteln zu können. Ebenfalls merkte Maxim, so wie viele Transmänner, dass er weniger weinte und nicht mehr nächtelang wach lag und grübelte. Übrigens geschieht auch das Umgekehrte: Transfrauen äußern häufig, dass ihnen schneller die Tränen kommen, nachdem ihre Östrogenbehandlung begonnen hat.

Februari bezeichnete sich schon vor seiner Umwandlung als Feminist, eine Überzeugung, die inzwischen sogar noch gewachsen ist.[34] Denn trotz der zunehmenden gesellschaftlichen Einsicht, dass es sich bei Gender nicht um eine binäre Verteilung zwischen Mann und Frau handelt, kann er aus eigener Erfahrung bestätigen, dass die Gesellschaft mit Frauen anders umgeht als mit Männern. Die Behandlung von Transmenschen können wir also, auch wenn sie körperlich belastend ist, als eine Befreiung betrachten sowie darüber hinaus als ein faszinierendes Phänomen, das unser aktuelles medizinisches Wissen bereichert und damit für Patienten mit hormonellen Störungen von großer Bedeutung sein kann.

Transpersonen hat es, wie bereits erwähnt, zu allen Zeiten und in allen Kulturen gegeben. Das einzig Merkwürdige ist also eigentlich unsere heutige negative Reaktion darauf. Oder, wie es Maxim Februari formuliert: »Die Zeiten sind vorbei, dass wir uns mit den Umrissen des Körpers begnügen konnten, um damit den ihm innewohnenden Geist zu beschreiben.«[35]

LGBTQ+

In der (Vor-)Pubertät entwickeln sich nicht nur die Fortpflanzungsorgane, sondern auch die sexuellen und Geschlechtsvorlieben. Während die Spiele in der Grundschule häufig eine »Jungs gegen Mädchen«-Komponente haben, richtet sich in der weiterführenden Schule das Interesse bei vielen Jugendlichen in der Regel auf das andere Geschlecht. Eine kleinere Gruppe unter ihnen entwickelt jedoch Interesse an Mitgliedern des eigenen Geschlechts. Das wird als Homosexualität bezeichnet (*homo* ist altgriechisch für »gleich«) und ist das Gegenteil von Heterosexualität (*hetero* ist altgriechisch für »der andere«, »ungleich«). Unter Homosexualität werden sowohl Schwule als auch Lesbierinnen gefasst. Der Begriff »lesbisch« geht übrigens auf Sappho zurück, die griechische Dichterin von der Insel Lesbos, die im 7. Jahrhundert v. Chr. viele Gedichte über die erotische Frauenliebe schrieb. Ein inklusiverer Oberbegriff, der oft benutzt wird, lautet LGBTQ+, eine Abkürzung, die für lesbische Frauen, homosexuelle Männer (gay), bisexuelle, trans- und intersexuelle sowie queere und alle fluiden, pan- oder nicht-sexuellen Personen steht.

Wie die sexuelle Orientierung beim Menschen zustande kommt, ist bislang noch unklar. Die Gruppe von Hormonen, die zur Vermännlichung des Fötus führt, heißt »Androgene«. Ist man diesen Hormonen (deren bekanntestes das Testosteron ist) in der Schwangerschaft ausgesetzt, führt das zur Entwicklung männlicher Geschlechtsorgane und in einem späteren Stadium auch zur »Maskulinisierung« des Körpers und des Gehirns. Obwohl niemals ein schlüssiger endokrinologischer Beweis dafür gefunden wurde, dass Geschlechtshormone Einfluss auf die Bildung einer LGBTQ+-Identität haben, gibt es Hinweise darauf, dass bestimmte Kerngebiete im Gehirn dabei eine Rolle spielen könnten. Auch hier war es Dick Swaab, der den Nachweis erbrachte, als er vor fast dreißig Jahren mit seiner Forschungsgruppe den SDN (sexuell dimorphen Nucleus) im Gehirn fand, eine kleine Gruppe von Neuronen nahe dem Hypothalamus.[36] Dieses Kerngebiet ist verantwortlich für die Steuerung sowohl der Sexualhormonproduktion als auch unseres sexuellen Verhaltens.

Wie bereits erwähnt ist dieses Kerngebiet bei Männern größer als bei Frauen. Ein paar Jahre später hat sich Swaab noch mit einem weiteren Kerngebiet im Gehirn beschäftigt,[37] dem Nucleus suprachiasmaticus oder kurz SCN, der möglicherweise an der Entwicklung unserer sexuellen Vorlieben und der Wahl unserer Sexualpartner beteiligt ist.

Außerdem scheint das SCN-Kerngebiet von Pheromonen beeinflusst zu werden, also Substanzen im Schweiß, Speichel, Urin und Kot, die sich durch die Luft und über Körperkontakt verbreiten und

DAS GEHIRN

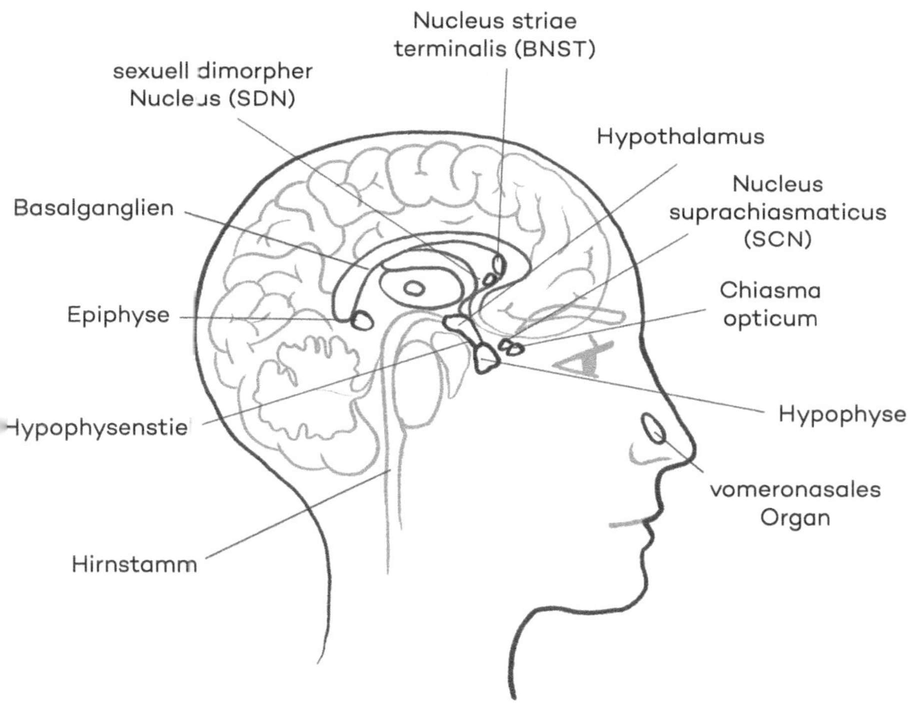
Nucleus striae
terminalis (BNST)
sexuell dimorpher
Nucleus (SDN)
Hypothalamus
Basalganglien
Nucleus
suprachiasmaticus
(SCN)
Epiphyse
Chiasma
opticum
Hypophysenstiel
Hypophyse
vomeronasales
Organ
Hirnstamm

so Signale an unser Gehirn weiterleiten können. Anders als bei heterosexuellen Männern reagiert der SCN bei Frauen und homosexuellen Männern auf das männliche Pheromon Androstadienon.[38] Umgekehrt reagiert das Kerngebiet bei lesbischen Frauen auf weibliche Pheromone wie Estratetraenol,[39] und bei Menschen mit bisexueller Orientierung scheint es auf beide Pheromone zu reagieren.[40]

Swaabs Befunde deuten darauf hin, dass ein schwules oder lesbisches Gehirn eher dem des anderen Geschlechts ähnelt und es sich deshalb sexuell eher zum eigenen Geschlecht hingezogen fühlt. Doch an dieser absoluten Trennlinie gibt es auch Zweifel,[41] sodass es wahrscheinlicher ist, dass es sich bei der Entwicklung sexueller und Geschlechtsvorlieben um ein außerordentlich komplexes Zusammenspiel von menschlichem Körper und dem Umfeld handelt, in dem jemand aufwächst.

Einfluss von Umweltfaktoren

Ausgehend von der Interaktion zwischen Körper und Hormonen scheint es also naheliegend, dass die Exposition gegenüber Hormonen während der Schwangerschaft ihre Rückwirkung auf bestimmte Kerngebiete des Gehirns haben kann, die an der sexuellen Geschlechtsvorliebe beteiligt sind. Im Jahr 1972 wurde eine Studie an trächtigen Rattenweibchen durchgeführt, die während ihrer Trächtigkeit unter chronischem Stress litten. Dadurch hatten sie einen Überschuss des Stresshormons Cortisol im Körper, und ihre männlichen Nachkommen zeigten eher weibliches als männliches Sexualverhalten.[42] Dabei handelt es sich jedoch um Tierversuche, deren Ergebnisse sich nicht so einfach auf den Menschen übertragen lassen: Nur ein kleiner Teil der Kinder, die im Mutterleib chronischem Stress ausgesetzt sind, sind homosexuell. Bei Menschen können wir (noch) nicht einschätzen, welchen Effekt solche Hormonschwankungen in der Gebärmutter haben.

Chronischer Stress scheint dennoch mit einem erhöhten Risiko auf lebenslange Veränderungen in der Gesundheit verbunden zu sein, wobei Cortisol zu epigenetischen Veränderungen führt, durch die bestimmte Gene für den Rest des Lebens anders eingestellt bleiben.[43] Wahrscheinlich produziert die Nebenniere der Mutter durch den chronischen Stress kontinuierlich mehr Cortisol, dem dann auch der Fötus in der Gebärmutter ausgesetzt ist. Infolgedessen gerät beim Fötus der Tagesrhythmus der Hormonausscheidung aus dem Tritt, wodurch es zu Gewöhnung und damit zu einem Anstieg der Werte des Stresshormons Cortisol im Körper kommt.

In der oben erwähnten Rattenstudie zeigte sich, dass es in Abhängigkeit von der Phase der Trächtigkeit kritische Perioden gibt, in denen diese erhöhten Stresshormonwerte ihre negativen Langzeiteffekte auf den Fötus ausüben können. Die Studie wies außerdem aus, dass die Exposition gegenüber chronisch erhöhtem Cortisol im Blut der männlichen Nachkommen die Testosteronwerte bis auf ein Niveau sinken ließ, das normalerweise bei Rattenweibchen vorkommt.

Dessen ungeachtet ist eine atypische sexuelle Orientierung noch immer mit einem großen Stigma verbunden, das in vielen Ländern mit sozialer Ausgrenzung einhergeht. Die Gegner führen dabei oft als Argument an, dass Homosexualität unnatürlich wäre. Doch im Tierreich gibt es sie ebenfalls: So sieht man bei Zwergschimpansen häufig homosexuelle Beziehungen, wie der bekannte Biologe Frans de Waal immer wieder feststellte.[44] Eine andere Tierart, die auch ein solches Verhalten zeigt, ist das Hausschaf: Im Schnitt 8 bis 10 Prozent der Widder bevorzugen statt der Beziehung zu einem Mutterschaf die zu einem anderen Widder, wobei die Anzahl der Mutterschafe, zwischen denen sich der Widder befindet, keinen Einfluss auf diese Entscheidung zu haben scheint.[45]

Vor fast neunzig Jahren fiel Forschern auf, dass Jungen mit älteren Brüdern im Erwachsenenalter häufiger homosexuell zu sein schienen.[46] Viele Studien folgten und konnten die Beobachtung bestätigen: Es zeigte sich, dass 15 bis 30 Prozent aller homosexuellen Männer tatsächlich einen älteren Bruder hatten.[47] Bemerkenswerterweise galt dies aber nur für biologische Brüder, während eventuelle Schwestern, Halbbrüder oder adoptierte Brüder keinen Unterschied machten.[48] Umgekehrt hat eine jüngste Langzeituntersuchung der niederländischen Verhaltenswissenschaftlerin Henny Bos zum Wohlbefinden einer großen Gruppe Kinder von lesbischen Eltern (deren Entwicklung man bis zu dreißig Jahre nach ihrer Geburt verfolgt hatte) ergeben, dass sie selbst nicht öfter homosexuell sind als Kinder heterosexueller Eltern.[49]

Weshalb in Familien mit mehreren älteren Brüdern Homosexualität häufiger vorkommt, weiß man nicht genau. Die Wissenschaft vermutet, dass das Abwehrsystem der Mutter dabei eine Rolle spielt.[50] Wenn Mütter mit einem Jungen schwanger gehen, ist der Testosteronspiegel in der Gebärmutter höher, und ihr Immunsystem produziert mehr Antikörper gegen Testosteron, sodass später folgende Brüder weniger von diesem Hormon freisetzen.[51] Das würde die Ausbildung von Hirnregionen beeinflussen, die eine Rolle bei der sexuellen Orientierung spielen. Für diese sogenannte maternale Immunhypothese gibt es jedoch vorläufig noch keine harten Beweise.

Im Jahr 1996 wurde dann eine aktualisierte Hypothese vorgebracht: Bei jeder Schwangerschaft eines Sohnes wird die Mutter dem H-Y-Antigen ausgesetzt, das für männliche Zellen spezifisch ist.[52] Da dies für die Mutter ein körperfremder Stoff ist, reagiert ihr Immunsystem darauf mit der Herstellung von Antikörpern gegen das Antigen. Mit jeder nachfolgenden Schwangerschaft eines Jungen erreichen über die Plazenta immer mehr Antikörper die ungeborene Frucht und üben dort ihren Einfluss auf die pränatale

Entwicklung, unter anderem des Gehirns, aus. Um diese Theorie zu überprüfen, wurden trächtige Mäuse gegen dieses H-Y-Antigen geimpft, sodass die Bildung von Antikörpern angeregt wurde.[53] Eine Folgestudie bei männlichen Mäusebabys ergab, dass sie im Erwachsenenalter auffallend wenig sexuelles Interesse an weiblichen Artgenossen zeigten. Dass die Mehrzahl homosexueller Männer nicht eine ganze Armee an älteren Brüdern hat, bedeutet jedoch, dass die maternale Immunhypothese höchstens einen von vielen Umweltfaktoren umfasst, die an der Entwicklung unserer sexuellen Orientierung beteiligt sind.

5.

Alte Entscheidungen in einem neuen Paradies – ÜBERGEWICHT, HUNGER UND HORMONE

In meiner Nachmittagssprechstunde sehe ich Maria, fünfunddreißig Jahre alt, die von ihren beiden kleinen Kindern begleitet wird. Sie hat es finanziell schwer, und ihr steigen die Tränen in die Augen, als sie es mir gesteht. Um den Kopf über Wasser zu halten, übernimmt sie häufig Nachtdienste in einem Pflegeheim und ist dadurch am Wochenende so müde, dass ihr der Antrieb fehlt, sich mit Freunden und Bekannten zu verabreden. Auf die Weise hat sie nahezu all ihre sozialen Kontakte verloren. Ihr Selbstvertrauen ist ebenfalls dahin. Sie raucht gegen den Stress an und bekommt wenig Bewegung, denn sie hat ständig Schmerzen in ihren Gelenken.

Ein Haufen Elend für eine so junge Frau. Ihr Hausarzt hatte sie an mich überwiesen, nachdem bei ihr Diabetes – Typ 2, mein Spezialgebiet – festgestellt worden war. Die Frage war natürlich, was ich für sie tun könne. Mit Medikamenten gegen ihren Diabetes würde man den Krankheitsprozess zwar verlangsamen können, aber nichts gegen die Ursache unternehmen. Ihr größtes Problem war nämlich: Sie wog 130 Kilo.

Übergewicht ist in unserer westlichen Welt ein stark wachsendes Problem. Es führt dazu, dass die Zellen in der Bauchspeicheldrüse, die Insulin produzieren, ihre Funktion nicht mehr richtig erfüllen können. Dabei wird der Körper weniger empfindlich für Insulin, was schließlich zu Diabetes führen kann.

In diesem Kapitel gehe ich darauf ein, was Übergewicht verursacht und wie Menschen es erleben, die davon betroffen sind. Dazu müssen wir jedoch zunächst verstehen, wie wir als Mensch programmiert sind, um mit Hunger umzugehen, und wie uns unser Körper gegen Mangel beschützt. Die Urmechanismen stimmen dabei nicht immer gleich gut mit unserer modernen Lebensweise überein, weshalb viele Menschen nicht nur (viel) zu viel wiegen, sondern auch zu dick *bleiben*. Ich werde erklären, wie wir unsere Nahrung verdauen und welche Hormone den Hungerreiz regulieren. Ebenfalls werde ich darauf eingehen, wie Darm und Gehirn miteinander verbunden sind – ein geniales und faszinierendes Konstrukt, das aber leider auch zu komplexem Essverhalten führen kann.

Übergewicht über die Jahrhunderte hinweg

Beschreibungen starken Übergewichts lassen sich die gesamte Menschheitsgeschichte hindurch finden. Das Alte Testament erzählt etwa die Geschichte des fettleibigen Königs Eglon, der einem Mordanschlag zum Opfer fiel. Ein Schwert wurde ihm in den Bauch gerammt und blieb in der enormen Fettschicht seines Unterleibs stecken. Auch an Fürstenhöfen gab es viel Übergewicht. Am bekanntesten ist die Geschichte der deutschen Prinzessin Caroline von Brandenburg-Ansbach, die zu Beginn des 18. Jahrhunderts Königin von England wurde.[1] Sie war so dick geworden, dass sie sich im Bett nur noch mithilfe ihrer Zofen umdrehen konnte. Obwohl sie auf Porträts nie in vollem Umfang abgebildet wurde, genossen ihre riesigen Brüste Weltruhm. Schönheitsideale ändern sich mit der Zeit, man denke nur an die adipösen Frauen auf den Gemälden Peter Paul Rubens'. Vor diesem Hintergrund ist es daher nicht verwunderlich, dass Königin Caroline so stolz auf ihren Körper war, dass die Bürger Londons Eintrittskarten kaufen konnten, um die Königin an Sonntagen in ihrem Palast beim Spachteln zu beobachten.

Im Mittelalter betonten Geistliche die sieben Todsünden, zu denen auch Gefräßigkeit, Faulheit und Wut gehörten. Diese Kombination wurde mehr als einmal in kirchlichen Schriften beschrieben. So war etwa Papst Innozenz VIII. für seine immense Fettleibigkeit bekannt. Er schlief den ganzen Tag und hatte einen sehr unangenehmen Charakter. Er förderte Inquisition und Hexenverfolgung, in deren Folge unschuldige Frauen lebend verbrannt wurden. Schließlich wurde er so dick und dadurch so müde, dass er sich nicht mehr rühren konnte. Um dagegen etwas zu tun, soll er mit Bluttransfusionen von gesunden Jungen behandelt worden sein. Ob es wahr ist oder nicht, es hat ihm nichts genutzt, denn sowohl Papst Innozenz VIII. als auch die Blutspender starben.

Aus heutiger medizinischer Sicht würde die Kombination aus Übergewicht und Müdigkeit bei diesem Papst für die Merkmale des Obstruktiven Schlafapnoe-Syndroms (OSAS) sprechen, einer Schlafstörung, die durch starkes Übergewicht verursacht wird, wobei mehrmals in der Nacht die Atmung länger als dreißig Sekunden aussetzt. Durch diese Störung gelingt es nicht, tief genug in den notwendigen REM-Schlaf zu gelangen, sodass man tagsüber oft schläfrig, erschöpft und schlecht gelaunt ist. Der britische Premier Winston Churchill, der für seine Launenhaftigkeit und sein Übergewicht bekannt war, hatte ebenfalls Probleme damit. Das Syndrom kann den (ebenso mit Übergewicht verbundenen) Diabetes mellitus verschlimmern. Außerdem führt es zu mehr Hunger, wodurch ein Teufelskreis aus Übergewicht und Schlafmangel entsteht.

Dieser Zusammenhang ist schon seit ein paar Jahrzehnten die Forschungsdomäne der belgischen Endokrinologin Eve Van Cauter. Sie konnte zeigen, dass Übergewicht und Typ-2-Diabetes einen schlechten und kurzen Schlaf verursachen.[2] In einem Versuch gelang ihr der Nachweis, dass Kurzzeitschläfer niedrigere Konzentrationen des Sättigungshormons Leptin aufweisen, das dem Gehirn ein Signal gibt, wenn man genug gegessen hat, dafür aber mehr Ghrelin haben, das Hormon, das den Hunger anregen kann. Zudem haben Kurzzeitschläfer größeren Appetit auf fett- und zuckerreiche Mahlzeiten. Kein Wunder also, dass kürzeres Schlafen auf die Dauer mehr Übergewicht und schließlich OSAS verursachen kann. Der bekannteste Patient mit diesem Leiden ist übrigens von Charles Dickens in *The Pickwick Papers* (1837, auf Deutsch: *Die Pickwickier*) beschrieben worden.[3] Die Figur des Joe hat exakt die erwähnten Symptome, weshalb das OSAS auch das »Pickwick-Syndrom« genannt wird.

Ein wachsendes Problem

So traurig ihre Geschichte auch sein mag: Dicke Menschen können in der Regel mit nur wenig Verständnis ihrer schlankeren Umwelt rechnen. Dort fragt man sich, wie es jemand nur so weit hat kommen lassen können. Dicke Menschen sind in den Augen Schlanker keine Patienten mit einer »echten« Krankheit wie Krebs, Gallensteinen oder einer gebrochenen Hüfte – Leiden, die sich jeder zuziehen kann. Dennoch sind Probleme mit Übergewicht *auch* eine echte Erkrankung.

In ihrem Buch *Knap voor een dik meisje* (2019), »Ganz schön gekonnt für ein dickes Mäuschen« beschreibt Tatjana Almuli ihren Kampf gegen Übergewicht.[4] Im Jahr 2015 machte sie beim TV-Reality-Format *Obese* mit und verlor in zehn Monaten ungefähr 56 Kilogramm. Dennoch bekam sie auch weiterhin abfällige Kommentare über ihr Äußeres und ihr Gewicht. Wissenschaftliche Studien (und populäre Abnehmformate im Fernsehen) lehren uns, dass nur 30 Prozent der Menschen mit starkem Übergewicht es schaffen, nach einem ernsthaften Abnehmversuch unter strenger Begleitung dauerhaft weniger zu essen. Tatjana gehörte nicht zu dieser Gruppe. Die Botschaft in ihrem Buch ist klar: Urteile nicht zu hart über dicke Menschen in einem Teil der Welt und zu einer Zeit, in der schlank die Norm ist.

Trotz dieser Norm leiden aktuell 50 Prozent der Erwachsenen in Deutschland an Übergewicht (2019 waren es sogar 54 Prozent),[5] die Hälfte von ihnen sogar so stark, dass es bereits eine Gefahr für die Gesundheit darstellt. Insgesamt bekommt es jeder sechste erwachsene Niederländer im Alter mit Altersdiabetes (wie Typ-2-Diabetes auch genannt wird) zu tun, in Deutschland sind es gut 7 Prozent.[6]

Doch zurück zu Maria. Aufgrund ihres Übergewichts hat sie ein erhöhtes Risiko, bereits in jungem Alter Altersdiabetes zu entwickeln. Und nicht nur das: Sie ist ebenfalls eine Kandidatin für erhöhte Cholesterinwerte, erhöhten Blutdruck, Depressionen, Schlafstörungen, Fettleber, Asthma, Herzinfarkte, Schlaganfälle, Sodbrennen, Refluxerkrankungen, Inkontinenz, Knieprobleme und nicht zu vergessen Unfruchtbarkeit. Die Wahrscheinlichkeit ist groß, dass sie wegen ihres Gewichts nicht allzu alt werden könnte.

Wenn das Leben einer so jungen Frau bereits auf so vielen Gebieten in der Klemme zu stecken scheint und mit solch lebensbedrohlichen Risiken behaftet ist, wie könnte ein Arzt ihre Probleme dann nicht äußerst ernst nehmen? Mit Maria ging es buchstäblich und im übertragenen Sinne nicht mehr weiter, so als sei ihr Leben gestrandet wie ein Schiff auf einer Sandbank. Auf der Grundlage ihres Gewichts und ihrer Körpergröße rechnete ich aus, dass sie mehr als 60 Kilo zu viel wog. So viel hatte sie bereits während ihrer ersten Schwangerschaft zugelegt und war danach die Kilos nicht wieder losgeworden. Sie erzählte, dass sie nicht mehr in einen normalen Sessel passen würde und sich kaum noch anständig waschen könne. Sie sah blass aus, hatte einen unangenehmen Körpergeruch und auffallend dünnes Haar. Sie geriet schon außer Atem, wenn sie sich die Schuhe zubinden musste. Sie zupfte fortwährend an ihrer Kleidung, die zwischen den Wölbungen ihres Körpers kleben blieb. Auch ihre Kinder wogen deutlich zu viel.

Maria fragte mich, ob ihr Übergewicht mit Hormonen zu tun haben könnte. Als Internist lege ich in solchen Fällen standardmäßig die Verbindung zum Hormonhaushalt. Patienten tun das im Allgemeinen nicht, da die Rolle der Hormone auf diesem Gebiet weniger bekannt ist. Maria hatte schon oft versucht abzunehmen und wusste sich keinen Rat mehr. Die meisten Menschen würden schlichtweg denken: Iss doch einfach weniger, dann nimmst du auch ab. Dadurch werden deine Gelenke nicht so belastet, und du hast weniger Schmerzen. Und beweg dich mehr, dann fühlst du dich automatisch wieder besser, und es gibt dir die Gelegenheit für soziale Kontakte. Hör auf zu rauchen, denn gegen den Stress hilft das Rauchen nicht – der bleibt dir dadurch sogar erst recht erhalten –, und außerdem sparst du dann auch noch Geld.

Doch das war alles leichter gesagt als getan. Maria hatte kein Geld für das Fitnessstudio oder einen Diätassistenten, und Gemüse kostete im Supermarkt mehr als eine Tiefkühlpizza. Ihre Versuche, mit dem Rauchen aufzuhören, scheiterten Mal um Mal. Außerdem nahm sie dadurch noch mehr zu, und den ganzen Tag 60 zusätzliche Kilos mitschleppen zu müssen – das würde jedem Schmerzen verursachen.

Sie nahm deutlich zu viele Kalorien zu sich – aber warum tat sie das? Worin lag die wirkliche Ursache ihres Problems? Warum war diese Frau, wie so viele heutzutage, so dick geworden? Und, sehr viel wichtiger noch: Warum *blieb* sie so dick?

Die Frage konnte sie leicht beantworten: Sie hatte den ganzen Tag über Hunger.

Hunger und Stoffwechsel

Hunger ist wahrscheinlich das älteste Gefühl auf Erden. Es peinigt das Leben bereits seit Milliarden von Jahren, und auch der Mensch hat auf vielen verschiedenen Wegen versucht, ihn unter Kontrolle zu bringen. Hunger ist tiefer in unserem Körper verankert als Gefühle wie Liebe, Respekt und Glück, tiefer auch als andere große Sorgen wie Durst, Angst und Atemnot. Das Stillen des Hungers ist für jedes Tier von lebenswichtigem Interesse. Extremer Hunger führt zu Diskriminierung, Krieg, Mord und Kannibalismus. In der westlichen Welt kennen wir echten Hunger nur noch aus den Erzählungen unserer (Groß-)Eltern, die den Zweiten Weltkrieg mitgemacht haben und Tulpenzwiebeln essen mussten, oder aus Märchen, in denen hungernde Eltern aus Verzweiflung ihre eigenen Kinder im Wald zurücklassen.

Alles Lebendige auf dieser Erde, vom Einzeller bis zum Menschen, erlebt dieselbe treibende Kraft, Nahrungsmangel zu vermeiden. Beim Menschen sieht man es auf allen möglichen Ebenen: Im Kern sind wir Zellen, die alle ihren eigenen Stoffwechsel und ihren eigenen »Hunger« haben. Dieser grundlegende, basale Stoffwechsel kann sich an Mangelsituationen anpassen. Darum herum sind Ebenen entstanden, die die Zusammenarbeit von Millionen von Zellen in einem Körper ermöglichen. Bei Säugetieren haben sich manche Zellen spezialisiert und so eigene Systeme, wie etwa das Verdauungssystem, gebildet, die, zusammen mit dem Stoffwechsel, von Hunger und Überfluss gesteuert werden. All diese Zellen kommunizieren miteinander über unser Gehirn, das über das Nervensystem und die Hormone nahezu all unsere Organe beeinflussen kann. Das Gehirn versetzt den Menschen in die Lage, über sein Nahrungsangebot zu entscheiden: So wurden Landwirtschaft und Viehzucht und letztlich sogar die Lebensmittelindustrie als Antwort auf unseren Hunger erfunden.

Wenn wir untersuchen wollen, wie sich Hunger auswirkt, müssen wir uns zunächst die Organe ansehen, die an unserem Stoffwechsel beteiligt sind. Danach erkunden wir, wie die Verdauung und die Hormone dadurch beeinflusst werden, während das Gehirn als Dirigent daraus ein harmonisches Zusammenspiel zu machen sucht.

Was in einer Zelle und damit in unserem Körper geschieht, ist außerordentlich komplex. Bausteine – vor allem Aminosäuren, organische Verbindungen, die in andere Bausteine, zum Beispiel in Eiweiße für die Muskeln, umgewandelt werden können – dienen der Speicherung von Energie in unserem Körper. Das nennen wir Metabolismus, Stoffwechsel, also den Prozess, bei dem der Körper abwechselnd Stoffe abbaut, verarbeitet und in Form von Energie einlagert. Bereits seit der Entstehung des Lebens reagieren diese Zellen auf das Angebot an Nahrung. Wenn ein Einzeller mit einem Überfluss an Nahrung in Berührung kam, sorgte sein Stoffwechsel auch für einen Überfluss an Stoffen, die für Prozesse wie Wachstum, Reparatur oder Fortpflanzung genutzt werden konnten. Gab es jedoch zu wenig Nahrung für die Zelle, stoppten die chemischen Reaktionen. Beschädigungen konnten nicht mehr repariert werden, die Zelle vergiftete sich mit ihren eigenen Abfallstoffen, und es fehlte ihr die Energie, sich verteidigen oder vermehren zu können – faktisch der Notzustand.

Diese Urzelle wird den Mangel als alarmierend empfunden haben, etwas, das sich noch immer in jeder einzelnen Zelle unseres Körpers abspielt. Wenn wir einen Mangel an Nährstoffen haben, leiden alle unsere Zellen einzeln Hunger. Deshalb kann echter Hunger so überwältigend und allumfassend sein. Es ist ein tiefes und primitives Gefühl, »vom Scheitel bis zur Sohle« und »durch und durch«. Echter Hunger geht »durch Mark und Bein«, und wenn er länger andauert, beherrscht er alles, den Körper und die Person selbst, und es zählt nur noch eins: Nahrung suchen. Das ist nicht dasselbe, wie Appetit zu haben: Es ist ein Urdrang nach Essen, ein wahrer Trieb, der in jeder Zelle des Körpers spürbar ist und einen Menschen zum Wahnsinn treiben, aber auch ernsthafte Defekte verursachen kann, weil körperliche Prozesse dadurch stagnieren.

In der modernen westlichen Welt haben unsere Körperzellen nur noch in Ausnahmefällen Probleme mit echtem Hunger, etwa bei einer schweren körperlichen Krankheit wie Anorexie. Vielleicht finden Sie es übertrieben, davon zu sprechen, dass ein einzelliger Organismus bereits so etwas wie Hunger empfinden kann. Doch er registriert durchaus eine Veränderung wie eine mögliche Nahrungsknappheit und reagiert darauf. Dank des starken Urreizes haben Arten gelernt, sich anzupassen. Mikroorganismen, die in Phasen des Überflusses ihr Zuviel an Bausteinen als Reserven einlagern und in Zeiten des Mangels in den Einsparmodus schalten können, indem sie nur noch die absolut notwendigen Prozesse auf niedriger Flamme weiterlaufen lassen, haben nun einmal größere Überlebenschancen.

Dieser Prozess stellt einen wichtigen Mechanismus dar, um mit Hunger fertigzuwerden. Beim Menschen kann diese Anpassung des Stoffwechsels extreme Formen annehmen und sogar Folgen für den Rest des Lebens haben. Man denke zum Beispiel an die Frauen, die während des Hungerwinters schwanger waren (siehe Kapitel 1) und die infolgedessen Kinder mit einem erhöhten Risiko für Übergewicht sowie Herz- und Gefäßkrankheiten bekamen. Der Mangel bei diesen Müttern hatte einen »prägenden« Effekt auf die Gene ihrer Embryos, die später in ihrem Leben mit großer Wahrscheinlichkeit an Übergewicht leiden würden. Als hätten die Mütter ihre Kinder mit Signalen aus ihrem Stoffwechsel auf ein Leben im Mangel vorbereitet.

In der Pubertät kann das Umgekehrte passieren. Der Stoffwechsel bei jungen Menschen, die an Anorexie leiden (und das sind sowohl Männer als auch Frauen!), kann lebenslang im Sparmodus verharren. Die dürftige Energie, über die der Körper verfügt, bleibt für die strikt notwendigen körperlichen Prozesse reserviert, und bestimmte Gene werden durch Stoffe, die bei extremem Mangel freigesetzt werden, für immer »ausgeknipst«.[7] Die Gene, die beispielsweise für das Hunger- und Sättigungsgefühl zuständig sind (wie etwa das Hormon Leptin, zu dem wir weiter unten in diesem Kapitel noch ausführlicher kommen), bleiben zwar in der DNA vorhanden, aber die Zelle kann sie nicht mehr nutzen.[8] Dieser Effekt wird »Gen-Silencing« genannt und funktioniert umgekehrt wie Hunger.

Während unser Stoffwechsel den gesamten Energiehaushalt aller Zellen unseres Körpers regelt, ist die Verdauung der Prozess des Abbaus und der Aufnahme von Nährstoffen, die wir uns über unser Essen zuführen. Die Rolle, die Hormone in diesem genialen System spielen, werde ich schrittweise erklären.

Der Magen und unsere Verdauung

Unser Verdauungssystem ist so wahnsinnig wichtig, dass sich die Zellen dazu bereits sehr früh in unserem Leben entwickeln. Schon in den ersten Wochen der Schwangerschaft entsteht beim Fötus das Entoderm. Dort bilden sich die Organe, die bei der Einnahme von Nahrung wichtig sind: das Verdauungssystem (mit Darm, Magen, Leber und Gallenblase), die Bauchspeicheldrüse und die Schilddrüse.

WELCHE ORGANE UND HORMONE SIND AN DER VERDAUUNG BETEILIGT?

MUND- (Os) und **OHRSPEICHELDRÜSEN** (Glandula parotis); sind wichtig für das Zermahlen der Nahrung, die Speichelproduktion (Enzyme, die Zucker abbauen) und helfen dabei, die Qualität der Nahrung zu kontrollieren.

SPEISERÖHRE (Ösophagus) und **MAGEN** (Gaster oder Ventriculus) produzieren die Hormone Ghrelin und Gastrin, die beim Verdauen von Eiweißen durch die Magensäure und dem Vermengen von Nahrung eine Rolle spielen.

LEBER (Hepar); produziert Galle (um die Fette in unserer Diät zu verdauen, damit sie vom Darm aufgenommen werden können) und Cholesterin (als Baustein für Hormone).

ZWÖLFFINGERDARM (Duodenum); produziert Cholecystokinin (CCK), Serotonin und Glucagon-like Peptide (GLP-1), die für die Verdauung (die Aufnahme von Zucker, Fetten und Eiweißen) sowie die Darmfunktion wichtig sind.

BAUCHSPEICHELDRÜSE (Pankreas); produziert Insulin und Glucagon. Insulin reguliert den Blutzuckerspiegel und sorgt dafür, dass der Körper Glukose aufnimmt. Glucagon erhöht die Menge an Zucker im Blut. Beide sind wichtig für den Fettstoffwechsel.

BAUCHFETTGEWEBE (Adipozyten); produziert Leptin und Estradiol (aus Testosteron). Wichtig für den Reservevorrat an Energie.

GRIMMDARM (Colon); der mittlere Teil des Dickdarms fermentiert Zucker und Fasern mithilfe von Darmbakterien, nimmt Wasser aus dem Kot auf.

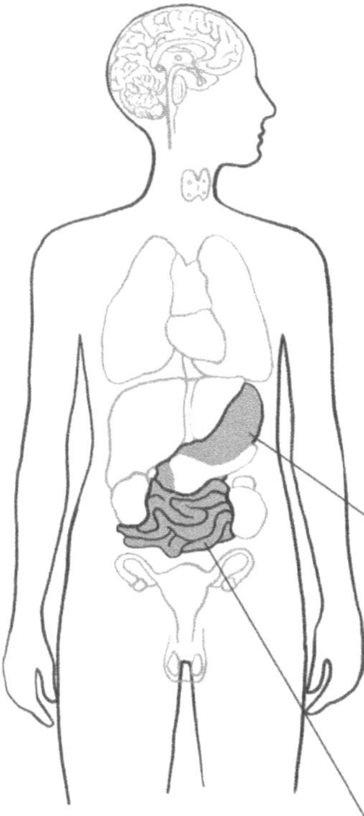

MAGEN
(Gaster oder Ventriculus)

Hormone:
Gastrin
Ghrelin

Funktionen:
Appetit
Verdauung

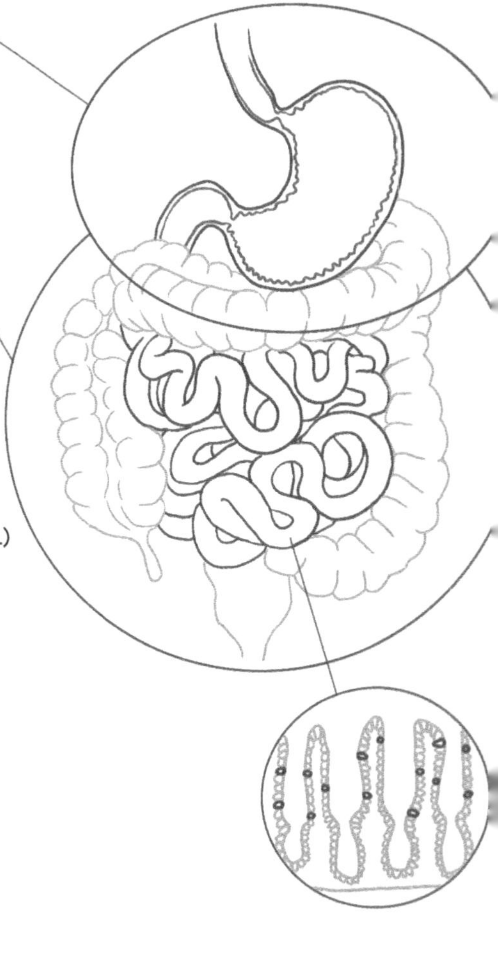

ZWÖLFFINGERDARM
(Duodenum)

Hormone:
Cholecystokinin (CCK)
Serotonin
Glucagon-like Peptide (GLP-1)

Funktionen:
Verdauung
Zuckerspiegel
Fettstoffwechsel
Darmfunktion und -passage

Der Magen ist eine phantastische Erfindung von Mutter Natur, um uns vor Knappheit und Mangel zu schützen, spielt aber in unseren modernen Zeiten dem Übergewicht in die Hände. Um das zu verstehen, muss man wissen, wie Verdauung im Einzelnen vor sich geht.

Die erste Phase setzt schon ein, bevor wir überhaupt mit dem Essen begonnen haben. So kann uns der bloße Gedanke an oder das Riechen und Sehen von Nahrung das »Wasser« im Mund zusammenlaufen lassen. Was dabei passiert, hat der Russe Iwan Pawlow (siehe auch die Einleitung zu diesem Buch) bereits 1897 an Tieren gezeigt.[9] Auch beim Menschen wird diese Reaktion ausgelöst, wenn das Gehirn bemerkt, dass Essen in der Nähe ist. Es regt dann die Mundspeicheldrüsen an, Speichel freizusetzen, damit sich die Nahrung leichter hinunterschlucken lässt. Bis Pawlow seine Entdeckung machte, war dieses schleimige Zeug nicht gerade ein *hot item*, doch inzwischen weiß man, dass Speichel allerhand wichtige Hormone enthält – eine Fülle an Signalstoffen! –, zu denen unter anderem Insulin und Cortisol gehören. Auch der Magen wird von unserem Gehirn angespornt, sich auf eine Mahlzeit vorzubereiten. Durch den Ausstoß von Gastrin wird die Produktion von Magensäure angeregt, sodass unsere Nahrung verdaut werden kann, sobald sie im Magen landet.[10]

In der nächsten Phase wird der Magen durch die Anwesenheit von Nahrung ein wenig gedehnt. Diese Dehnung wird von speziellen Rezeptoren wahrgenommen, die über die Nervenbahnen ein Signal ans Gehirn schicken. Das Gehirn seinerseits sendet wiederum ein Signal zurück an den Magen, um zusätzliche Magensäure zu produzieren. So gelangt unsere Nahrung in den Dünndarm. Der relativ saure Nahrungsbrei aus dem Magen wird von speziellen Zellen im Dünndarm signalisiert, die daraufhin unter anderem die Hormone Glucagon-like Peptide 1 (GLP-1) und Cholecystokinin (CCK) abgeben.[11] Diese Hormone sorgen dafür, dass Bauchspeicheldrüse

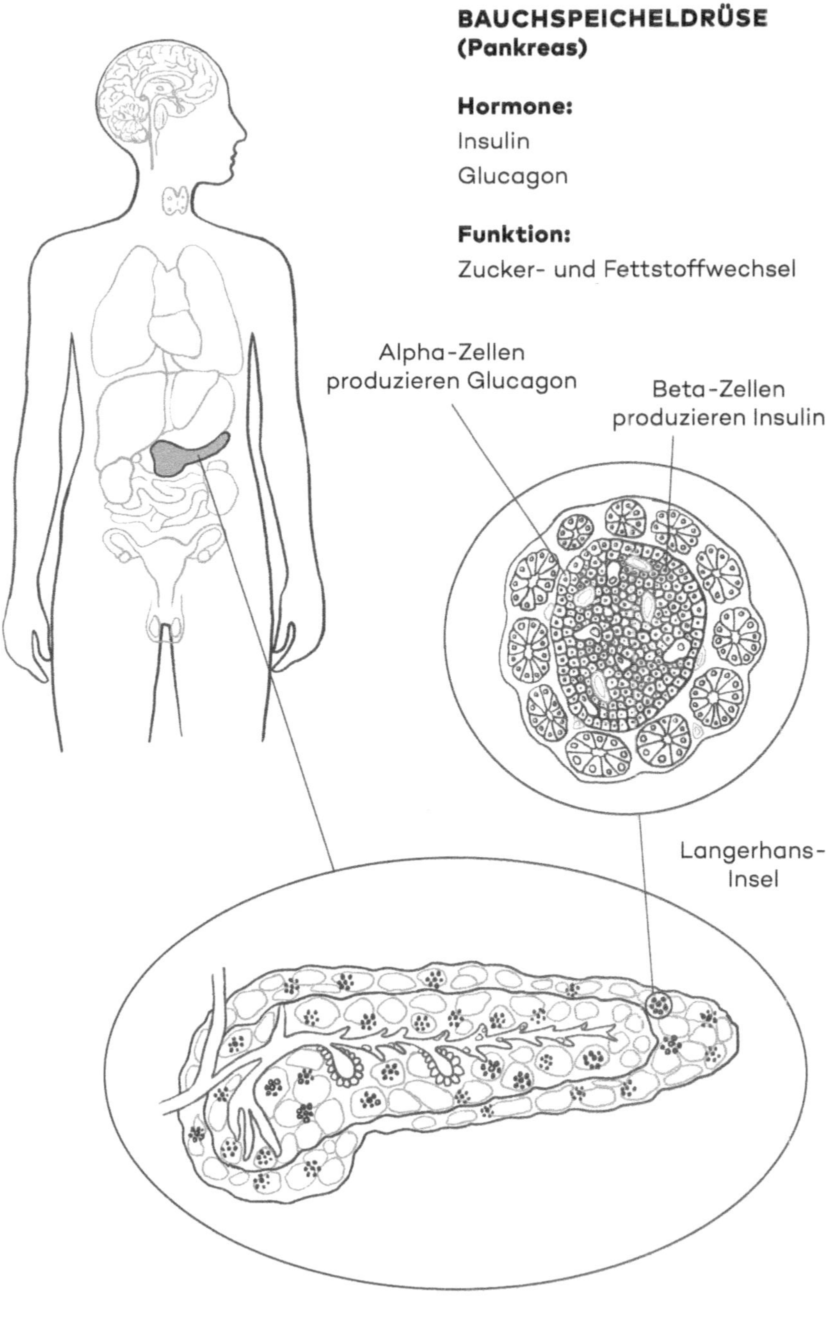
BAUCHSPEICHELDRÜSE
(Pankreas)
Hormone:
Insulin
Glucagon
Funktion:
Zucker- und Fettstoffwechsel
Alpha-Zellen produzieren Glucagon
Beta-Zellen produzieren Insulin
Langerhans-Insel

und Gallenblase Verdauungssäfte und Verdauungsenzyme freisetzen. Die letztgenannten Stoffe spalten Nährstoffe wie Zucker, Fette und Kohlenhydrate in kleinere Einheiten auf, die vom Körper leichter aufgenommen werden können. Danach setzen Leber und Gallenblase ihre Galle frei, was die Verdauung von Fetten weiter vereinfacht. Das alles zusammen sorgt dafür, dass der Nahrungsbrei weniger sauer wird und die Verdauungsenzyme aus der Bauchspeicheldrüse ihre Aufgabe effektiv erfüllen können.

Die verdaute Nahrung wird schließlich mithilfe von Insulin über das Blut in die Körperzellen aufgenommen. Dort bildet es den Brennstoff, der alle wichtigen körperlichen Prozesse befeuert: vom Herzschlag und der Atmung über den Hormonhaushalt und die Verdauung bis hin zur Reparatur und Wiederherstellung von Körperzellen sowie natürlich der Fortpflanzung. Die Umwandlung von Nahrung in Bausteine, die Aufnahme dieser Stoffe und deren Transport bis in die entlegensten Winkel des Körpers dauern beim Menschen nur ein paar Stunden.

Die Funktion des Magens ist es, das Hungergefühl aufzuschieben. Das erkläre ich immer gern anhand der Verdauung beim Löwen.[12] Getrieben von Hunger jagt ein Löwe Zebras. Er fängt vielleicht eines oder zwei pro Woche, gerade genug, um zu überleben. Würde er nicht über einen Magen verfügen, hätte er das Zebrafleisch bereits während des Fressens verdaut, und das Verdauungsprodukt würde direkt als Aminosäuren in sein Löwenblut fließen. Innerhalb einer halben Stunde wäre sein Hunger verschwunden. Hyänen und Geier würden den Rest seiner Beute auffressen, und der Löwe hätte nicht genügend Energie, um die nächsten Tage zu überstehen. Da ein Löwe aber natürlich einen Magen hat, frisst er auch den Rest des Zebras auf, weil sein Hunger während des Fressens nicht gleich gestillt wird.

Beim Menschen passiert dasselbe. Der Magen verlangsamt den Verdauungsprozess und fungiert so als Puffer, als eine Art eingebaute Butterbrotdose, in der man seine Mahlzeit sicher mitnehmen kann, ohne sie sofort verdauen zu müssen. Der Magen selbst fügt noch etwas Säure hinzu, ein starkes Konservierungsmittel, damit die Nahrung unterdessen nicht verdirbt. Sie wird erst verdaut, wenn man sich ausruhen kann. Dann öffnet sich der Magenpförtner und die in Säure eingelegte Nahrung fließt weiter in den Dünndarm. Dieser Prozess wird von Hormonen gesteuert, die als Bremspedal (Somatostatin) wie auch als Gaspedal (Ghrelin) fungieren.[13] Beim Menschen hält der Magen auf die Weise ungefähr drei Stunden lang die Sättigung auf. Das ist lang genug, um die Suche nach Nahrung fortzusetzen und so genügend Reserven anzulegen, um durch die hungrigen Tage zu kommen. Ein wunderbarer Mechanismus, der unsere Vorfahren aus ferner Vergangenheit gegen den Mangel beschützt hat.

Es gibt noch immer viele Missverständnisse über den Magen. Dickere Menschen haben beispielsweise keinen größeren Magen als andere. Von einem größeren Magen wird man auch nicht dick, und wenn man viel isst, wird der Magen dadurch nicht größer. Auch die Stärke des Appetits hängt nicht von der Größe des Magens ab – übermäßiger Appetit entsteht wahrscheinlich durch eine Fehlregulation zwischen Hormon- und Nervenreizen vom Magen zum Gehirn und umgekehrt (außer wenn man am Magen operiert worden ist, wie etwa bei einer Magenverkleinerung, doch darüber im weiteren Verlauf dieses Kapitels mehr).

Hunger macht kleine Kinder groß

Viele Eltern sind vollkommen baff angesichts der Mengen an Lebensmitteln, die ihre pubertierenden Kinder verdrücken. Sie können essen, was sie wollen, ohne dick zu werden, während wir als Eltern schon zuzunehmen scheinen, wenn wir nur aufs Essen schielen. Das zeigt nicht nur, wie viel Energie die Jugendjahre verschlingen, sondern auch, wie wichtig der Stoffwechsel beim Halten eines gesunden Körpergewichts ist. Auch daran sind wieder Hormone beteiligt. Sowohl das Sättigungshormon Leptin als auch das Hungerhormon Ghrelin (auch darüber später mehr) spielen eine Rolle beim Appetit Pubertierender und der Geschwindigkeit, mit der Kinder in der Pubertät wachsen.[14] Dieses Wachstum geht so schnell vonstatten, weil ihr Körper Kohlenhydrate, Eiweiße und Fette gegen brauchbare Formen von Energie eintauscht. Mehr Muskelmasse und schön viel essen, ohne auch nur ein Gramm zuzulegen, sind zwei Begleiterscheinungen der Pubertät.

Negative Begleiterscheinungen eines so streng justierten hormonellen Gleichgewichts gibt es aber leider auch. Grob gesagt neigen Menschen dazu, schneller Entscheidungen zu treffen, wenn sie Hunger haben. Das kann weitreichende Folgen haben. Die Forschung hat beispielsweise ergeben, dass hungrige Richter Urteile fällen, die zum Nachteil desjenigen ausfallen, der vor Gericht steht, und Richter nach dem Mittagessen zu einem anderen Urteil gekommen wären als vor der Mahlzeit.[15] Übrigens ist dieses Wissen nicht neu. So war es im Byzantinischen Reich Richtern bereits im 6. Jahrhundert verboten, Urteile zu sprechen, wenn es in ihrem Magen rumorte. Etwas Ähnliches sehen wir bei Ärzten, die sich entscheiden müssen, ob sie einem Patienten Antibiotika geben oder nicht: Ein voller Magen trägt zu einer besser durchdachten Entscheidung bei.[16] Bei Pubertierenden ist das nicht anders.

In der Pubertät spielen die Hunger- und Sättigungshormone also eine Rolle beim Verhalten. Das ist eine der vielen Verbindungen zwischen Bauch und Gehirn – wir nennen es auch die Darm-Hirn-Achse. Nerven verlaufen von unseren Därmen aus direkt zum Gehirn. Auf diesem Weg, aber auch über die Abgabe von Hormonen an das Blut, senden die Därme Signale ans Gehirn. Wenn man beispielsweise vor der Mahlzeit ein paar Glas Wasser trinkt, wird man erheblich weniger essen.

Auch nach der Pubertät spielt diese Achse eine Rolle. So ist es beispielsweise keine gute Idee, hungrig in den Supermarkt zu gehen, denn dann ist die Chance groß, dass eine hochkalorische und zuckerreiche Mahlzeit im Einkaufskorb landet.[17]

Moderne Lebensweise

In unserer heutigen Gesellschaft, in der der Überfluss Hochstände feiert, gibt es nur wenige Menschen, die hungern müssen. Mehr noch, durch den Mangel an Bewegung und ein Zuviel an kalorienreicher Nahrung leiden viele Menschen an Übergewicht. Der Amsterdamer Arzt Steven Blankaart setzte vor dreieinhalb Jahrhunderten noch großes Vertrauen in den Zucker. In seinem Buch *De Borgerlyke Tafel*[18] (»Die bürgerliche Tafel«) aus dem Jahr 1683 beschreibt er seine wiederholten Beobachtungen zur »unordentlichen Weise beim Essen, die sich bei manchen vornehmen Bürgern eingeschlichen« habe, und wie Zucker die Säure, die unseren Körper krank mache, neutralisieren könne, sodass dessen Konsum besonders gut für unser leibliches Wohl sei.

Noch lange nachdem Kreuzritter im Spätmittelalter das aus Asien stammende »weiße Gold« nach Europa gebracht hatten, galt Zucker überwiegend als etwas Gutes. Es war ein Luxusprodukt, das in mittelalterlichen Apotheken als Medizin erhältlich war. In den siebziger Jahren des vorigen Jahrhunderts wurde sogar noch Reklame für Erfrischungsgetränke für Babys und andere aufpeppende Zuckerware für erschöpfte Mütter gemacht. Doch die heutigen Wissenschaftler schlucken nicht mehr alles. Dass sich unser einvernehmliches Verhältnis zum Zucker inzwischen abgekühlt hat, ist lebenswichtig für unsere Gesundheit. Seit den siebziger Jahren hat sich die Zusammensetzung unserer Nahrung nämlich enorm verändert: Produkte enthalten weniger Nährstoffe und sind mit mehr Zucker und Konservierungsmitteln versetzt, was leichter zu Übergewicht führt.

Neben zu wenig Bewegung und zu viel (falscher) Nahrung ist auch unser Schlaf nicht mehr das, was er einmal war: Schon seit der industriellen Revolution schläft der durchschnittliche Mensch zu wenig. Wir im Westen schlafen im Vergleich zu unseren Vorfahren vor hundert Jahren eine Stunde weniger pro Nacht, schreibt der Schlafguru Matthew Walker in *Das große Buch vom Schlaf*.[19] Wegen unserer Rund-um-die-Uhr-Ökonomie arbeitet fast ein Fünftel der Erwerbsbevölkerung in Spät- und Nachtschichten, wodurch es zu einer Störung des Tag-Nacht-Rhythmus kommt, die mit Schwankungen bei den (Stress-)Hormonen einhergeht.[20] So sollen schwere Einschätzungsfehler infolge eines gestörten Schlafrhythmus mit für die Katastrophe des Space Shuttle *Challenger* 1986 und den Atomunfall im Kernkraftwerk Tschernobyl im selben Jahr verantwortlich gewesen sein.[21] Auch Ärzte sind nicht immun gegen Schlafmangel, weshalb ihnen während ihrer Nachtdienste häufiger medizinische Fehler unterlaufen.[22]

Doch auch Menschen ohne Nachtschichten können unter einer gestörten Nachtruhe leiden: Ungefähr 30 Prozent aller Erwachsenen erklären, Probleme mit dem Schlaf zu haben.[23] Neben langandauernder Exposition gegenüber Kunstlicht und einem veränderten Essverhalten (wodurch wir öfter mit vollem Magen ins Bett gehen) ist laut Matthew Walker auch die Zeit, die wir vor dem Display eines Smartphones, Tablets oder Computers verbringen, ein Faktor. Dadurch werden wir über einen längeren Zeitraum hinweg Kunstlicht ausgesetzt, was einen negativen Effekt auf die Produktion von Melatonin hat, dem Hormon, das dafür sorgt, dass wir schläfrig werden. Sein Rat lautet daher, den Augen eine Stunde vor dem Zubettgehen »bildschirmfrei« zu geben.

Aber auch natürliches Licht scheint einen Effekt auf unseren Schlaf zu haben: Eine jüngste Studie ergab, dass der Mensch im Sommer durchschnittlich zwölf Minuten und im Frühling sogar fünfundzwanzig Minuten weniger schläft als im Winter.[24] Das kommt wahrscheinlich daher, dass wir im Frühjahr und im Sommer fast vier Stunden mehr Tageslicht haben als im Winter. Und Tageslicht hat wiederum einen positiven Effekt auf unsere biologische Uhr.

Dass wir seit der industriellen Revolution immer kürzer und schlechter schlafen, scheint ein Trendbruch mit der Vergangenheit zu sein.[25] Laut dem US-amerikanischen Historiker Roger Ekirch schlief der Mensch (so wie die meisten Tiere) bis vor zwei Jahrhunderten in zwei Phasen von jeweils vier Stunden, dem »ersten« und dem »zweiten Schlaf«, und war in der Zwischenzeit nachts wach. Der französische Arzt Laurent Joubert (1529–1582) wird in Ekirchs Buch *In der Stunde der Nacht* mit seiner Empfehlung zitiert, gerade in der Zwischenphase des Schlafs Sex zu haben, da man dann mehr Vergnügen dabei empfinden werde und auch bessere Ergebnisse erzielen könne … Die biologische Basis dieses zweiphasigen Schlafs ist in den neunziger Jahren von dem US-amerikanischen Psychiater Thomas Wehr teilweise entschlüsselt worden.[26] Er konnte zeigen, dass Freiwillige, die sich länger als vierzehn Stunden im Dunkeln aufhalten, nach ein paar Wochen ebenfalls dieses zweiphasige Schlafmuster übernehmen, das mit einer verbesserten Abgabe von Hormonen wie Melatonin und Wachstumshormonen einhergeht.

Obwohl dieser Schlaftheorie mit Skepsis begegnet wird, scheinen immer mehr Studien den Zusammenhang zwischen Schlafmangel, der Arbeit in Nachtschichten und der Entwicklung von Übergewicht und Diabetes mellitus zu bestätigen.[27] Kurzum, unsere Programmierung in Kombination mit unserem modernen Lebensstil führt durch die Störung der Darm-Hirn-Achse leicht zu Übergewicht. Und durch das Übergewicht und die schlechten Schlaf- und Essgewohnheiten landen Menschen wie Maria in einem Teufelskreis.

Sollte sie dann eine Magenoperation in Erwägung ziehen?

Das Set-Point-Gewicht

Ende des vorigen Jahrhunderts fanden Gehirnforscher im Hypothalamus einen Rezeptor, der etwas mit der Abgabe von Wachstumshormonen zu tun haben sollte. Es zeigte sich, dass es sich um ein bis dahin unbekanntes Hormon handelte, das im Magen produziert wird und, nach dem englischen *growth hormone-releasing peptide*, das uns in Kapitel 3 bereits begegnet ist, als Ghrelin bezeichnet wurde.[28] Schon bald war klar, dass Ghrelin eigentlich nicht so viel mit Wachstum zu tun hat, sondern vor allem eine Rolle beim Halten eines stabilen Körpergewichts spielt.[29] Im Lichte der Adipositas-Epidemie, die im Westen grassiert, wird die Forschung zu Ghrelin jedoch sehr relevant.

Ghrelin wird durch den leeren Magen produziert. Vor den Mahlzeiten sind die Konzentrationen des Hormons im Blut am höchsten, danach am niedrigsten. Deshalb gilt es auch als Hungerhormon, das die Funktion hat, einen leeren Magen anzukündigen. Seit Kurzem weiß man, dass Männer unter dem Einfluss von Sonnenlicht mehr Ghrelin produzieren und in den Sommermonaten daher auch mehr Kalorien zu sich nehmen. Bei Frauen geschieht das nicht, da Östrogene die Ghrelin-Produktion blockieren.[30] Auch zeigt sich, dass Ghrelin Einfluss auf die Geschwindigkeit hat, in der wir Entscheidungen treffen, vor allem in den Zentren des Gehirns, die mit Sucht zu tun haben.[31] Das Hormon regt das Gehirn an, Dopamin freizusetzen, den Stoff, der uns ein Glücksgefühl verschafft. Da wir dieses angenehme Gefühl gern öfter haben wollen, belohnen wir uns selbst mit einem Glas Wein oder einem Stück Schokolade. So entsteht eine Sucht oder Abhängigkeit. Das könnte womöglich erklären, weshalb manche Menschen mit starkem Übergewicht eine echte Fresssucht zu haben scheinen. Auch Maria erzählte, dass sie mehr esse, wenn sie mit dem Rauchen aufhöre – als würde die eine Sucht die andere ersetzen. Eine jüngste Untersuchung hat sogar gezeigt, dass sich nach einer Magenoperation aufgrund von Adipositas die Wahrscheinlichkeit für den Patienten verdoppelt, eine Alkoholsucht zu entwickeln.[32] Es sind auch Fälle bekannt, in denen eine Essstörung in eine Spiel- oder Sexsucht übergeht.

Das Bemerkenswerte an Ghrelin ist, dass dieses Hormon, das uns zum Essen anspornt, bei Personen mit Übergewicht in höheren Konzentrationen im Blut vorhanden ist als bei anderen. Essen Menschen mit Übergewicht mehr, weil ihr Magen mehr Ghrelin produziert? Oder ist es anders: Reagieren sie weniger empfindlich auf das Hormon und brauchen deshalb höhere Konzentrationen? Das ist nicht so leicht zu beantworten. Offenbar ist auf hormonellem Niveau ein System aktiv, das dem Körper hilft, ein stabiles Gewicht zu halten. Wer dick bleiben will, muss mehr essen. Und dazu passt ein Magen, der mehr Ghrelin produziert. Zugleich klingt das nicht logisch: Man sollte denken – und wollen! –, dass man gerade *weniger* Hunger bekommt, wenn man zu dick wird.

Unser Körper scheint alles dafür zu tun, durch ein gesteigertes Bedürfnis nach Kalorien ein zugenommenes Gewicht zu halten – als hätten wir einen eingebauten Thermostat, der unser Gewicht exakt auf dem einmal gewonnenen Level hält. Im Englischen nennt man dies *set point weight*, ein festgesetztes Gewicht.[33] Es erklärt den Jo-Jo-Effekt, den man bei Diäten oft beobachtet, wenn jemand, der in kurzer Zeit stark abgenommen hat, automatisch wieder zunimmt, bis er oder sie dasselbe oder sogar ein höheres Gewicht als vorher erreicht hat.

Maria, die mit fünfunddreißig Jahren bereits 130 Kilo wog, ist ein Beispiel dafür. Auch bei Magenoperationen aufgrund starken Übergewichts sieht man diesen Effekt: Muss eine solche Operation aus irgendeinem Grund wieder rückgängig gemacht werden, wird das Gewicht des Patienten sofort zunehmen und nahezu exakt auf dem Niveau vor dem ursprünglichen Eingriff landen, auch wenn dieser bereits Jahre zurückliegt.

Dieses Set-Point-Gewicht wird durch den Hypothalamus reguliert, dem magischen Ort tief in unserem Gehirn, an dem auch unsere Körpertemperatur stabil gehalten wird. Im Gegensatz zu unserer Temperatur, die ein Leben lang um die 37 Grad Celsius schwankt, scheint das Set-Point-Gewicht im Laufe der Jahre nach oben angepasst zu werden.[34] Wer über längere Zeit hinweg mehr isst als zuvor, erreicht dadurch nicht nur ein höheres Körper-, sondern auch ein höheres Set-Point-Gewicht, wodurch es schwieriger wird, wieder auf das alte Gewicht zu kommen. Aufgrund dieses Set-Point-Gewichts, durch Ghrelin instand gehalten, neigt der Körper also dazu, nie mehr leichter zu sein als vorher.[35] Es ist offenbar wie mit dem Einkommen, das man auch nur steigen, aber nicht sinken sehen möchte!

So bildet Ghrelin den idealen Schlussstein des Geschäftsmodells aller Fastfoodketten. Verkaufe den Kunden deine appetitlichen Hamburger, aber serviere ihnen für kleines Geld möglichst viel hochkalorische Nahrung dazu: Erfrischungsgetränke und Pommes frites! Mit dieser geringen Investition sorgst du dafür, dass die Kundschaft dicker wird. Und bekommst du die Leute so weit, dass sie nur lange genug hochkalorische Nahrung zu sich nehmen, entwickeln sie automatisch ein höheres Set-Point-Gewicht und höhere Ghrelin-Konzentrationen bei leerem Magen. So wird ihr Bedürfnis, weiterhin deine Hamburger zu essen, immer stärker werden.

Mit Blick auf die Adipositas-Epidemie scheint Ghrelin ein unsinniges Hormon zu sein. Warum sollte der Körper sein Übergewicht halten wollen? Es führt zu Herz- und Gefäßerkrankungen, Diabetes und Knieproblemen. Doch aus Sicht der Biologie ist es sogar sehr nützlich. Wenn es einem Tier gelingt, an einem Ort des Überflusses zu leben, wird es erfolgreich sein. Sein Hunger wird gestillt, es nimmt zu, und damit erhöht sich auch sein Set-Point-Gewicht. Beim Menschen ist das nicht anders. Unser Set-Point-Gewicht wird zu Beginn der Menschheit hoch gewesen sein. Dadurch hat unser Hunger einen starken zusätzlichen Reiz erfahren, der uns dazu getrieben hat, erfinderisch zu werden. Und so haben wir jagend unsere Nahrung verfolgt und, auf der Suche nach Kalorien, den gesamten Erdball bevölkert.

Obwohl Ghrelin deutlich etwas mit Gewicht, Essen und Hunger zu tun hat, ist es die Frage, ob die Qualifikation als »Hungerhormon« eigentlich stimmt. Ghrelin wird nämlich auch an anderen Stellen des Körpers produziert: in der Bauchspeicheldrüse, den Nieren, den Eierstöcken, den Hoden und in der Lunge. Und bei Magenoperationen aufgrund starken Übergewichts sieht man sogar einen gegenteiligen Effekt: Obwohl der Magen nach einer Magenumgehung ständig leer bleibt, nehmen die Ghrelin-Konzentrationen gerade ab und nicht zu.[36]

Das Gen, das für die Produktion von Ghrelin zuständig ist, arbeitet auch komplizierter, als man es erwarten würde. Vielleicht haben Ghrelin und sein Wachstumshormonempfänger vor langer Zeit also etwas ganz anderes getan als das, was wir jetzt von ihnen zu sehen bekommen. Oder aber die Evolution des Hungerhormons ist ebenso komplex wie die des Hungers selbst.

Die Aufsummierung von Energie

Noch einmal zurück zu Maria. Warum schafft sie es nicht, abzunehmen? Will ihr Körper denn das Gewicht, das einst dazugekommen ist, nicht wieder loswerden? Das wäre jedoch nur ein Teil der Antwort, denn das Körpergewicht eines Erwachsenen ist nicht nur die Aufsummierung von Masse, sondern auch das Ergebnis von *Energie*.

Seine Energie, die in Kalorien ausgedrückt wird, bezieht der Körper aus den Bausteinen, die unablässig benötigt werden, um den Stoffwechsel, den Bewegungsapparat und alle anderen Prozesse im Körper in Gang zu halten. Ist die Zufuhr höher als der Verbrauch, speichert der Körper die überschüssigen Kalorien in Form von

Masse, kurz: Man nimmt zu. Ist die Zufuhr geringer als der Verbrauch, greift der Körper seine Vorräte an, und das Körpergewicht sinkt. Sind Zufuhr und Verbrauch im Gleichgewicht, bleibt das Gewicht stabil. Das ist einfache Buchführung. Allerdings ist es nicht so, dass »weniger essen + mehr bewegen« (unsere erste Reaktion als zu dicker Zeitgenosse) alle Probleme lösen würde. So einfach ist es nämlich leider nicht.

Jemand mit mehr Körpermasse verbraucht auch mehr Energie. Außerdem müssen die Muskeln wegen der zusätzlichen Kilos härter ran, um dieselben Bewegungen auszuführen. Der Gesamtenergieverbrauch eines Menschen mit Übergewicht ist daher höher als der eines Normalgewichtigen. So muss Maria nicht nur mehr als normal essen, um dick zu werden (das oben beschriebene Set-Point-Gewicht), sondern auch, um dick zu bleiben. Um dick zu bleiben? Ja, in Übereinstimmung mit unserem Wissen über die Urzelle gibt es deutliche Hinweise in der wissenschaftlichen Literatur, dass der menschliche Körper nicht geneigt ist, sich seines überschüssigen Fettgewebes zu entledigen.

Doch meine Patientin erzählte noch eine andere Geschichte. Sie hatte das Gefühl, dass sie an einem bestimmten Punkt ihres Lebens – nach der ersten Schwangerschaft – zugenommen und das Übergewicht anschließend nicht wieder verloren hatte. Abgesehen davon, dass man als Schwangere mehr isst, kann es in der Tat passieren, dass es nach der Schwangerschaft zu einer hormonellen Umstellung kommt (siehe Kapitel 6) und man stark zunimmt. Auch könnte dabei eine Veränderung bei den Darmbakterien eine Rolle spielen (dazu ebenfalls mehr in Kapitel 6). Aber es ist auch bekannt, dass der Stoffwechsel weniger Energie benötigt, je älter man wird, da die Muskelmasse langsam abnimmt. Außerdem werden die meisten Menschen nach ihren ersten zwanzig Lebensjahren aufgrund der Arbeit und der Familiengründung weniger Sport treiben und sich weniger bewegen als in ihrer Jugend. Marias Übergewicht

FETTGEWEBE
(Adipozyten)

Hormone:
Leptin
Estradiol

Funktionen:
Energievorrat
Elastizität der Haut

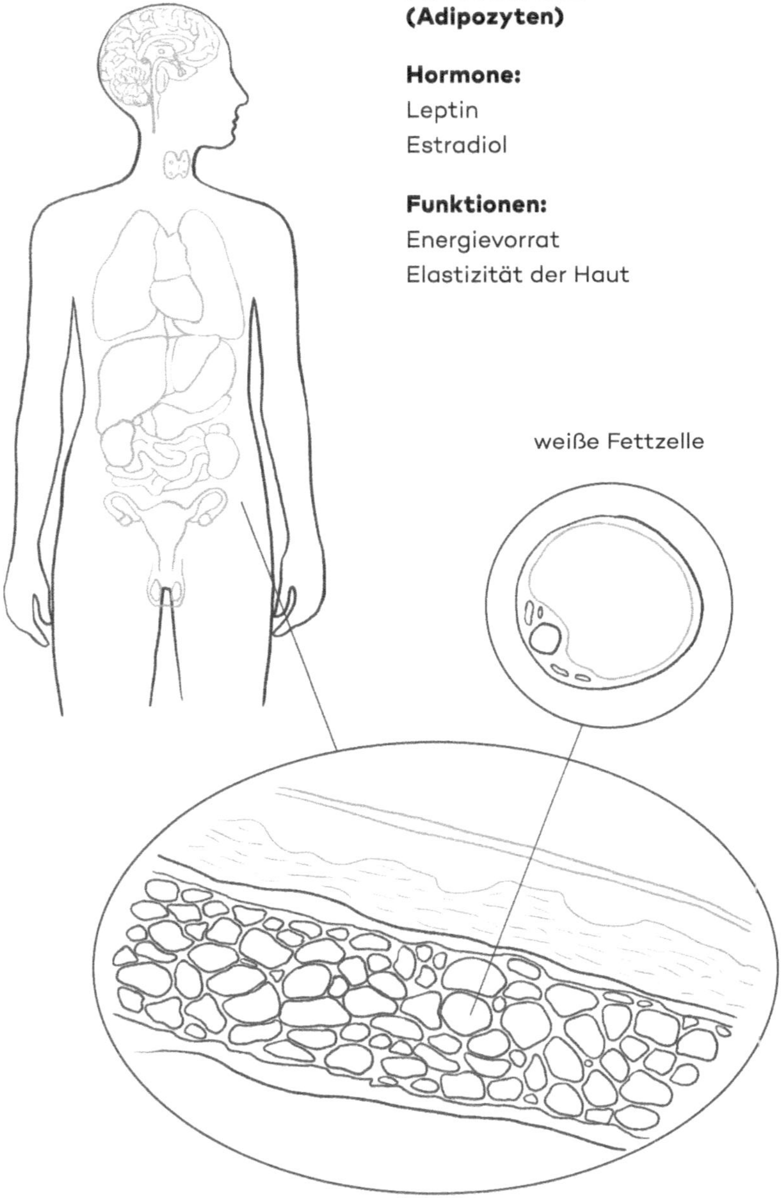

kann also sehr gut aufgrund einer unglücklichen Kombination aus einem veränderten Essverhalten, hormonellen Umstellungen, Störungen beim Stoffwechsel und Bewegungsmangel entstanden sein.

Die hormonelle Bremse des Übergewichts

Da nur selten einmal Überfluss herrschte, mussten wir als Tierart zusehen, inmitten der Knappheit und des Mangels klarzukommen. Deshalb hat es bei allen Organismen unzählige Anpassungen gegeben, um uns so viel Nahrung wie möglich beschaffen zu können – man denke an den Hals der Giraffe, den Schnabel des Adlers und die Zusammenarbeit bei den Ameisen –, aber fast keine, um uns gegen das Übermaß zu schützen.

Dass Tiere nahezu unersättlich sind, nutzen wir sogar auf geschickte Weise aus, etwa bei den Mastschweinen und -hühnern. Tierärzte beobachten außerdem immer häufiger Übergewicht bei Hunden, Kaninchen und Katzen.[37] Und auch der heutige Mensch ist immer noch ein unersättliches Tier. Die dicksten Menschen der Welt wiegen mehr als 500 oder sogar 600 Kilogramm. Da nicht jeder Mensch, der im Überfluss lebt, an Übergewicht leidet, gibt es offenbar bestimmte Regelungssysteme, die unseren Körper dagegen schützen können, dass wir uns überfressen.

Unser Verstand (das Gehirn) verfügt über eine wichtige Bremse, die verhindert, dass wir dicker werden: Unbewusst wägen wir kontinuierlich das Vergnügen am Essen dagegen ab, zu viel Fett einzulagern und zu dick zu werden. Doch auch schon auf einem niedrigeren Niveau hat der Körper einen Schutz gegen Übergewicht eingebaut, eine hormonelle Bremse.

Es gibt zwei Hormonsysteme, die das regulieren: eines, das auf kurze Sicht arbeitet und ein sofortiges Sättigungsgefühl vermittelt, und eines, das etwas langsamer, aber dafür stärker auf unsere Sättigung einwirkt. Während das Hormon Ghrelin ganz am Anfang des

Prozesses den Körper anregt, den Verdauungskanal mit Nahrung zu füllen, wird ganz am Ende des Dünndarms ein Hormon produziert, das dem Körper anzeigt, wenn der Kanal gefüllt ist. Dieses Hormon hat den wenig inspirierenden Namen »Peptid YY 3–36« oder auch kurz »PYY« bekommen und wird auf den letzten Dezimetern des Dünndarms ins Blut abgegeben, sobald in diesem entlegenen Stück des Verdauungskanals Nahrung landet. Es fördert die Verdauung auf verschiedene Weise, verringert aber auch den Appetit. Es sagt so etwas wie »Genug ist genug« und zügelt unverzüglich den Appetit.

Doch es gibt noch zwei weitere starke Hormone, die auf etwas längere Sicht für das Gefühl der Sättigung nach einer Mahlzeit sorgen: Insulin und Leptin. Diese Hormone beeinflussen gemeinsam die Regulierung der Zucker- und Fetteinlagerung. Bei Menschen mit Übergewicht kommt es zu einem kräftigen Anstieg beider Hormone im Blutspiegel.

Leptin

Im Jahr 1949 bekam eine weiße Maus in einem Labor in den Vereinigten Staaten Nachkommen, die nicht aufhören konnten zu fressen. Die Mäuse fraßen sich dick und rund und gaben diese Eigenschaft auch an ihre eigenen Nachkommen weiter. Dabei handelte es sich um eine angeborene Anomalie aufgrund eines kleinen Fehlers in der DNA. Sie wurden OB-Mäuse genannt, abgekürzt nach dem englischen Wort *obese* (Adipositas).[38] Die vererbte Mutation in der DNA befand sich in einem Mäuse-Gen, das ein Hormon produzierte, das erst ein halbes Jahrhundert später entdeckt wurde: Leptin (nach dem altgriechischen Wort *leptós*, das »dünn« bedeutet). Dieses Hormon wird durch Fettzellen erzeugt und unterdrückt im Gehirn den Fressdrang.[39] Bei normalen Mäusen schützt Leptin gegen Übergewicht. Wird eine Maus nämlich zu dick, hat sie mehr

Fettzellen, die zusammengenommen mehr Leptin produzieren, was den Fressdrang unterdrückt und das Übergewicht zurückgehen lässt. Da die OB-Mäuse wegen ihres angeborenen Gendefekts kein Leptin produzierten, wurde ihr Fressdrang jedoch nicht unterdrückt. Sie fraßen also weiter und wurden dick.

DIABETES + INSULIN

Dem dänischen Nobelpreisträger August Krogh war schon länger aufgefallen, dass seine Frau, die ein Jahr zuvor ihr viertes Kind bekommen hatte, immer häufiger urinieren musste, weniger Appetit hatte und nicht mehr so gut sehen konnte. Das Ehepaar, beide Ärzte, hatte selbst schon bald die Diagnose Diabetes mellitus gestellt, doch anno 1921 gab es, abgesehen von einer streng kohlenhydratarmen Diät, noch keine Behandlungsmethode, um einen erhöhten Blutzuckerspiegel gesenkt zu bekommen.

Allerdings wusste Krogh aufgrund seines medizinischen Hintergrunds, dass die Ursache dieser Krankheit in einer mangelnden Insulinproduktion durch bestimmte Zellen in der Bauchspeicheldrüse lag. Im Jahr 1869 waren diese Zellen von dem deutschen Wissenschaftler Paul Langerhans entdeckt worden. Da sie unter dem Mikroskop Grüppchen zu bilden schienen, hatte er sie die »Langerhans-Inseln« (*insulae*) genannt. Zweiundfünfzig Jahre später sollte das Hormon dann den Namen »Insulin« erhalten. Russische Forscher hatten 1890 gezeigt, dass Hunde, denen die Bauchspeicheldrüse chirurgisch entfernt worden war, akut Diabetes bekamen. Krogh hatte gehört, dass ein junges und ehrgeiziges Ärzteduo in Toronto, Frederick Banting und Charles Best, in der Lage war, aus der Bauchspeicheldrüse eines Hundes Insulin zu isolieren. Wenn sie der Hündin Marjorie (der sie zuvor die Bauchspeicheldrüse chirurgisch entfernt hatten) das Insulin erneut verabreichten, zeigte sich, dass Banting und Best die zu hohen Blutzuckerspiegel stabilisieren konnten. Krogh beschloss, nach Toronto zu reisen und die Ärzte zu fragen, ob sich Insulin auch bei menschlichen Insulinpatienten einsetzen ließe.

Die Antwort fand das Duo in einem Schlachthaus, in dem genügend Bauchspeicheldrüsen von frischgeschlachteten Kälbern verfügbar waren, um daraus das benötigte Insulin zu destillieren. Banting und Best waren so erfreut über ihre Entdeckung, dass sie Krogh für nur einen Dollar die Lizenz erteilten, Insulin für den europäischen Markt zu produzieren, allerdings unter der Voraussetzung, dass dies nicht auf Profitbasis geschähe. Dieses Unternehmen sollte sich als Novo Nordisk zu einem internationalen Player auf dem Gebiet der Diabetesarzneien entwickeln.

Auch in den Niederlanden nahm man diese Entdeckung mit großem Interesse zur Kenntnis. Unser niederländisches Flaggschiff Organon wurde in den zwanziger Jahren des vorigen Jahrhunderts von Salomon (Saal) van Zwanenberg unter Beteiligung des brillanten Chemikers Marius Tausk und des Amsterdamer Pharmakologen Ernst Laqueur, des Begründers der Endokrinologie in den Niederlanden, aus der Taufe gehoben.[40] Laqueur gelang es als einem der Ersten, aus den Drüsen und Organen von Schlachtvieh Hormonpräparate herzustellen. Gemeinsam bauten sie ein großes internationales Pharmaunternehmen auf, fußend auf Behandlungen mit Hormonen wie dem Insulin, aber auch dem Schilddrüsenhormon T4 sowie Testosteron. Und nicht zuletzt gehörten sie mit zu den Entwicklern der Antibabypille (siehe auch Kapitel 7). Eine Urenkelin Lacqueurs hat noch einen wunderbaren Roman über die Entstehung dieser Fabrik geschrieben.[41]

Auch im menschlichen Körper produzieren die Fettzellen Leptin, und auch bei uns kommt es zu den seltenen Mutationen im Leptin-Gen, sodass ein Kind einen angeborenen und unbeherrschbaren Drang haben kann zu essen. Leptin als Medikament hilft solchen Kindern, ihr Gewicht unter Kontrolle zu halten, doch es ist schwierig, die Substanz künstlich herzustellen. Außerdem gibt es ein anderes, bekannteres Hormon, das sogar noch sehr viel besser in der Lage ist, unseren Stoffwechsel zu regulieren (darüber mehr in Kapitel 6), und das Leben von Hunderten Millionen Menschen um viele Jahre verlängert hat, allerdings leider ohne die positiven Effekte auf das Gewicht: Insulin.

Alles in allem scheint die Unersättlichkeit des Stoffwechsels zu erklären, weshalb ein Mensch immer dicker werden kann, wenn er dauerhaft zu viel isst. Die Hunger- und Sättigungshormone des Verdauungssystems zeigen, wie effizient sie zusammenwirken und wie gern der Körper offenbar lieber dick als dünn ist. Dick sein in Zeiten des Überflusses ist also eigentlich kein Kunststück. Starkes Übergewicht führt jedoch bei den meisten Menschen dazu, dass sie weniger empfindlich für das Insulin werden, das ihr Körper produziert. Das heißt, sie entwickeln eine sogenannte Insulinresistenz, bei der die Bauchspeicheldrüse Überstunden machen muss. Doch so wie ein Muskel kann auch eine Drüse ermüden und in einen Zustand der Erschöpfung geraten. Und dann entsteht Typ-2-Diabetes mellitus, bei dem nicht genügend Insulin produziert wird. In dem Fall müssen sich Patienten das Hormon von außen zuführen, eine Behandlung, die zusätzlich belastend ist, weil man es sich selbst injizieren muss und es zudem noch dicker macht, als man ohnehin schon ist.

Insulin ist Fluch und Segen zugleich.

Hunger und die Verbindung zwischen Darm und Gehirn

Dennoch erklärt diese hormonelle Wechselwirkung zwischen Stoffwechsel und Verdauung nicht zur Gänze, weshalb Maria 130 Kilo wog, während die meisten Menschen um sie herum weniger dick waren. Denn auch sie lebten ja in einer Gesellschaft, in der man ihnen fortwährend Kalorien aufdrängt. Zur Beantwortung dieser Frage müssen wir uns ein wenig näher mit dem Gehirn und dem Nervensystem beschäftigen.

Bei der Regulierung von Hunger und Gewicht gibt es neben dem Stoffwechsel auf Zellniveau und dem hormonell gesteuerten Verdauungssystem noch einen weiteren Faktor, der Einfluss ausübt: unser Gehirn, die größte Antriebskraft bei nahezu allen körperlichen Prozessen. Erstaunlicherweise gibt es enge Verbindungen zwischen dem Gehirn und dem Verdauungskanal, der sein eigenes faszinierendes Nervensystem hat und dessen Umfang dem unseres Gehirns entspricht! Nicht umsonst werden unsere Därme auch unser »zweites Gehirn« genannt.[42]

In früheren Zeiten galt, dass der, der nicht stark genug war, wenigstens klug sein musste. Doch gerade das Gehirn verbraucht Unmengen an Energie. Glücklicherweise verfügte der Mensch über praktische Tricks und Wege, um möglichst viele Kalorien zu sich zu nehmen. Pflückt man beispielsweise nur die reifen Früchte, kann man sich mit weniger Nahrung mehr Kalorien zuführen – reife Früchte enthalten nämlich den meisten Zucker. Man erkennt sie an ihrem süßen Geschmack und der blauen, roten oder dunkelgelben Farbe. Bei Tieren stecken die meisten Bausteine und Kalorien in den Muskeln und im Mark – es gibt Eiweiße und Fette im Überfluss –, zu erkennen am fetten und salzigen Geschmack, den wir herzhaft nennen, und an ihrer dunkelroten Farbe. Um auf der Suche nach Früchten und beim Ausweiden eines erbeuteten Tieres die hochwertigsten und kalorienreichsten Teile auswählen zu können, benötigten unsere Urahnen drei Dinge: einen klugen Verstand, geschickte Hände und gute Augen. Der Mensch gehört zu einer der wenigen Säugetierarten mit einer 3D-Farberkennung, mit deren Hilfe er die subtilen Farbunterschiede zwischen reif oder hochwertig beziehungsweise unreif oder verdorben schon aus einiger Entfernung ausmachen kann.

Der anatomische Bau unserer Hände ist ebenfalls von einer phänomenalen Komplexität. Wir können damit sehr präzise Gegenstände zwischen Daumen und (Zeige-)Finger nehmen. Dieser sogenannte Pinzettengriff ist äußerst praktisch beim Sortieren kleiner Dinge, um die verdorbenen und unreifen Beeren aus einem Haufen zu fischen, die faulenden Därme aus dem Tierleib zu holen, die saftigen Blättchen zwischen den harten Blättern herauszusuchen, die zarten Stückchen Fleisch von den Knochen zu pulen, die schönsten Wurzeln aus dem Erdreich zu graben und Früchte aus ihrer Schale zu pellen. Um die 3D-Farbbilder verarbeiten, dabei die richtigen Entscheidungen treffen und anschließend die Feinmotorik der zwei komplexen Hände steuern zu können, ist ein großes Gehirn vonnöten: Deshalb heißen wir auch Homo sapiens, der verständige Mensch.

Bei der Entwicklung starken Übergewichts spielt dieses schöne Gehirn allerdings leider eine nachteilige Rolle. Und das hat mit etwas Sonderbarem zu tun, nämlich der Tatsache, dass der Mensch kalorienreiche Nahrung als »schmackhaft« wahrnimmt. Schmeckt etwas süß oder herzhaft, belohnt uns unser Gehirn für die richtige Entscheidung mit einer angenehmen Empfindung. Im Tierreich ist dieses Phänomen verhältnismäßig neu. Eine hungrige Hyäne frisst den Kadaver eines verfaulenden Zebras buchstäblich mit Haut und Haaren auf. Ob es ihr gut schmeckt oder nicht, lässt sie kalt, denn jede Nahrung stillt den Hunger. Beim Homo sapiens war das anders: Nur die nahrhaftesten Bestandteile (nicht nur bei Fleisch, auch bei anderen Lebensmitteln mit hohen Kalorienwerten, wie etwa

Früchte oder Getreide) fand er schmackhaft, denn damit führte er sich bei jeder Mahlzeit die meiste Energie zu, die zudem noch im Fettgewebe eingelagert werden konnte.

Das neue Gefühl der »Schmackhaftigkeit« hat das alte Gefühl des »Hungers« ersetzt. Der Mensch suchte nicht nur nach Nahrung, um den Hunger zu stillen, sondern vor allem nach schmackhafter (sprich: kalorienreicher) Nahrung. So wurde der Mensch zu einem wählerischen Allesfresser, und das war äußerst vorteilhaft für eine kleine Tierart, die Mühe hatte, sich zwischen den großen Raubtieren zu behaupten. Der Homo sapiens konnte sich mit geringerem physischen Aufwand mehr Nahrung von sehr viel hochwertigerer Qualität zuführen: Kalorien und Bausteine in Hülle und Fülle. Durch sein immer effizienteres Essverhalten behielt er sogar Zeit übrig, sich auszuruhen, in den Tag hinein zu träumen und zu phantasieren, beispielsweise über leckere Beeren und das Mammut, das er morgen aufspüren und jagen würde.

Der erste Mensch war ein soziales Tier, das in Gruppen lebte und aß. Kinder nahmen dabei einen prominenten Platz ein, denn ohne sie hatte die Gruppe keine Zukunft. Da Kinder jedoch weniger essen können als Erwachsene, bekamen sie den vollwertigsten Teil der Beute – die Bestandteile mit der meisten Energie. So lernten sie von den Erwachsenen bereits frühzeitig, was hochwertig und somit schmackhaft war und was nicht. Auch heute noch lehren wir unsere Kinder unbewusst, süße, rote und herzhafte Nahrung zu mögen. Und nicht umsonst ist Ketchup so ungeheuer beliebt bei Kindern. Es ist so rot wie frisches Fleisch, hat einen unverkennbar herzhaften Geschmack, enthält aber auch mehr als 20 Prozent reinen Zucker.

Hier findet sich also eine wichtige Ursache der heutigen Adipositas-Epidemie: Der Mensch verwöhnt seine Kinder mit der schmackhaftesten Nahrung. Doch während in der freien Natur hochwertige und kalorienreiche Nahrung durch den Stoffwechsel des Urmenschen rasch in Energie umgewandelt wurde, um größere Entfernungen laufen und Häuser bauen zu können, geht es heutzutage hauptsächlich um »leere« Kalorien, die wir über Nahrung zu uns nehmen und schmackhaft finden. Also lediglich um Füllstoff und keine echte Nahrung, und das in Kombination mit einer völlig anderen Energieverbrennung. Hätte der Urmensch schon Süßigkeiten, Chips und Ketchup gekannt, wären wir bereits seit Tausenden von Jahren zu dick.

Dank seines Gehirns produzierte der Homo sapiens Waffen und Werkzeuge, und er entdeckte das Feuer. Nun konnte er backen, braten und kochen, wodurch er seine Nahrung noch einfacher und schmackhafter zu sich nehmen konnte. Das führte dazu, dass er sich ganz vom Jagen und Sammeln abwandte, um neue, hyperwählerische Möglichkeiten der Nahrungsproduktion zu entwickeln – Landwirtschaft und Viehzucht –, wodurch allerdings der Überfluss an einseitiger Nahrung in raschem Tempo zunahm. Einmal musste die Sache ja schiefgehen.

Ein geniales Gehirn sorgt für ein komplexes Essverhalten

Unser Gehirn besteht aus verschiedenen Schichten. An einer solch basalen Funktion wie dem Essen sind Stoffwechsel, Verdauung, Hormone, Nerven, Muskeln und das Gehirn beteiligt. Den Stoffwechsel und die Verdauung haben wir bereits unter die Lupe genommen und gesehen, dass sie nicht so simpel funktionieren, aber vor allem in der äußersten Schicht unseres Gehirns, der Hirnrinde, findet ein komplexes Zusammenspiel statt, das in unserem komplexen Essverhalten resultiert. Das erklärt auch die vielen Formen psychischer Essstörungen wie emotionales Essen, Bulimie, Stressessen oder Binge Eating Disorder, die zu starkem Übergewicht führen können.

Unser Verhalten wird nicht durch eine einzige, sondern durch mehrere Hirnschichten reguliert (siehe auch die Abbildung auf S. 131). Unsere innerste Hirnschicht, also dort, wo Hirnstamm und Hypothalamus ihren Sitz haben, wird unsere »erste Natur« genannt: Das ist unser Reptiliengehirn.[43] Dort verbirgt sich der uralte Instinkt des Menschen, des Jägers und Sammlers, der wir vom Ursprung her sind und der bei Gefahr schnell handeln können muss. Auch das vomeronasale Organ, das bereits in Kapitel 1 zur Sprache kam, und Pheromone haben Einfluss auf diese innerste Hirnschicht. Dadurch wollen wir uns alles, was schmackhaft ist, ohne Umschweife nehmen können, sind unsere Augen sprichwörtlich größer als unser Magen und essen wir unsere Nahrung (nachdem wir gerochen, probiert und ertastet haben, ob sie gut für uns ist) am liebsten allein oder in Gesellschaft unserer Sprösslinge. Mütter sehen es gern, wenn ihre Kinder das Essen genießen.

Um die innerste Schicht ist beim Menschen eine Rinde entstanden. Dieses limbische System wird unsere »zweite Natur« genannt und regelt unser Gefühlsleben. Als der Mensch die Freiheit des Jagens und Sammelns aufgab, um Landwirt zu werden, entstanden notgedrungen neue Lebensregeln. Diese Moral aus Gut und Böse betrachten wir inzwischen als selbstverständlich, als unsere Zivilisation, die unter anderem Vereinbarungen über Eigentum und Mäßigung umfasst. Wer am meisten arbeitet (oder erbt), verfügt über die meiste Nahrung. Sich nehmen zu können, was schmackhaft war, wurde zum Diebstahl, das Warten auf die Ernte zur Tugend. Der Unterschied zwischen Arm und Reich äußerte sich im Unterschied zwischen dick und dünn, so wie bei Prinzessin Caroline und dem miesepetrigen mittelalterlichen Papst Innozenz VIII.

In der äußersten Schicht entwickelte sich unsere »dritte Natur«: die Hirnrinde, in der unsere Willenskraft beziehungsweise unsere Ratio ihren Sitz hat. Sie umfasst die Lebensregeln des Menschen, der nicht mehr jagt, sammelt oder anbaut. Diese Regeln beinhalten die gesellschaftlichen Gesetze und Vorschriften, die religiösen Speisegesetze, die Ernährungsrichtlinien des Staates, die »Lebensmittelampel«, die ärztlichen Ratschläge, die Diäten. Die »dritte Natur« überflutet uns mit Warnungen, die sich gegen die Verlockungen unserer »ersten Natur« richten: Vermeide Kohlenhydrate, Süßigkeiten und Fett, iss nicht zu viel, vergiss nicht zu frühstücken, achte auf dein Cholesterin, zähle deine Kalorien, wiege die Zutaten ab, nutze eine Ernährungs-App. Menschen sind sogar bereit, für eine Diät zu bezahlen, mit der sie *weniger* essen. In den Ohren des Urmenschen muss das völlig verrückt klingen.

Die Warnungen oder Signale stammen aus unserem Gehirn, einer Art Supercomputer, der ebenfalls auf Strom läuft. Die Weiterleitung der Signale durch die Nervenzellen erfolgt nämlich durch elektrische Reize. Doch die eigentliche Übertragung eines Reizes von der einen auf die andere Nervenzelle wird nicht durch elektrische Reize bewerkstelligt, sondern durch chemische Stoffe: Neurotransmitter.

Ein wichtiger Neurotransmitter im Gehirn ist Serotonin, das wir von den Schmetterlingen im Bauch und der Verliebtheit kennen. Dieser Stoff spielt nicht nur eine Rolle bei unserer Stimmung, sondern hat indirekt auch Einfluss auf unser Gewicht. Das wissen wir, weil viele Antidepressiva neben ihrem Effekt auf Serotonin den Appetit anregen und dadurch Übergewicht fördern. Serotonin, Stimmung und Appetit – sie hängen alle miteinander zusammen.

Obwohl es eine wichtige Substanz in unserem Gehirn ist, werden 90 Prozent des Serotonins in unserem Körper im (Dünn-) Darm produziert und möglicherweise durch die Bakterien reguliert, die dort leben. Wie Serotonin genau auf das Gehirn einwirkt, ist bislang nicht bekannt. Es gibt jedoch Hinweise darauf, dass Mikroben im Darm eine Rolle bei der Entstehung von Übergewicht spielen und nicht nur der Appetit, sondern auch Stimmungsschwankungen durch die Darmbewohner beeinflusst werden. Darauf werde ich in Kapitel 6 noch näher eingehen.

Eine Magenoperation oder nicht?

Zurück zu der Frage: Soll Maria ihre überschüssigen Kilos durch eine Operation an ihrem Magen loswerden? Um trotz ihrer begrenzten körperlichen Betätigung das Übergewicht auf dem Level zu halten, wie es der Körper möchte, muss sie durchschnittlich 2400 Kalorien am Tag zu sich nehmen, sonst würde sie abnehmen. Eine angeborene Störung in der Produktion des Leptins ist in ihrem Fall nicht sehr wahrscheinlich, weil sie erst nach ihren Schwangerschaften zu dick wurde. Allerdings wird die hohe Ghrelin-Konzentration im Blut ihr Hungergefühl stimulieren. Vielleicht erklärt das, in Form des Set-Point-Gewichts, weshalb sie, jetzt, wo sie so dick geworden ist, mehr Hunger hat als ihre Mitmenschen. Und möglicherweise liegt die Ursache dann doch in einer epigenetischen Veränderung: Weil sie über lange Zeit zu viel aß, hat sich die hohe Nahrungszufuhr ihrem Erbgut »eingeprägt«.

Das ist jedoch keine Entschuldigung, um es dann dabei zu belassen. Diese Frau verfügt ebenso wie jeder andere über einen mächtigen Mechanismus, der gegen das Gewicht, das ihr Leben behindert, ankämpfen kann: ihr Gehirn. Ihr Gehirn erlaubt es ihr nämlich, sich zu entscheiden, was sie essen will und was nicht. Aber das ist nun gerade ihr Problem: Diese Entscheidungen haben einst dazu geführt, dass sie so dick geworden ist, bewusst oder unbewusst. Wäre sie ein Urmensch gewesen, hätten sie diese Entscheidungen zu einer erfolgreichen Jägerin und Sammlerin gemacht, mit erfolgreichen Kindern, denen sie dieselben Entscheidungen vermittelt hätte. Der Mangel hätte die Zufuhr von Kalorien im Gleichgewicht gehalten (der Grund, weshalb unsere Urahnen kein Übergewicht kannten, starkes Übergewicht jetzt aber sehr wohl vorkommt). Ihr Problem ist, dass sie in einem heutigen irdischen Paradies gestrige Entscheidungen trifft. Die Kalorien liegen auf der Straße – selbst, oder gerade, für diejenigen, die nur wenig Geld haben.

Eine der neueren Behandlungsmethoden besteht darin, eine hohe Dosis des künstlichen Darmhormons GLP-1 zu verabreichen, damit das Hungergefühl abnimmt. Die Frage ist jedoch, wie lange dieser Effekt anhält.[44] Eine bariatrische, das heißt gewichtsreduzierende Operation des Verdauungskanals ist sehr viel einschneidender als die tägliche Injektion von GLP-1, kann jedoch durch die künstliche Begrenzung der Zufuhr von Kalorien die Balance wiederherstellen und den Stoffwechsel neu justieren.

Operationen zur Bekämpfung von Übergewicht sind so alt wie das Römische Reich. Plinius der Ältere widmet ein Kapitel seiner *Naturalis historia* (78 n. Chr.) einem dicken jungen Mann: »Über den Sohn des L. Apronius heißt es, dass Fettgewebe aus seinem Bauch entfernt wurde, um ihn von der Last zu befreien, die ihm beim Bewegen im Wege stand.« Der Historiker schreibt außerdem, dass Fettgewebe empfindungslos sei und sich keine Blutgefäße darin befänden.[45]

Diese Operation ist im Römischen Reich wahrscheinlich öfter durchgeführt worden: Hundert Jahre später wird eine ähnliche Operation im Talmud beschrieben, und zwar bei dem ungewöhnlich dicken Rabbi Eleasar ben Simon aus Judäa: »Und man gab ihm einen Schlaftrunk und brachte ihn in einen Raum aus Marmor, wo sein Bauch geöffnet wurde und man Körbe voll Fett daraus entfernte.«[46] Der Grund für die Operation war sowohl kosmetischer als auch möglicherweise funktioneller Art, »denn der gute Mann sollte wegen seines Bauchumfangs Probleme beim Geschlechtsverkehr auf seiner ehelichen Lagerstatt gehabt haben«.

Mir scheint es unwahrscheinlich, dass bei diesen Operationen tatsächlich die Bauchhöhle selbst geöffnet worden ist, denn schon Hippokrates wusste bereits Hunderte von Jahren davor, dass dies tödlich enden würde. Außerdem ist von beiden Männern bekannt, dass sie noch Jahre nach der Operation gelebt haben. Beim Sohn von L. Apronius war es wahrscheinlich kein Fettgewebe, das entfernt wurde, sondern überschüssige Haut. Apronius war nämlich auf eine Mission nach Afrika geschickt worden, wo er vermutlich stark an Gewicht verloren hatte. In dem Fall ging es bei dem Eingriff also nicht um das Entfernen von Fett, sondern um eine sogenannte Bauchwandplastik. Diese Technik geriet in den sechziger Jahren des vorigen Jahrhunderts in Mode, nachdem Ivo Pitanguy, ein brasilianischer Chirurg, eine solche Bauchdeckenstraffung bei der US-amerikanischen Schauspielerin Elizabeth Taylor vorgenommen hatte, woraufhin Chirurgen diesen Eingriff beim Jetset (wieder) einführten.[47] In den achtziger Jahren kam dann der französische Chirurg Yves-Gérard Illouz auf die glänzende Idee, das Fettgewebe unter der Haut nicht wegzuschneiden, sondern mithilfe einer Vakuumspritze abzusaugen. Damit war die Liposuktion erfunden. Inzwischen weiß man, dass die Entfernung von Fett unter der Haut zwar einen kosmetischen Effekt, aber weniger Auswirkungen auf den Stoffwechsel hat – und darum geht es ja schließlich.

Andere Eingriffe, bei denen der Bauchhöhle getrotzt wurde, erwiesen sich als effektiver, um Menschen Gewicht verlieren zu lassen. In den sechziger Jahren experimentierte der US-amerikanische Chirurg Edward Mason mit magenverkleinernden Operationen, die aber nicht immer erfolgreich waren. In seiner wissenschaftlichen Veröffentlichung aus dem Jahr 1969 schrieb er das Ausbleiben eines Erfolgs dem Patienten zu: Nahm der Patient ab, lag es an Masons Operation, nahm er nicht ab, lag es am Patienten selbst. Später verfeinerte er den Eingriff zum heutigen Goldstandard, dem laparoskopischen Magenbypass, eine Magenumgehung mittels einer minimalinvasiven Operation. Patienten können dadurch für den Rest ihres Lebens ein Viertel weniger wiegen.[48]

Bariatrische Operationen haben in westlichen Gesellschaften in den zurückliegenden zwanzig Jahren enorm an Bedeutung gewonnen. Auf den ersten Blick kann man gewichtsreduzierende Eingriffe als eine zu bequeme Lösung für ein Problem betrachten, für das »jemand selbst verantwortlich« ist. Aber wie man auch darüber denken mag, eine magenverkleinernde Operation mit besseren Hormonspiegeln im Gefolge ist die bisher einzige Behandlungsmethode, die ein ausreichend nachhaltiges Ergebnis verspricht. Und die zusätzlichen Effekte dieser Operationen sind sogar noch überzeugender: Drei Viertel der Patienten mit Diabetes mellitus brauchen keine Medikamente mehr, und bei ebenso vielen kommt es zu einer lebenslangen Verbesserung ihrer Gesundheit, sodass sie wieder eine Chance haben, gesund alt zu werden.[49] Tatsache bleibt allerdings, dass eine Operation am Magen die Ursache des Problems nicht völlig beseitigt. Aber ist es wichtig, sie zu kennen, wenn man die Folgen behandeln kann? Man könnte sagen: Wirf den Ballast über Bord, damit das Schiff wieder Wasser unterm Kiel hat und weiterfahren kann. Beseitige das Übergewicht, und der Patient kann sein Leben wieder leben.

Die weltweit am häufigsten durchgeführte Magenoperation gegen starkes Übergewicht beruht auf einem einfachen Prinzip: der Magenumgehung, auch Magenverkleinerung genannt. Dabei wird der Darm an den Anfang des Magens angeschlossen, sodass die Nahrung sofort nach dem Hinunterschlucken in den Darm fließen kann, um dort verdaut zu werden, also ohne die Verzögerung durch die dreistündige Verweildauer im Magen. Auf diese Weise kann noch während des Essens der Hunger vergehen. Allerdings müssen Patienten für den Rest ihres Lebens oft mehrere kleine Mahlzeiten am Tag zu sich nehmen.

Das ist die Behandlung, die auch Maria bekam, und die Operation führte zu einem guten Ergebnis. Sie ist ihre 60 überschüssigen Kilogramm los, und sie haben sich bis auf den heutigen Tag auch nicht wieder eingeschlichen.

Die Magenverkleinerung als letzte Rettung bei morbider, also krankhafter Adipositas verringert außerdem das Vermögen, Süßes zu schmecken. Erwartungsgemäß trägt ein abgeschwächtes Verlangen nach Süßem durch eine Veränderung bei unseren Verdauungshormonen nach dem Eingriff zum Gewichtsverlust bei. Umgekehrt kann eine weniger genaue Geschmackswahrnehmung für eine Gewichtszunahme sorgen, wenn der Körper versehentlich keine Signale der Sättigung zum Gehirn sendet. Die Diskrepanz zwischen dem, was wir schmecken, und dem, was wir tatsächlich essen, spielt dem Körper also gewissermaßen einen Streich, wenn es um die Einschätzung der Reserven in unserem zellularen Vorratsschrank geht.

Obwohl die Operation bemerkenswert sicher ist und in weniger als einer Stunde durchgeführt werden kann, ist die Anzahl der Personen mit starkem und sehr starkem Übergewicht, die dafür infrage kämen, inzwischen so groß, dass alle Chirurgen der Welt, selbst wenn sie ihr Leben lang nichts anderes machen würden, diese Menschen nicht alle operieren könnten. Für die Adipositas-Epidemie ist die bariatrische Chirurgie also nicht die Lösung. Es ist eine bittere Wahrheit, doch Übergewicht wird sich letztendlich gegen sich selbst kehren. Das Risiko für die eigene Gesundheit sorgt dafür, dass stark übergewichtige Menschen eine kürzere Lebenserwartung haben. Denn Übergewicht stellt einen bedeutenden Risikofaktor für das dar, was wir »Zivilisationskrankheiten« nennen: das Trio Diabetes mellitus, Herz- und Gefäßerkrankungen sowie Krebs. Und das weltweit, denn während bis vor Kurzem Infektionskrankheiten und Unterernährung noch die wichtigsten Todesursachen in Afrika waren, nehmen die Zivilisationskrankheiten dort nun ebenfalls zu.

Vielleicht führt die Adipositas-Epidemie deshalb zu einer Zweiteilung unserer Art, sodass wir in Zukunft von einem Homo sapiens proprius, dem eigentlichen, gesunden und langlebigen Menschen, und dem Homo sapiens obesitate, dem mit Übergewicht, sprechen. Gerade deshalb ist es wichtig, dass wir bei der Bekämpfung der Adipositas-Epidemie unser Wissen über Hormone und ihren Einfluss auf unsere Essgewohnheiten nutzen. Indem wir dieses Wissen näher analysieren, können wir neue Medikamente und Behandlungsmethoden entwickeln. Was jedoch der beste Weg ist – fehlende Hormone ergänzen oder operativ in die Anatomie des Magens und damit indirekt in das Wechselspiel zwischen Gehirn, Stoffwechsel und Verdauung eingreifen? –, ist bis heute unklar.

Vielleicht spielen unsere Darmbakterien bei der Behandlung von Übergewicht ebenfalls eine wichtige Rolle …

6. Wichtige Akteure beim hormonellen Gleichgewicht – DIE DARMBEWOHNER

Im Herbst 2006 arbeitete ich als Internist in Ausbildung im Amsterdam UMC. Auf unserer Station lag schon seit vielen Monaten eine trübsinnige Patientin in den Achtzigern. Wegen einer Antibiotika-Kur gegen eine Harnwegsinfektion hatte sie eine chronische Diarrhö entwickelt, gegen die kein Medikament mehr half. Die Diarrhö war die Folge einer Infektion durch das Bakterium *Clostridium difficile*. Es greift die Darmwand an, was zu heftigen Bauchschmerzen, Fieber und Krämpfen führt. Patienten leiden bis zu zehnmal am Tag unter Anfällen wasserdünner Diarrhö. Dadurch verlieren sie stark an Gewicht, was wiederum ihren Körper derart schwächt, dass sie vollkommen bettlägerig werden. 20 Prozent der Patienten mit dieser Infektion sterben daran. Kein Wunder also, dass viele von ihnen trübsinnig werden. Da die Frau bereits so lange depressiv in ihrem Bett lag, war sie völlig ausgezehrt und hatte sich überall wund gelegen. Es war eine insgesamt sehr ernste Situation.

Die Frau wollte nichts lieber als das Krankenhaus verlassen, um zu Hause bei ihrem Ehemann zu sein (der an Krebs mit Metastasenbildung litt). Da ich sie nur allzu gut verstehen konnte, machte ich mich also, vielleicht etwas übermütig, auf die Suche nach einer Behandlungsmöglichkeit, die die Frau auf kurze Sicht heilen könnte. Der Erfolg blieb jedoch aus, bis ich mich an eine Präsentation auf einem Kongress ein paar Jahre zuvor erinnerte, die für viel Heiterkeit gesorgt hatte und bei der der norwegische Professor für Gastroenterologie Johannes Aas erzählte, dass er solche Fälle gelegentlich mit dem Kot einer gesunden Person behandele, nachdem er eine Veröffentlichung aus dem Jahr 1958 dazu gelesen habe.[1] Durch die Verabreichung gesunden Kots mit anderen Bakterien – also ohne *Clostridium difficile* – würde das Wuchern dieser ärgerlichen Bakterien gebremst.[2] Auf die Weise komme es, so die Idee, zu einem Kampf zwischen den Bakterien, wobei die gesunde Art – die, die sich am besten vermehren kann – gewinnt, indem sie die schlechte Clostridium-Bakterie aus dem Darm verdrängt. Was täglich in der Natur stattfindet, kann in einem Körper durch eine Stuhltransplantation unterstützt werden. Erst Jahre nach der Präsentation des norwegischen Arztes wurde mir die Bedeutung seiner Worte klar.

Binnen einer Woche hatte ich, nachdem ich die Zustimmung der Patientin erhalten hatte, alles beisammen, was es für die erste Stuhltransplantation in den Niederlanden brauchte. Dass für die Herstellung einer Kotlösung eine einfache Küchenmaschine ausreichte, hätte ich mir nie träumen lassen … Eines Freitagnachmittags behandelten wir meine Patientin, indem wir ihr während einer Darmspiegelung den Kot ihres Sohnes einbrachten. Anfangs wurde darüber im Behandlungszimmer noch ein wenig gelacht, doch nach und nach wuchs die Spannung, denn alle Anwesenden, von der Krankenpflegerin bis zum Arzt, spürten, dass etwas ganz Ungewöhnliches geschehen würde.

Nachdem die Patientin an diesem Nachmittag wohlbehalten in ihr Krankenhauszimmer zurückgekehrt war, fiel uns noch nichts auf. Doch als ich nach dem Wochenende wieder auf die Station kam, zeigte sich, dass sich ihre chronische Diarrhö tatsächlich gebessert hatte. Die Frau war sogar erstmals wieder ein wenig herumgelaufen und befand sich in bester Stimmung. Nebenwirkungen der Behandlung zeigten sich bei ihr nicht, außer dass keine Spur von Trübsinn mehr bei ihr zu erkennen war. Am nächsten Tag verließ sie zusammen mit ihrem Ehemann das Krankenhaus und ging nach Hause. So konnten sie das Leben noch einige Jahre gemeinsam genießen.

Im Jahr 2014 erschien das Buch *Darm mit Charme* der damals vierundzwanzigjährigen Giulia Enders, einer Doktorandin der Gastroenterologie der Goethe-Universität in Frankfurt am Main.[3] Durch ihr Buch veränderte sich mit einem Schlag die Einstellung, die viele Leser zu ihrem Darmtrakt hatten. Mehr als eine Million Exemplare wurden von dem Werk allein im Erscheinungsjahr verkauft, 2015 erschien die englische Ausgabe, und Übersetzungen in vierzig weiteren Sprachen folgten. *Darm mit Charme* rechnet mit der Idee ab, dass der Magen-Darm-Trakt nicht mehr ist als ein Kanal, in dem an einem Ende Nahrung und Flüssigkeit eingeführt werden, die am anderen Ende als Kötel, Würste, Diarrhö und Fürze wieder herauskommen. Enders zeigt, wie unendlich komplex und faszinierend unser Darm ist. Und obwohl das Thema doch etwas widerspenstiger ist, als sie es erscheinen lässt, bin ich – als jemand, der zum Einfluss von Darmbakterien auf endokrine Prozesse forscht – in einer Reihe von Punkten voll und ganz mit ihr einverstanden.

Was hat das mit unserem Hormonhaushalt zu tun? Viel. Denn für ein gesundes hormonelles Gleichgewicht sind Darmbakterien unverzichtbar. Sie sind nämlich an der Ausschüttung und Produktion Dutzender unterschiedlicher Hormone beteiligt.[4] Über das zentrale Nervensystem beeinflussen Darmbakterien die Erzeugung von Hormonen und die Funktion des Gehirns.[5] Außerdem sind Bakterien im Allgemeinen häufig die Quelle für die Entdeckung neuer Medikamente, von Antibiotika bis hin zu Cholesterinsenkern.[6] Kurzum, die Bakterien in und um uns herum sind immens wichtig für ein gesundes Leben!

Dieses Kapitel handelt vom Darm und seinen Bewohnern. Es beantwortet die Frage, was darüber bekannt ist und weshalb das Thema in ein Buch über Hormone gehört – aber wichtiger noch: was wir selbst tun können, um das Gleichgewicht zwischen unseren Darmbakterien und den Hormonen so gut es geht aufrechtzuerhalten.

Hippokrates hatte doch recht

Was wir vor dem Erscheinen von *Darm mit Charme* bereits wussten, war Folgendes: Während unsere Nahrung durch den Darm reist, werden Nährstoffe abgebaut und über die Darmwand ins Blut abgegeben. Für den, der Näheres über diesen Prozess wissen möchte, folgen hier ein paar Details: Der Abbau von Stärke beginnt schon während des Kauens im Mund. Dabei wird ein erstes Verdauungsenzym freigesetzt, Ptyalin, das – so wie seine Schwester Pankreas-Amylase in der Bauchspeicheldrüse – die Stärke in unserer Nahrung in Kohlenhydrate umwandelt.[7] Die Wirkung von Ptyalin wird durch die der Magensäure abgelöst, wenn der Nahrungspfropf im Magen landet. Da sich durch das Kauen die Enzyme aus dem Speichel gut mit dem Nahrungspfropf vermischt haben, setzt sich im Nahrungspfropf die Verdauung der Kohlenhydrate noch mindestens eine Stunde lang fort, also auch im Dünndarm, wo der Nahrungspfropf ankommt, nachdem er den Magen passiert hat. Darum ist gutes Kauen so wichtig.

Unter dem Einfluss von Säure sind die Eiweiße im Magen bereits kleiner geworden. Nun spaltet das Enzym Pepsin die Eiweiße weiter zu Aminosäuren auf, die ihrerseits wieder die Hormonproduktion im Darm in Gang setzen können. Im Dünndarm wird anschließend die Aufspaltung von Kohlenhydraten in Zucker (Glukose) mithilfe von Enzymen aus der Bauchspeicheldrüse abgeschlossen. Erst im weiteren Verlauf des Darms beginnt die Umwandlung von Fetten in Fettsäuren, damit sie einfacher verbrannt werden können. Wenn die Mahlzeit gründlich in winzige Teilchen verwandelt worden ist, werden diese über die Lymphe durch die Darmwand ans Blut abgegeben. Was an Resten übrig bleibt, so wie etwa unverdauliche Fasern, reist weiter und vermischt sich mit anderen Abfallstoffen. Im letzten Teil der Därme, dem Dickdarm, wird dann noch die restliche Flüssigkeit, die eine Reihe unverzichtbarer Vitamine und Mineralien enthält, mithilfe des Verdauungshormons GLP-1 herausgezogen.[8] Beim Rektum – unserem kräftigen Mastdarm – verlassen die Abfallstoffe schließlich unseren Körper und verschwinden in der Schüssel.

Das ist in aller Kürze die klassische Zusammenfassung unserer Verdauung, so wie wir sie in der Schule gelernt haben und wie sie Medizinstudenten auch jahrzehntelang an den Universitäten vermittelt worden ist. Giulia Enders zufolge ist unser Magen-Darm-Trakt jedoch ein sehr viel komplizierteres und auch ambitionierteres Organ. Tatsächlich sind unsere Därme und deren Bewohner für die Produktion zahlloser unterschiedlicher Hormone und wer weiß wie vieler zusätzlicher, noch unbekannter hormonartiger Typen zuständig. Die wichtigsten Hormone, die an unserer Verdauung beteiligt sind, habe ich bereits beschrieben: Insulin, GLP-1 und CCK. Dem lässt sich auch noch das Serotonin hinzufügen (das im Dünn- und im Dickdarm erzeugt wird).[9] Ferner spielen die Darmbakterien ebenfalls eine wichtige Rolle bei den Darmbewegungen,[10] und seit Kurzem wissen wir, dass sie an der Cortisol- und Adrenalinproduktion in der Nebenniere beteiligt sind (ja, die mit der Schreckreaktion) und dass auch Pheromone in unserem Kot produziert werden. Unser Darm ist also sehr viel mehr als nur der Produzent von Würsten und Furzgeräuschen. Man könnte ihn sogar, in Enders' Worten, als einen »eleganten Balletttänzer« bezeichnen.

Ihr Debüt kam genau zum richtigen Zeitpunkt. Denn in den zurückliegenden fünfzehn Jahren hat sich die Sicht auf die wahre Art und die Funktion des Darms grundlegend gewandelt. Vorher konnten wir die Darmbakterien nur per Art und mit Zuchtmethoden studieren, doch gegenwärtig wissen wir mithilfe des Auslesens der genetischen Codes (DNA-Sequenzierung) innerhalb weniger Stunden, was sich so alles in unseren Därmen aufhält.[11] Außerdem gab es in den zurückliegenden Jahrzehnten bereits Forscher, die es wegen des Einflusses dieses Organs auf unser Verhalten gewagt haben, den Darm als unser zweites Gehirn zu bezeichnen – die Därme kommunizieren nämlich über das Nervensystem und die Hormone mit dem Gehirn![12]

Eigentlich wussten wir das längst. Ausdrücke wie »einen Kloß im Hals haben«, »sich vor Angst in die Hose machen« oder etwas »wie einen Stein im Magen liegen haben« zeigen, dass die Verbindung zwischen Darm und Gehirn eine alte Volksweisheit ist. Wir dürfen Giulia Enders dafür dankbar sein, dass sie den Darm für viele Menschen ein Stück populärer gemacht hat.

Doch es lässt sich noch sehr viel mehr über dieses kluge Organ sagen. Denn wir verstehen inzwischen nicht nur besser, wie unser Darm arbeitet, die neuen Erkenntnisse tragen auch zum Wissen über unser hormonelles Gleichgewicht bei. Es zeigt sich nämlich, dass unser Wohlbefinden zu einem Großteil von unseren Darmbakterien abhängt. Gesunde Därme sorgen nicht nur für Widerstand, sondern auch für mehr Energie und Konzentration. So entscheiden unsere Darmbewohner sowohl darüber, ob wir uns Listen mit englischen Wörtern merken können, als auch darüber, ob wir gut schlafen, wie viel und was wir essen möchten und sogar wie die emotionale Beziehung zu unseren Kindern im Gehirn geregelt wird.

Neben all diesen guten Eigenschaften von Darmbakterien gibt es aber auch Bakterien, die einen negativen Effekt auf unseren Körper und unser Funktionieren haben.[13] Der Londoner Psychiater Edward Bullmore veröffentlichte 2019 *Die entzündete Seele*, einen Bestseller, in dem er darlegt, wie ein Verdauungssystem mit schlechten Darmbakterien zu Krankheiten wie Depression (durch Serotoninmangel), Parkinson (durch Dopaminmangel) und Demenz (durch eine chronische Entzündung bestimmter Gehirnzellen) führen kann.[14] Hippokrates, der Vater der modernen Medizin, vertraute es schon vor 2500 Jahren dem Papier an: »Alle Krankheiten entstehen in den Därmen.«

Warum neue Erkenntnisse nicht immer durchdringen

Schon lange vor Giulia Enders wurde über die Komplexität unserer Därme geschrieben. Joshua Lederberg, der US-amerikanische Molekularbiologe, der 1958 dreiunddreißigjährig den Nobelpreis für Physiologie oder Medizin erhielt, hat sich als Visionär erwiesen.[15] Er erkannte schon vor Jahrzehnten, dass ein besseres Verständnis der Darmflora – und der im Darm stattfindenden Produktion von Pheromonen beziehungsweise hormonartigen Stoffen – zu einer besseren Kenntnis der Funktionsweise unseres Körpers beitragen könnte. Er führte 2001 den Begriff »Mikrobiom« ein, als Sammelbegriff für die Millionen von Mikroorganismen, die sich in unseren Därmen befinden und aus Bakterien, Pilzen, Viren und Hefepilzen bestehen. Sie halten unseren Darm gesund und schützen uns vor Krankheitskeimen. Lederbergs Erkenntnis löste eine wahre Revolution in der Biomedizin aus. Allerdings war er nicht der Erste, der die Bedeutung der Darmflora erkannte. In chinesischen Büchern zur Heilkunde aus dem 4. Jahrhundert v. Chr. empfiehlt schon ein gewisser Doktor Ge Hong wegen ihrer heilsamen Wirkung bei Depressionen und Bauchschmerzen die Behandlung mit Säuglingskot (»gelbe Suppe«).[16] Und auch dem britischen Offizier und Schriftsteller Thomas Edward Lawrence, besser bekannt als Lawrence von Arabien, wurde zu Beginn des vorigen Jahrhunderts von den Beduinen auf der Arabischen Halbinsel als Willkommenstrunk Tee aus Kameldung gereicht. Der Überlieferung zufolge sollte das Krankheiten vorbeugen. Erst seit ein paar Jahren wissen wir, dass Kameldung sogenannte *Bacteriocine*, entzündungshemmende Hormone, enthält, die eine Diarrhö bei Reisenden vermeiden helfen können.

Neue Erkenntnisse, auch wenn sie faktisch schon alt sind, dringen also nicht immer schnell durch, und so hat es bis zum Beginn des 21. Jahrhunderts gedauert, bis Ärzte erkannten, welche praktischen Vorteile – wie etwa das Manipulieren des Immunsystems und die Verbesserung unseres Stoffwechsels und der Verdauung – der neue Begriff Mikrobiom mit sich bringen konnte. Und neues Wissen führt häufig zu neuen Fragen: Welche Bakterien befinden sich eigentlich im Darm, und wo genau haben sie ihren Sitz? Was machen sie dort? Wie kommen sie dorthin? Und – natürlich ebenfalls eine wichtige Frage in der Medizin – wie lässt sich durch die Beeinflussung der Darmflora ein Gesundheitsgewinn erzielen?

In den zurückliegenden zehn Jahren hat es eine wahre Explosion an Forschungsarbeiten zum Darm gegeben. Die Zahl der Veröffentlichungen zum Thema hat sich mehr als versiebenfacht (von 1178 wissenschaftlichen Artikeln im Jahr 2010 auf 8986 in 2021). Diese Zunahme ist der Art und Weise zu verdanken, wie die Zusammensetzung von Darmbakterien aktuell untersucht werden kann. Vor ein paar Jahren ist sogar eine eigene wissenschaftliche Zeitschrift – *Microbiome* – gegründet worden, die sich der Erforschung der Zusammensetzung und Funktion der Darmbakterien bei Mensch und Tier widmet. Auf der ganzen Welt werden Mikrobiom-Kongresse abgehalten, das Thema zieht Wagniskapital an, und Start-ups schießen aus dem Boden, um von den Möglichkeiten des neuen Forschungsgebiets zu profitieren. Auch Vertreter von Patientenverbänden und große Pharmaunternehmen rühren sich: Alle wollen gern einen Beitrag zu den vielen Möglichkeiten und Chancen leisten, die das Mikrobiom in sich birgt, und ihren Anteil daran einfordern. Das reicht von einer besseren Diagnostik bis hin zu neuen Behandlungsmöglichkeiten. Ob sich die Hoffnungen erfüllen und nicht vor allem ein Hype sind, bleibt abzuwarten. Doch was bedeutet das Mikrobiom für die Verbesserung unserer Gesundheit? Und wie können Wissenschaftler beweisen, dass Bakterien tatsächlich die Ursache der Entstehung bestimmter hormoneller Krankheiten sind?

Die Bewohner unserer Därme

Im Jahr 2002 machte ich ein Praktikum auf der Hals-Nasen-Ohren-Station der Charité in Berlin. Ich begleitete jeden Tag eine noch in der DDR ausgebildete Professorin, die mir beim ersten Kennenlernen zu verstehen gab: »Ein guter Assistenzarzt fragt nicht, sondern hört vor allem zu.« So lernte ich, während ich schweigend neben ihr auf einem Hocker saß, alle Infektionen kennen, die es im Bereich des Kopfes und des Halses gibt. An der Charité geriet ich in den Bann Robert Kochs (1843–1910) und seiner Forschungen zum Einfluss von Bakterien auf die Entstehung von Infektionen. Koch war Amtsarzt in Wollstein in Polen (damals Preußen), als ihn der Speichel, Kot und die Wundflüssigkeiten seiner Patienten zu faszinieren begannen, eine Begeisterung, die sich noch steigerte, als er von seiner Frau zum Geburtstag ein Mikroskop geschenkt bekam. In einer kleinen Ecke seiner Hausarztpraxis beschäftigte er sich mit einer der größten Entdeckungen in der Medizin, die zu Recht 1905 mit dem Nobelpreis gekrönt wurde. Was hatte Koch entdeckt? Richtig, dass Bakterien Krankheiten verursachen können.

Nachdem Koch in der Charité als Professor zu arbeiten begonnen hatte (und durch dieselben Flure gegangen war, die ich fast hundert Jahre später durchqueren sollte), veröffentlichte er seine »Koch'schen Postulate«.[17] Dabei handelte es sich um eine Reihe von Faustregeln, die Ärzte und Wissenschaftler benutzen können, wenn sie beweisen wollen, ob bestimmte Bakterien und Viren beim Menschen Krankheiten verursachen. Seinen Vorschriften entsprechend muss – genau so, wie wir es bei der COVID-19-Pandemie gesehen haben – ein Bakterium oder ein Virus (beziehungsweise ein Krankheitskeim) erstens in großer Zahl in einem Menschen angetroffen werden. Zweitens muss der Erreger anschließend isoliert und gezüchtet werden können. Drittens muss er bei einem damit infizierten Versuchstier die vermutete Krankheit verursachen (und das Tier muss später nach einer Behandlung geheilt werden können). Und schließlich muss das Bakterium aus dem Tierversuch dasselbe sein wie das, das man beim Patienten gefunden hat.

Bleibt die Frage: Wie lassen sich Bakterien von einem Menschen auf den anderen übertragen, um die Wirkung von Hormonen zu verstärken?

Nachdem wir 2006 im Amsterdam UMC erfolgreich die erste niederländische Stuhltransplantation durchgeführt hatten, wurde die Behandlung in einer großangelegten Studie bei einer vergleichbaren Gruppe von Patienten mit demselben Erfolg wiederholt.[18] Seither gehört sie weltweit zum festen Arsenal von Behandlungsmethoden gegen die chronische Clostridium-difficile-assoziierte Diarrhö. Als Endokrinologe wurde bei mir mehr und mehr das Interesse an den Effekten von Stuhltransplantationen auf den Hormonhaushalt geweckt. So entdeckten wir (was sich später durch weitere Forschungen betätigte), dass eine Veränderung in der Zusammensetzung der Darmbakterien den Körper sensibler für Insulin macht[19] und die Wirkung von Serotonin und Dopamin im Gehirn übergewichtiger Menschen abnimmt.[20] Man denke dabei an den Serotoninmangel, der Menschen sofort trübsinnig werden lässt. Sterile Mäuse, die noch nie eine Bakterie in ihrem Darm gehabt haben, sind beispielsweise ängstlicher als ihre Artgenossen und weniger lernfähig. Auch ist ihr Darmtrakt weniger gut entwickelt.[21] Das schien mir ein guter Grund zu sein, um einmal etwas näher zu schauen, welche »guten« Bewohner unsere Därme eigentlich beherbergen und welche »Hausbesetzer« wir fürchten müssen.

Bakterien gruppieren sich im Körper normalerweise zu komplexen Gemeinschaften, die Lederberg »Mikrobiota« nannte und deren größter Teil sich in den Därmen befindet. Bis vor fünfzehn Jahren war es nur möglich, mithilfe einer gezüchteten Bakterienkultur zu schauen, welche Bakterien sich auf der Haut oder im Kot befinden. Mit einem Wattestäbchen nahm man zunächst einen Abstrich vom Organ, dem Kot oder der Flüssigkeit vor, und anschließend wurde das Stäbchen ein paarmal über eine »nährstoffreiche« Platte gestrichen (eine Platte mit Schafblut), um sichtbar zu machen, welche Bakterien hier wuchsen.

Das war ein heikles Unterfangen, denn wenn sich beispielsweise zu wenige Bakterien auf dem Wattestäbchen befanden oder die Bakterien an der Luft nicht richtig gediehen, vermehrten sie sich nicht gut. Man kann sich also vorstellen, dass diese selektive Methode zu einer enormen Unterschätzung der Anzahl an Bakterien im Darm führte. Deshalb ging man seinerzeit auch davon aus, dass dort nur ungefähr dreihundert bakterielle Arten lebten. Inzwischen hat man große Fortschritte bei der Feststellung der genauen Bakterienzusammensetzung in unseren Därmen gemacht. Das ist durch das High-Throughput-Screening, auch Hochdurchsatz-Screening genannt, ermöglicht worden, eine Methode, mit der man bakterielle DNA analysieren kann. Es würde hier zu weit führen, zu erklären, wie es genau funktioniert, doch durch diese State-of-the-art-Technologie haben wir feststellen können, dass jedes Gramm Kot in einem gesunden Darm Tausende verschiedene Arten von Bakterien enthält. Das sind sehr viel mehr als die bisherigen dreihundert – und dabei sind Viren und Pilze noch nicht einmal mitgerechnet. Hinzu kommt, dass diese Darmbewohner auch Stoffe aus unserer Nahrung umsetzen. So weiß man seit Kurzem, dass täglich eine Menge Alkohol in unseren Därmen produziert wird, die drei Flaschen Bier bei einem gesunden Menschen bis hin zu einem halben Liter Whisky bei einer adipösen Person entspricht.[22] Wer hätte das gedacht: In unserem Bauch betreiben wir eine kleine Schnapsbrennerei!

Viele, viele Bakterienarten also, die zudem einen weitreichenden Einfluss haben. Der Zauberkasten, den die Bakterienbevölkerung in unserem Darminhalt eigentlich darstellt, erweist sich als wesentlich vielseitiger als die ursprüngliche Idee, die sich bei uns festgesetzt hat, wonach der Darm nur ein simpler Verdauungskanal ist. Das Darmmikrobiom lässt sich (mitsamt den Pilzen und Viren neben den Bakterien) auch als ein zwei Kilogramm wiegender Organismus betrachten, der viele verschiedene Funktionen erfüllt. Es produziert, wie gesagt, erwünschte Hormone wie Serotonin und Dopamin und ist wichtig für unsere Stimmung, es erzeugt aber auch unerwünschte Substanzen wie beispielsweise den aus Tryptophan gewonnenen hormonartigen Stoff Kynurenin.[23] Ein Überschuss dieser Substanz wird im Blut von Patienten mit entzündlichen Darmkrankheiten gefunden. Kynurenin kann Betroffene trübsinnig machen und zu Fettleber führen. Aber wir wissen seit Kurzem auch, dass die Immunzellen aus unserem Knochenmark zunächst in den Dünndarm wandern, um dort zu lernen, gute von schlechten Bakterien zu unterscheiden – eine Art Grundkurs für unser Immunsystem –, worauf sie ihre Funktion als Verteidigerinnen unseres Körpers ausüben können.[24] Diese »Schulung« geht jedoch manchmal daneben, sodass sich die Immunzellen gegen unsere Hormonfabrik wenden, was eine erschlaffte Schilddrüse zur Folge haben kann.[25]

Die Darmbakterien sind, um es mit einem Wort zu sagen, lebenswichtig. Neben der Sorge für das Immunsystem ziehen sie so viel Energie wie möglich aus der Nahrung – zumindest, wenn diese lange genug in den Därmen bleibt.[26] Menschen mit Übergewicht haben, bedingt durch eine schlechtere Darmbakterienzusammensetzung, einen trägeren Stuhlgang (die sogenannte Transitzeit).[27] Bei Mäusen hat die Bakterienzusammensetzung sogar Einfluss auf die Körpertemperatur und damit auf ihren Stoffwechsel.[28] Da ein divers zusammengesetztes Mikrobiom zu einer besseren Qualität unseres Schlafs beiträgt,[29] kann ein Jetlag unsere inwendigen Bewohner so durcheinanderbringen, dass dadurch die Ausschüttung des Schlafhormons Melatonin gestört wird.[30] Logisch, dass der Stoffwechsel dann ebenfalls aus dem Lot gerät.

Aber wie steht es dann um die »Hausbesetzer«, die schlechten Bakterien, die man lieber nicht in den eigenen vier Wänden haben möchte? Man darf dabei nicht vergessen, dass wir mit dem Immunsystem einen eingebauten Alarm haben, der eindringende Krankheitserreger wieder vor die Tür setzen kann. Auch die eigenen Darmbakterien tun sich zusammen, um Krankheitserreger erfolgreich abzuwehren. Wenn zum Beispiel eine Bakterie, die gegen Antibiotika resistent ist, die Oberhand zu gewinnen droht, reagiert die gesunde Darmflora direkt darauf, indem sie unter anderem die Schleimhaut des Darms mit einem zusätzlichen Schutz versieht.[31] So wird der neue Eindringling gewissermaßen in Geiselhaft genommen, und es kann keine große Hausbesetzerbewegung mehr entstehen.

Zudem arbeiten Darmbakterien zusammen, um durch die Produktion natürlicher Giftstoffe das Wachstum anderer Bakterien zu hemmen. Das bekannteste Beispiel eines solchen Giftstoffs ist Penicillin, das ebenso wie fast alle anderen Antibiotika einer Gruppe von Bakterien eine Waffe an die Hand gibt, um eine andere Gruppe von Bakterien auszuschalten. Bakterien können auch Bacteriocine produzieren, die die schlechten Bakterien in unseren Därmen abtöten,[32] etwa die Bakterien, die eine chronische Stressreaktion in unserem Körper in Gang halten können.[33] Es herrscht also ein gegenseitiges hormonelles Geben und Nehmen zwischen dem menschlichen Körper und den Darmbakterien.

Während der Schwangerschaft ändern sich die Darmbakterien der Mutter, wahrscheinlich unter dem Einfluss von Schwangerschaftshormonen.[34] So ähneln die Darmbakterien einer werdenden Mutter im ersten und im dritten Trimester am ehesten denen einer übergewichtigen Person, und das wahrscheinlich deshalb, weil die Därme der Mutter so viel Energie, wie es nur geht, aus der Nahrung ziehen, um dem Baby den bestmöglichen Start ins Leben zu bieten. Auch die Art und Weise, wie ein Kind zur Welt kommt, scheint eine wichtige Rolle bei der Entwicklung seiner Darmflora und der Entstehung möglicher Krankheiten in späteren Lebensphasen zu spielen. Babys bekommen bei der vaginalen Entbindung Bakterien der Mutter in den Mund, die anschließend im Darm des neuen Erdenbürgers landen. Sowohl die über die Vagina als auch die über das Blut übertragenen Bakterien werden dem Immunsystem des Neugeborenen vorgestellt. So reizen und nähren sie die noch zarte Abwehr eines neugeborenen Babys, damit es besser auf all die unbekannten Bakterien reagieren kann, mit denen es konfrontiert wird.

Es scheint also so, als seien Bakterien aus dem Darm diverser und »krankheitserregender« als Bakterien von der Haut der Mutter. Ein Kind, das durch einen Kaiserschnitt zur Welt kommt, wird nämlich auf die Haut der Mutter gelegt, und in dem Fall werden die Hautbakterien über das Stillen in den Darm gelangen und diesen dann bevölkern. Das macht jedoch einen großen Unterschied: Die Hautbakterien werden vom Immunsystem des Darms freundlicher empfangen, weshalb sie sich dort leichter vermehren können. Gleichzeitig wird dadurch das Immunsystem des Kindes weniger gut »trainiert«. Es ist gewissermaßen ein einfacherer Tanz – kein Tango, würde Giulia Enders sagen –, durch den das Immunsystem die schwierigen Schritte weniger gut zu beherrschen lernt.

Im späteren Leben kann das zu Problemen führen. Denn wenn man nie gelernt hat, mit diesen unbekannten Bakterien umzugehen, haben Krankheitserreger (beispielsweise nach einer Lebensmittelvergiftung) eine größere Chance, in das Mikrobiom einzudringen. Sie können sich festsetzen und großen Schaden anrichten – beispielsweise eine Immunkrankheit der Schilddrüse und der Bauchspeicheldrüse auslösen –, obwohl wir natürlich möchten, dass die schädlichen Bakterien dort keine Chance bekommen.[35] Glücklicherweise ist es möglich, Kaiserschnittbabys nachträglich zu »trainieren«. Katri Korpela, Forscherin auf dem Gebiet des Mikrobioms an der Universität Helsinki, hat vor Kurzem eine Studie durchgeführt, in der Kaiserschnittbabys mithilfe einer Mini-Stuhltransplantation behandelt wurden, bei der ihnen eine Mischung aus dem Kot der Mutter eingebracht wurde. Damit konnte sie beweisen, dass der Start ins Leben sehr viel gesünder ist, wenn sich Vaginal- und Darmbakterien (statt Hautbakterien) der Mutter in den Darm des Neugeborenen einnisten können.[36]

Kaiserschnitt hin oder her, von der Geburt an entwickelt sich die Darmflora immer weiter hin zu einer komplexen und stabilen Gemeinschaft von Mikroorganismen, die untereinander ein Gleichgewicht bilden. Viren, Pilze, Parasiten und Bakterien leben – wenn alles gut geht – harmonisch zusammen. Wenn einer der Bewohner zu viel Raum in Anspruch nimmt, wird das, wie schon gesagt, von den anderen Darmbakterien und ihren hormonartigen Stoffen korrigiert.

Die Entwicklung einer solchen Bakterienpopulation verläuft mit Höhen und Tiefen, und die Umgebung, in der ein Baby aufwächst, spielt dabei ebenfalls eine Rolle. So war es in früheren Zeiten etwa völlig normal, dass ein Baby von mehreren Frauen gestillt wurde. Eine jüngste Studie zeigt, dass die Tatsache, ob gestillt wird oder nicht, großen Einfluss auf die Bildung günstiger (oder auch ungünstiger) Bakterienstämme in den Därmen des Babys hat, weil dadurch das Immunsystem gut oder im Gegenteil weniger gut justiert wird und sich damit das Risiko, später im Leben krank zu werden, erhöht.[37]

DARMTYPEN

Interessant ist die Entdeckung, dass die Zusammensetzung der Darmbakterien bei Menschen, die in häuslicher Gemeinschaft leben, Ähnlichkeiten aufweist. Es zeigt sich sogar, dass Menschen in ihrer Darmbakterienzusammensetzung bis zu 50 Prozent Übereinstimmung mit ihren Haustieren haben.[38] Der Spruch »Sag mir, mit wem du Umgang pflegst, und ich sage dir, wer dich ansteckt« bekommt hier eine tiefere und möglicherweise auch medizinisch wichtige Bedeutung. Es hat sich sogar herausgestellt, dass sich Menschen auf der Basis einer bestimmten Kombination ihrer Darmbakterien in Gruppen einteilen lassen, so wie wir es auch von Blutgruppen kennen. Diese sogenannten Enterotypen oder Darmtypen haben nichts mit Nationalität, Geschlecht, Alter oder Gewicht zu tun, sondern es ist eher das Ernährungsverhalten, das einen verbindenden Faktor darstellt.[39] Auffallend ist, dass diese Darmtypen auch Einfluss auf die Wirkung des Schilddrüsenhormons[40] und des Insulins[41] haben können.

Möglicherweise können Krankenhäuser in nicht allzu ferner Zukunft Tests anbieten, mit denen wir unseren Darmtyp feststellen können. Damit ließen sich bestimmte (endokrine) Erkrankungen früher aufspüren. Denn die Zusammensetzung unserer Darmflora trägt wahrscheinlich nicht nur zu unserem allgemeinen Wohlbefinden bei, sondern kann auch die Disposition zu bestimmten Krankheiten ans Licht bringen, den Effekt einer Diät bestimmen, die Folgen des Alkoholkonsums und möglicherweise sogar die Wirkung einer Medikation ermitteln. Es kann also sehr gut sein, dass Person A, die am Abend zuvor ordentlich gefeiert hat und nun mit einem gewaltigen Kater kämpft, bei der Einnahme einer Paracetamol-Tablette einen geringeren Effekt spürt als Person B, die zwar auch zu viel Alkohol getrunken hat, aber genetisch bedingt mehr Bakterien in ihrem Darm beherbergt, die die Bestandteile des Paracetamol nicht verarbeiten, bevor diese in den Blutkreislauf aufgenommen werden. Ich betone, dass es sich dabei um Hypothesen handelt – aber dass es einen riesigen Bedarf an weiterer Forschung gibt, steht außer Frage.

Was uns die Zukunft bringen kann

So, wie eine gesunde Darmbakterienbevölkerung den Menschen fit hält, kann eine abweichende Zusammensetzung zu hormonellen Erkrankungen führen. Und auch wenn noch sehr viel Forschungsarbeit geleistet werden muss, um zu verstehen, wie das genau funktioniert, gibt es doch bereits wichtige Erkenntnisse, die uns weiterhelfen können. Laut dem US-amerikanischen Arzt und Mikrobiologen Martin Blaser von der Rutgers University in New Jersey kann die Diversität unserer Darmflora durch den vielfältigen Einsatz von Antibiotika und aufgrund unseres westlichen Lebensstils so stark abnehmen, dass es oft Monate dauert, bis sie sich regeneriert hat – und in vielen Fällen gelingt es gar nicht mehr, das Gleichgewicht wiederherzustellen.[42] Wir wissen tatsächlich seit Kurzem, dass die Darmflora indigener Bewohner des Amazonasgebiets, die noch nie Antibiotika eingenommen oder eine westliche Diät genossen haben, um 30 Prozent reicher ist als unsere.[43] Markantes Detail: Bei dieser Bevölkerung tritt nahezu kein Diabetes oder Übergewicht auf. Wenn man also davon ausgeht, dass die Darmflora zu

50 Prozent von den Eltern stammt und zu 50 Prozent umweltbedingt ist, wird es, so Blaser, bei jeder neuen Generation zu einem Verlust an Diversität bei den Darmbakterien kommen.[44] Sehen Sie sich vor dem Hintergrund dieser Information ruhig noch einmal vorurteilsfrei die vollen Windeln Ihres Kindes an.

Gibt es Hoffnung für den Menschen mit einer »armen« Darmbakterienzusammensetzung? Stuhltransplantationen werden, wie gesagt, bereits in Krankenhäusern vorgenommen und können die Zusammensetzung der Darmflora zumindest zeitweise verbessern. Die Transplantate stehen heute in Form eleganter Kapseln zur Verfügung – was natürlich sehr viel verlockender ist als der Verzehr von Ausscheidungen –, und es gibt sogar schon Privatkliniken, die für viel Geld diese Art von Behandlungen anbieten.[45] Obwohl ich es für eine kommerzielle Behandlung mit fäkaler Mikrobiota-Transplantation (FMT) noch für zu früh halte, könnten weitere Forschungsarbeiten Einblicke in die hormonelle Schatztruhe eröffnen, die unsere Darmbakterien wahrscheinlich für unsere Gesundheit darstellen. Was all diese neuen Erkenntnisse für den einzelnen Patienten bedeuten, wird man erst noch sehen.

Manchmal ist es übrigens auch nützlich, auf das zurückzublicken, was bereits vor Tausenden von Jahren geschrieben wurde. So wussten Ärzte schon vor langer Zeit, dass die Schilddrüse, die als das Metronom unseres Körpers fungiert, um den Herzrhythmus, die Temperatur und den Stoffwechsel aufeinander abzustimmen, einen wichtigen Beitrag zu unserem Stoffwechsel leistet. Dass unsere Därme bei einem Mangel an Schilddrüsenhormon nicht mehr gut arbeiten, ist auch schon seit Tausenden von Jahren bekannt. Vielleicht begann der griechische Chirurg und Pharmakologe Pedanios Dioskurides, der im 1. Jahrhundert n. Chr. lebte und das Standardwerk *De materia medica* (»Arzneimittellehre«) verfasste, deshalb mit einer frühen Version der Stuhltransplantation. Er unternahm leidenschaftliche Versuche, Schilddrüsenkranken zu helfen, indem er ihnen die Ausscheidungen gesunder Hunde und Eidechsen verabreichte.[46] Obwohl in seiner Schrift nicht näher erläutert wird, weshalb er sich gerade für diese Tierarten entschied, wusste er offenbar doch um die Beziehung zwischen einem normalen Stuhlgang und einer guten Schilddrüsenfunktion.

Während wir im Kot jahrzehntelang nur das nutzlose und übelriechende Endprodukt unseres Stoffwechsels sahen, scheint es nun zu einem Quell neuer Behandlungsmethoden zu werden. Man denke beispielsweise an die tägliche Einnahme eines individuell für den Patienten zusammengestellten Bakterienstammgetränks, um zu verhindern, dass er später einmal Rheuma oder Diabetes bekommt, oder an die Technik, mit der Medikamente aus den hormonartigen Stoffen der eigenen Darmbakterien gewonnen werden, die im Weiteren dann den Stoffwechsel verbessern. Früher war es eine Utopie, doch in Kürze ist es vielleicht die Basis für neue medizinische Behandlungsmethoden und die Entwicklung neuer Hormone. Und obwohl ich nicht glaube, dass die Verbesserung unserer Darmbakterienzusammensetzung und ihrer Diversität alle Krankheiten dieser Welt beseitigen wird, vermute ich doch, dass wir damit mehr Kontrolle über unser hormonelles Gleichgewicht gewinnen.

Eine neue Generation von Forschern wird über Eingriffe bei den Darmbakterien die Macht der Hormone in unserem täglichen Leben etwas zügeln können. So könnte zum Beispiel eine verbesserte Schilddrüsenfunktion dafür sorgen, dass eine Autoimmunkrankheit weniger aggressiv verläuft, und ein gesteigerter Appetit könnte Patienten dabei helfen, eine Krebsbehandlung besser durchzustehen. Und es gibt noch sehr viel mehr Erkrankungen, bei denen Hormone wichtig sind für unser körperliches und psychisches Wohlbefinden und auf die Darmbakterien einen möglicherweise positiv lenkenden Effekt haben könnten. Eine phantastische Aussicht – dank Ge Hong und Dioskurides, die uns ihre Erkenntnisse bereits vor zweitausend Jahren mitgeteilt haben.

7.
Hormone machen oder brechen den Mann und die Frau –

ERWACHSENSEIN

Die meisten endokrinen hormonellen Erkrankungen manifestieren sich im Erwachsenenalter: Ungefähr 5 bis 10 Prozent der Bevölkerung bekommen es damit zu tun.[1] Dabei handelt es sich vor allem um die üblichen Verdächtigen: Diabetes mellitus und Schilddrüsenunterfunktion (Hypothyreose). Aber eigentlich haben alle Störungen im Hormonhaushalt große Auswirkungen auf die Krankheitslast und sogar auf die Überlebenschance von Patienten. Wenn die Hormondrüsen nicht mehr richtig arbeiten, könnte man meinen, dass sich dies beheben ließe, wenn man nur die fehlenden Hormone durch Pillen oder Injektionen substituieren würde. Das machen wir als Ärzte auch, doch damit schmelzen die Beschwerden nicht wie Schnee in der Sonne dahin. Mit einer Medikation können wir nämlich nicht die natürliche Regulierung und Produktion von Hormonen nachahmen. Gerade die subtile Wechselwirkung zwischen Körper und hormonellem System sorgt für unser Wohlbefinden. Oder, wie Hilary Mantel es schon im Vorwort zu diesem Buch formulierte: Wenn sich etwas in deinem hormonellen Gleichgewicht ändert, verändert sich auch dein Gemüt.[2]

Lassen Sie uns in diesem Kapitel die am häufigsten vorkommenden Hormonbehandlungen – beginnend mit der Antibabypille – und hormonellen Erkrankungen bei Erwachsenen näher betrachten.

Die Geburt der Antibabypille

Während meines Aufenthalts an der University of California in San Diego in den Jahren 2007 bis 2008 besuchte ich gern die wöchentlich stattfindenden akademischen Lunchseminare, in denen bekannte Alumni wie der Geschäftsmann Craig Venter oder der Nobelpreisträger Paul Crutzen in kurzer Hose und mit Schlappen an den Füßen einem interessierten und bunt gemischten Publikum in einem gut gefüllten Hörsaal ihre Lebensgeschichte erzählten. Nach dem Vortrag konnte sich jeder, der wollte, bei einer Tasse Kaffee mit diesen Koryphäen unterhalten.

Bei einem dieser Lunchvorträge hörte ich von Carl Djerassi, einem bekannten US-amerikanischen Wissenschaftler und Autor, der in den fünfziger Jahren an der Entwicklung der Antibabypille beteiligt gewesen war. In seinem wundervollen autobiographischen Buch *This Man's Pill*[3] beschreibt er anschaulich, wie die Entdeckung gelang, im Labor unter seinen Augen künstliche weibliche Hormone zu produzieren. Aber er fragt sich zugleich, und das zu Recht, warum nie eine Pille für den Mann entwickelt worden ist. Die häufigste Nebenwirkung der Pille ist Müdigkeit, die somit unverhältnismäßig viele Frauen im fruchtbaren Alter trifft. Doch weshalb hat es in manchen Ländern, wie etwa in Japan, bis Ende der neunziger Jahre gedauert, bis Ärzte Frauen, die nicht schwanger werden wollten, die Pille verschrieben?

Djerassis wichtigste Schlussfolgerung war jedoch, dass es ohne die Antibabypille keine sexuelle Revolution gegeben hätte. Studien aus den sechziger Jahren belegten, dass das Hormon eine Frau nach häufigem Gebrauch weniger fruchtbar machte. Diese Entdeckung kam zu einem auffallend günstigen Moment: Einerseits warnten bestimmte Gruppen vor einer Überbevölkerung im wohlhabenden Westeuropa, andererseits sahen es Feministinnen gern, dass Frauen mehr Kontrolle über das Timing ihrer Fortpflanzung bekamen.

Die moderne Antibabypille enthält Progesteron, zum Teil in Kombination mit Östrogen. Diese beiden Hormone unterdrücken den Eisprung (siehe Kapitel 1), sodass die Befruchtung durch eine Spermazelle verhindert wird. Das ist die bekannteste Wirkung der »Pille«. Sie lässt sich aber auch bei Menstruationsbeschwerden, etwa bei starken Blutungen, und beim schmerzhaften prämenstruellen Syndrom (PMS) einsetzen, das mit Befindlichkeitsstörungen und starken Einschränkungen im Alltag einhergeht, sowie bei Patientinnen mit Endometriose, einer oft schlecht erkannten Krankheit, bei der sich das Gebärmutterschleimhautgewebe durch die Eierstöcke und die Bauchhöhle verbreitet. Das ist mit starken Schmerzen verbunden, und obwohl eine Behandlung mit der Antibabypille die Beschwerden lindert, bleibt es beim Bekämpfen der Symptome ohne eine gezielte Behandlung.

Im Jahr 1995 läutete die jetzt als Professorin in Nijmegen tätige Gerinnungsforscherin und Internistin Saskia Middeldorp die Alarmglocken, weil sich herausgestellt hatte, dass die Einnahme einer bestimmten Pille zu einem erhöhten Thromboserisiko bei Frauen führte, zu Gerinnseln in den Blutgefäßen, die im schlimmsten Fall einen tödlichen Verlauf nehmen können. Die Folge war ein medizinischer »Antihype«, der dazu führte, dass die Verschreibung von Pillen mit hohen Östrogendosierungen stark abnahm.[4] Zugleich wuchs das Interesse an anderen Nebenwirkungen hormoneller Medikamente. Zu den häufig geäußerten Klagen von Frauen, die die Pille nehmen, zählen unter anderem Gewichtszunahme (durch das zusätzliche Östrogen) und Libidoverlust. Man vermutet schon länger, dass die Pille zum Nachlassen der sexuellen Lust führt. Wahrscheinlich rührt es daher, dass, wenn es über einen langen Zeitraum hinweg zu hormonellen »Zusatzgaben« kommt, die Produktion der eigenen Sexualhormone immer stärker unterdrückt wird und man unnatürliche, konstant hohe Progesteron- beziehungsweise Östrogenwerte und verhältnismäßig niedrige Werte bei den Androgenen bekommt. Das kann beachtliche, sowohl positive als auch negative Auswirkungen auf den Körper haben. Durch den weltweit verbreiteten Einsatz der Pille zeigen sich diese Effekte immer deutlicher.[5]

Theoretisch gesehen könnte eine Antibabypille, die Progesteron enthält, auch zu Müdigkeit und Stimmungsschwankungen führen. Obwohl dies bei den meisten Frauen, die die Pille nehmen, kaum der Fall ist, kann es manche von ihnen dennoch stark belasten und den Grund dafür darstellen, die Pille abzusetzen. Der eine Körper reagiert empfindlicher auf die negativen Effekte von Progesteron als ein anderer.[6] In einer neueren großangelegten dänischen Studie wurde die Zunahme depressiver Gefühle auf der Basis weiblicher Hormone eingehender untersucht. Gut acht Jahre lang wurden fast eine halbe Million Frauen begleitet, die hormonelle Verhütungsmittel nahmen. Speziell schaute man nach dem Risiko auf Selbstmord(-Versuche), wobei die Probandinnen mit solchen Frauen verglichen wurden, die noch nie Hormone genommen hatten.[7] Diese Risiken erwiesen sich als signifikant höher bei denen, die die Pille nahmen, als bei der Vergleichsgruppe, und der Effekt zeigte sich sogar noch deutlicher bei denen, die Verhütungspillen mit Progesteron nahmen. Manche Frauen reagieren also besonders sensibel auf dieses Hormon. Ärzten wird daher auch stark geraten, beim Verschreiben bestimmter Antibabypillen Risikofaktoren mit zu berücksichtigen.

Langanhaltende Müdigkeit ist eine der häufigsten Nebenwirkungen der Antibabypille. Das hat mit einem Mangel an Testosteron zu tun, der dazu führt, dass Frauen darüber klagen, weniger Energie zu haben.[8] Die geringe Menge an Testosteron, die in den Eierstöcken produziert wird, nimmt auch ab, weil die Hormone die Stimulation dieses Organs unterdrücken. Eine Senkung des Testosteronwerts ist manchmal sogar erwünscht, etwa wenn Akne der Grund dafür ist, die Pille zu nehmen. Und auch wenn man die Pille absetzt, kommt die eigene Testosteronproduktion nicht einfach so wieder in Gang, weshalb man sich noch über Monate müde fühlen kann.[9] Glücklicherweise gibt es jedoch noch andere Formen hormoneller Verhütung, wie etwa die Dreimonatsspritze und die bekannte Spirale, die ebenfalls eine Schwangerschaft sicher verhindern können, aber sehr viel weniger Nebenwirkungen haben.

Und schließlich gibt es noch eine unschuldige, aber günstige Nebenwirkung der Pille. Frauen sind dafür bekannt, dass sie ein untrügliches Gedächtnis haben – sie können sich sehr viel besser als Männer Details merken.[10] Forschungen zeigen, dass diese Eigenschaft durch die Einnahme der Antibabypille beeinflusst wird. In einem Experiment zeigte man Frauen, die die Pille nahmen, und solchen, die sie nicht nahmen, Filme und fragte sie eine Woche später, woran sie sich noch erinnern konnten. Die Frauen mit einem normalen Zyklus erinnerten sich sehr viel detaillierter an die emotionalen Komponenten, wohingegen die, die die Pille nahmen, besser die Handlung insgesamt zusammenfassen konnten – so wie Männer es gewöhnlich auch tun.[11] Daraus lässt sich ableiten, dass ein natürlicher Hormonhaushalt Frauen dazu befähigt, sich emotionale Details besser zu merken, die Antibabypille die Aufmerksamkeit jedoch mehr auf den Kern der Sache lenkt. Es ist kein Verdienst, sich Details merken zu können, das ist alles hormonell bedingt. Jetzt müssen wir uns nur noch dieses Detail merken.

Wenn die Abwehr zur Diskussion steht

Ich erinnere mich an das erste Jahr meines Medizinstudiums in Utrecht Mitte der neunziger Jahre. Während eines Praktikums im Seziersaal und mit dem durchdringenden Geruch von Formalin in der Nase (das ich abends noch immer riechen konnte) hielt ich sie in der Hand: eine Schilddrüse und zwei Nebennieren. Kleine, zarte und empfindliche Organe, aber äußerst wichtig. Bereits Aristoteles schrieb, dass die Schilddrüse unsere Seele besser arbeiten lässt.[12] In der Erwachsenenphase, also im Alter zwischen zwanzig und fünfzig Jahren, sind es oft die Schilddrüse und die Nebennieren, die die meisten Beschwerden verursachen. Die Hormone, die sie produzieren, haben einen direkten Effekt auf das Gehirn, das Energieniveau, den Stoffwechsel und das Immunsystem – die Gesamtheit an Gewebe und Zellen, die den Körper gegen Eindringlinge wie Bakterien und Viren schützen. Und wenn das Immunsystem nicht gut funktioniert, kann es nicht das tun, was es tun soll, nämlich Krankheitserreger außen vor halten.

Und das merkt man – denken Sie nur an die jährlichen Winterviren oder an chronische Probleme wie einen hohen Blutdruck. Bei Grippe haben wir natürlich ein Bild vor Augen, und vor Kurzem konnten wir auch mit COVID-19 Bekanntschaft machen. Weniger bekannt ist jedoch die Rolle, die Hormone bei der Abwehr dieser Viren spielen. Ein chronisch erhöhter Cortisolspiegel macht uns beispielsweise anfälliger für Virusinfektionen – und außerdem ansteckender für andere.[13] Und Tag für Tag wirken verschiedene hormonelle Stoffe zusammen, um unseren Blutdruck unter Kontrolle zu halten und zu verhindern, dass wir ohnmächtig werden. Hinter den Kulissen sind die Hormone also überlebenswichtig.

Häufig merken wir erst, dass etwas nicht stimmt, wenn dieses hormonelle System aus dem Gleichgewicht gerät. Nach und nach kommt es zu Symptomen, die zur Krankheit führen. Die Beschwerden können sehr unterschiedlich sein, von physisch (Gewichtszunahme) bis mental (Depressionen) und von mild (Muskelschmerzen) bis fatal. Hormonelle Störungen im Erwachsenenalter werden manchmal durch Verschleiß bei einer hormonproduzierenden Drüse verursacht, häufiger aber durch einen Prozess infolge einer Autoimmunkrankheit ausgelöst. Dabei greift das eigene Immunsystem die Körperzellen in den hormonproduzierenden Drüsen an und zerstört sie. Hat man zum Beispiel eine verlangsamte Schilddrüsenfunktion (Hypothyreose), stellt der Körper Antistoffe her,

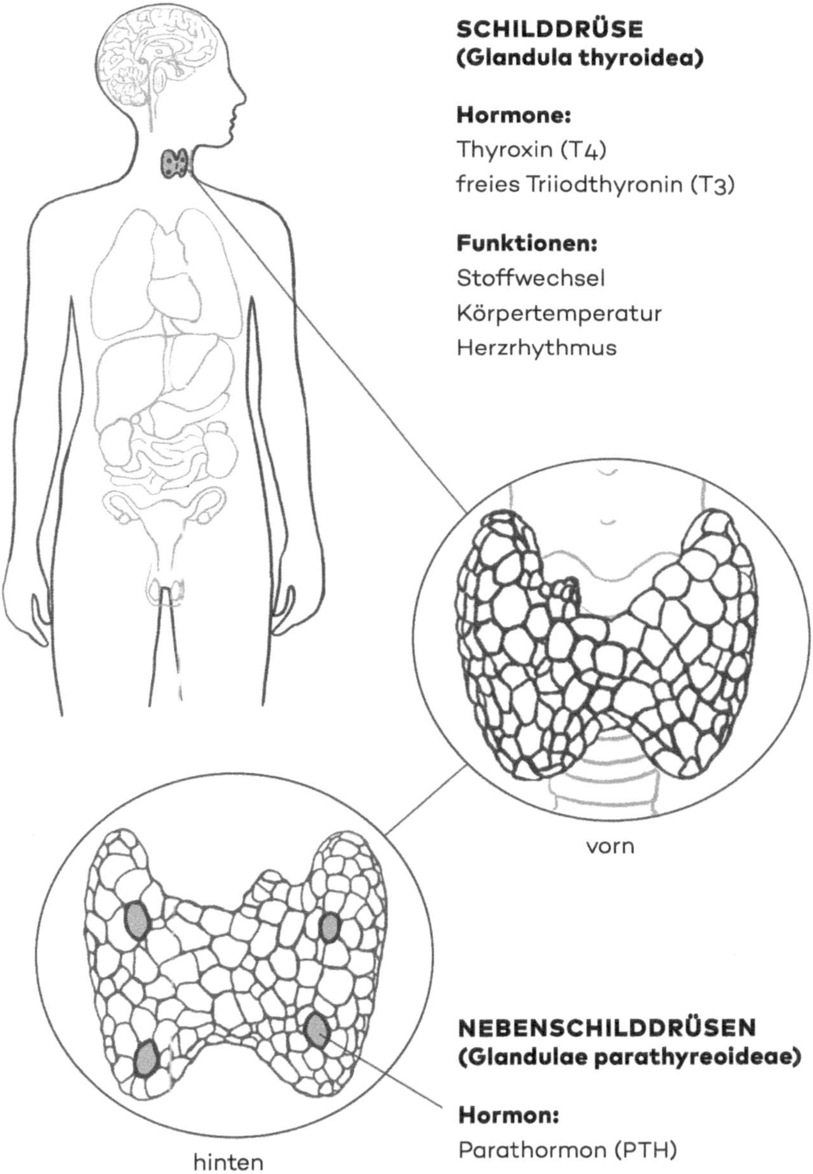

SCHILDDRÜSE
(Glandula thyroidea)

Hormone:
Thyroxin (T4)
freies Triiodthyronin (T3)

Funktionen:
Stoffwechsel
Körpertemperatur
Herzrhythmus

NEBENSCHILDDRÜSEN
(Glandulae parathyreoideae)

Hormon:
Parathormon (PTH)

Funktionen:
Knochenstabilität
Kalziumhaushalt

die die Schilddrüse abbauen und vernarben lassen. Dadurch beginnt sie, träger zu arbeiten, und man braucht oft eine Behandlung mit künstlich hergestelltem Schilddrüsenhormon in Form von Tabletten.[14] Im Grunde wissen wir Ärzte noch immer nicht recht, wie wir solch eine dysfunktionale Hormondrüse frühzeitig aufspüren können, denn wenn die Krankheit sich manifestiert, ist es oft schon zu spät. Deshalb werden manche Patienten ihr ganzes Leben mit Medikamenten behandelt werden müssen. Um zu verstehen, wie das funktioniert, fangen wir mit der Schilddrüse selbst an.

Eine träge oder eine schnelle Schilddrüse

Die Schilddrüse befindet sich dicht vor dem Kehlkopf und produziert das Hormon Thyroxin, kurz T4 genannt, das an einer ganzen Reihe von metabolischen Prozessen im Körper beteiligt ist. Es reguliert die Körpertemperatur sowie den Stoffwechsel und sorgt dafür, dass die Därme Nährstoffe aufnehmen und verbrennen. Ebenfalls fördert die Schilddrüse die Durchblutung – man kann dieses Organ als die Heizung des Körpers betrachten, mit dem Hypothalamus im Gehirn als Thermostat. T4 reguliert den Stoffwechsel – mit anderen Worten: wie der Körper die Energie aus der Nahrung zieht. Arbeitet eine Schilddrüse nicht richtig, verbraucht der Körper seine Energie langsamer oder schneller, als er es müsste.

Die Tatsache, dass sich die Schilddrüse eines Fötus bereits im dritten Monat der Schwangerschaft gebildet hat und durch wohlgemerkt vier Schlagadern mit Nahrung und Sauerstoff versorgt wird – also besser als viele andere Organe am Blutkreislauf angeschlossen ist –, sagt einiges über die Bedeutung dieser Drüse. Der Körper kann sich eine schlecht funktionierende Schilddrüse eigentlich nicht leisten.

Wie arbeitet dieses Organ? Aus der Hypophyse empfängt die Schilddrüse das Signal, Schilddrüsenhormon zu produzieren. Damit seine Wirkung so optimal wie möglich ist, gibt die Schilddrüse zunächst das T4-Hormon ans Blut ab. Die Körperzellen verarbeiten dies anschließend zu dem sehr viel wirksameren T3 (Triiodthyronin). In nahezu allen Körperzellen befinden sich T3-Rezeptoren, eine Art Empfangsstationen für dieses Hormon. Es ist also nicht so verwunderlich, dass sich Störungen im Schilddrüsenhormonhaushalt auf vielfältige Weise – körperlich wie psychisch – sowie im gesamten Körper äußern und sogar zu Wesensveränderungen führen können.

Arbeitet die Schilddrüse zu langsam, erzeugt sie zu wenig Schilddrüsenhormon. Das führt zu einer niedrigeren Körpertemperatur sowie zu kalten Händen und Füßen. Man kann zudem, weil der Darm nicht mehr richtig arbeitet, unter Verstopfung leiden und depressive Gefühle entwickeln.[15]

In westlichen Ländern wird ein Hormonmangel heutzutage am häufigsten durch die Hashimoto-Krankheit verursacht, eine Autoimmunentzündung, die das Gewebe der Schilddrüse zerstört.[16] Auch bestimmte Medikamente können die Schilddrüsenfunktion erheblich beeinträchtigen, indem sie beispielsweise den Jodgehalt erhöhen oder senken. Doch was immer auch die Ursache sein mag, der Effekt einer träge arbeitenden Schilddrüse ist stets derselbe: Die Patienten klagen über Gewichtszunahme, einen langsameren Herzschlag, trockene Haut, Haarausfall und Konzentrationsstörungen. Merkwürdigerweise erlebt es der eine als sehr störend, während ein anderer nur wenig Probleme damit hat. So kam etwa einmal eine Patientin zu mir in die Poliklinik, deren Schilddrüse kaum noch Hormon produzierte, die aber mühelos, bis auf etwas Muskelschmerzen, einen Halbmarathon lief. Gleichzeitig hatte ein anderer Patient mit einer leichten Anomalie der Schilddrüse so starke Beschwerden, dass er erwerbsunfähig geschrieben werden musste. Ärzte sehen daher auch häufig, dass sich eine Behandlung völlig unterschiedlich auswirken kann.

Eine Schilddrüse kann aber auch zu »schnell« arbeiten (Hyperthyreose), wodurch man es mit Gewichtsverlust, einem Gefühl des Gehetztseins und gelegentlich sogar mit psychischen Symptomen wie manischem Verhalten zu tun bekommt. Eine Schilddrüse mit Überfunktion ist oft aufgeschwemmt, und manchmal sind die Augenmuskeln geschwollen, was zu hervorquellenden Augäpfeln führt. In den meisten Fällen ist das Immunsystem mitverantwortlich für die Funktionsstörung der Schilddrüse, beispielsweise beim Morbus Basedow, auch bekannt als Basedow'sche oder Graves-Krankheit. Kunstkenner werden die charakteristische Schwellung am Hals (Struma), die infolge einer sowohl zu schnell als auch zu langsam arbeitenden Schilddrüse auftreten kann, vielleicht von der *Madonna mit schlafendem Kind* von Andrea Mantegna oder der *Rosenkranzmadonna* von Caravaggio kennen.[17] Der griechische Philosoph Sokrates soll ebenfalls daran gelitten haben.[18]

Auch der US-amerikanische Präsident George Bush senior und seine Frau Barbara wiesen Symptome einer zu schnell arbeitenden Schilddrüse auf. Als ihr Hund vergleichbare Beschwerden bekam, begann die CIA, den Jodgehalt in der unmittelbaren Umgebung der Familie zu messen. Leider hielt der US-amerikanische Geheimdienst das Ergebnis unter Verschluss, doch es gibt Hinweise darauf, dass die Krankheit derart den Gemütszustand Bushs beeinflusst hat, dass es sich sogar auf seine politischen Entscheidungen als Präsident auswirkte.[19] So soll er den Krieg gegen den Irak 1991 durchgesetzt haben, obwohl seine Berater ihm dringend davon abgeraten hatten. Auch ihm nahestehende Personen fanden sein Verhalten ungewöhnlich. Nach einer aggressiven medizinischen Behandlung erlosch dann nicht nur die Funktion seiner Schilddrüse, sondern auch sein Wunsch, Krieg zu führen. Die US-amerikanischen Truppen wurden vorzeitig zurückgerufen, und der schwer erschöpfte Präsident verlor vielleicht deshalb die Wiederwahl.

Eine kurze Geschichte der Schilddrüse

Um das Jahr 1500 herum war Leonardo da Vinci der Erste, der eine Abbildung der Schilddrüse anfertigte.[20] Später widmete der flämische Arzt Andreas Vesalius der Schilddrüse einen Eintrag in seinen *De humani corporis fabrica libri septem*, den »sieben Büchern vom Bau des menschlichen Körpers«, aus dem Jahr 1543. Auch der englische Anatom Thomas Wharton, Fellow des London Royal College of Physicians, schrieb ein Jahrhundert später in seinem Anatomiebuch *Adenographia* aus dem Jahr 1656 über die Bedeutung der Drüse für unsere Körpertemperatur und Gemütsverfassung.[21] Etwa 1400 Jahre früher galt die Schilddrüse auch schon als ein wichtiges Organ, nur wusste man damals nicht recht, welche Funktion sie hatte. So war der griechisch-römische Arzt Galen, der die Medizin jahrhundertelang mit seinen Theorien über den menschlichen Körper dominierte, im 2. Jahrhundert n. Chr. der Erste, der die Drüse *thyroides* nannte, nach dem griechischen Wort für »Schild«. Galen glaubte, dass der viereckige Knorpel aufgrund der strategischen Position im Hals eine Verbindung zwischen Herz und Seele darstelle und als eine Art Grenzkontrolle das Körperliche gegen das Geistige (und umgekehrt) abschirmen könne.

Obwohl die tatsächliche Funktion der Schilddrüse erst vor relativ kurzer Zeit von der medizinischen Forschung entdeckt wurde, sind auf Abbildungen aus dem Altertum bereits Menschen zu sehen, die an Schilddrüsenproblemen leiden. So soll beim ägyptischen Pharao Tutanchamun, der im 14. Jahrhundert v. Chr. lebte, eine Schwellung am Hals zu sehen gewesen sein, ebenso übrigens wie bei der ägyptischen Königin Kleopatra (69–31 v. Chr.). Die Auswirkungen von Anomalien an der Schilddrüse faszinierten Mediziner, Philosophen und Künstler weltweit – vom alten Griechenland bis nach Indien und von China bis Ägypten. Die Chinesen behandelten Schilddrüsenkrankheiten im 2. Jahrhundert v. Chr. effektiv mit Seetang und schwammartigen Tieren, von denen man heute weiß, dass sie viel Jod enthalten. Auch Dioskurides experimentierte bereits, wie wir im vorangegangenen Kapitel gesehen haben, mit Stuhltransplantationen, um die Schilddrüsenfunktion zu verbessern.

Um herauszufinden, welche Funktion ein Organ hat, versuchen Ärzte zu rekonstruieren, aus welchem Gewebe es entstanden ist. Die für die Schilddrüse bestimmten Zellen bilden sich frühzeitig in der Entwicklung eines Fötus aus dem sogenannten Kiemendarm; bei Amphibien und Fischen ist es der Ort für den Nahrungsauffang. Erst im 19. und 20. Jahrhundert lernte man mehr über die Schilddrüse. Der deutsche Forscher Eugen Baumann experimentierte im Jahr 1895 erstmals mit dem Kochen des Schilddrüsengewebes von gut tausend Schafen und konnte mit diesem Mix Kranke mit Schilddrüsenanomalien erfolgreich behandeln. Um die Schilddrüse noch besser zu verstehen, beobachtete er das Verhalten von Hunden und Affen, denen er die Schilddrüse chirurgisch hatte entfernen lassen.[22] Der französische Arzt Adolphe Chatin kam 1852 als Erster auf die Idee, dass es einen Zusammenhang zwischen einer Struma und Jodmangel gibt. Er transportierte Salz aus Regionen mit nur wenigen Schilddrüsenkranken in solche Gebiete, in denen Schilddrüsenerkrankungen besonders häufig auftraten.[23] Ein Kollege hatte kurz zuvor entdeckt, dass in Meersalz eine violette Substanz enthalten ist, die nach dem griechischen Wort für die Farbe Violett, *ioeides*, »Jod« genannt wurde. Und was zeigte sich? Das Salz löste weitgehend die Probleme der Schilddrüsenpatienten. Dennoch blieb die Struma auf Basis eines Jodmangels bis weit ins 19. Jahrhundert hinein ein häufig vorkommendes Problem in abgelegenen Gegenden. In den Niederlanden dauerte es noch ein gutes Jahrhundert, bis das bekannte »jodierte« Salz (JOZO) auf den Tisch kam und Jod standardmäßig dem Brotteig zugesetzt wurde.[24]

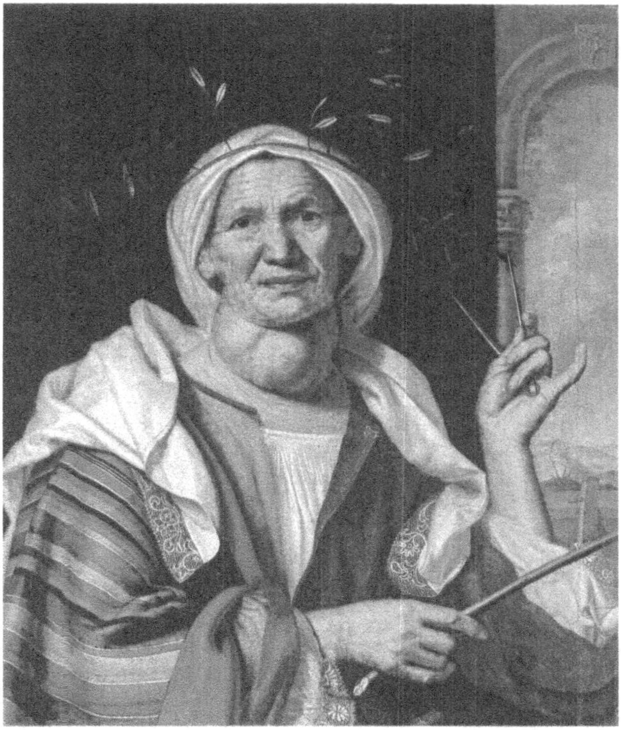

Gemälde von Pietro Bellotti (1627–1700), auf dem man eine Wünschelrutengängerin mit einer vergrößerten Schilddrüse (Struma) sieht

Das erste Mittel mit dem Schilddrüsenhormon kam 1949 auf den Markt. Es war unter anderem das niederländische Unternehmen Organon, das begann, Medikamente herzustellen, bei denen das Schilddrüsenhormon aus Schlachtabfällen von Tieren gewonnen wurde. Eines dieser Mittel, Thyroïdeum,[25] ist noch immer auf dem Markt und wegen des überwiegend natürlichen Ursprungs des Hormons beliebt unter Alternativmedizinern. Die stark wechselnde Zusammensetzung dieser Tabletten kann ein Problem für den Körper darstellen, was aber glücklicherweise bei den künstlich hergestellten Schilddrüsenhormontabletten nicht der Fall ist. Rezeptfreie Diätpräparate und Produkte aus Schlachtabfällen sind dafür bekannt, dass sie sich schädlich auf die Schilddrüse auswirken. Diese Mittel reagieren nämlich auf Eigenschaften des Schilddrüsenhormons, die bewirken, dass sich der Stoffwechsel – und damit die Fettverbrennung – (zu sehr) beschleunigt.[26] Tierische Produkte werden ebenfalls mit der sogenannten *Thyrotoxicosis factitia* in Verbindung gebracht, einem Krankheitsbild, bei dem man durch eine Überdosis Schilddrüsenhormon im Blut »vergiftet« wird. So hat die Vermischung von Rindergehacktem mit tierischem Schilddrüsengewebe für den Ausbruch einer Schilddrüsenerkrankung gesorgt, die auch die »Hamburger-Thyreotoxikose« genannt wurde.[27]

Stress und Schilddrüsenbeschwerden

Das Amt des Präsidenten und der damit verbundene langanhaltende Stress hat im Fall von George Bush senior möglicherweise zur Basedow'schen Krankheit geführt, wodurch seine Schilddrüse verrücktspielte und es mit seiner psychischen Gesundheit bergab ging. Denn nicht nur kann eine hormonelle Störung aufs Gemüt schlagen, auch umgekehrt kann starker und langandauernder Stress unser hormonelles Gleichgewicht beeinflussen und sogar zu einer Erkrankung führen.[28]

In Kriegsgebieten sieht man beispielsweise eine deutliche Beziehung zwischen Stress und Schilddrüsenproblemen. Welt- und Bürgerkriege sind gekennzeichnet durch Phasen, in denen große Gruppen Menschen über lange Zeit hinweg extremem Stress ausgesetzt sind. Nach dem Ersten Weltkrieg zum Beispiel wurden vermehrt Schilddrüsenprobleme gemeldet. Ärzte und Wissenschaftler stellten seinerzeit eine plötzliche Zunahme von Schilddrüsenerkrankungen bei (Ex-)Militärangehörigen und Bürgern aus Kriegsregionen fest.[29] Nach dem Zweiten Weltkrieg wurde dann ein neuer Höchststand bei Schilddrüsenerkrankungen beobachtet. Vorher hatte es beispielsweise im Schwarzwald nur wenig Probleme mit der Schilddrüse gegeben, doch nach dem Krieg diagnostizierten Ärzte bei einer großen Anzahl von Patienten eine Schilddrüsenüberfunktion.[30] Dasselbe Phänomen zeigte sich auf dem Balkan während des Jugoslawienkriegs in den neunziger Jahren.[31]

Fast zweihundert Jahre vor diesem Krieg wurde erstmals eine Verbindung zwischen Stress und der Schilddrüse gelegt. In einem 1825 veröffentlichten Aufsatz schrieb der britische Arzt Caleb Hillier Parry über eine einundzwanzigjährige Patientin, die, einige Wochen nachdem sie aus einem Rollstuhl gefallen war und einen heftigen Schrecken davongetragen hatte, eine übermäßig arbeitende Schilddrüse entwickelt hatte.[32] Der deutsche Arzt Carl von Basedow fügte dem im Jahr 1840 den Fall eines Mannes mit Hyperthyreose nach einer Phase von Stress infolge geschäftlicher Konflikte hinzu.[33] Der irische Arzt Robert James Graves hatte bereits etwas früher dieselbe Autoimmunerkrankung entdeckt – beide werden als offizielle Entdecker dessen betrachtet, was seither Basedow'sche oder Graves-Krankheit genannt wird.

Über vergleichbare Fälle wird regelmäßig in wissenschaftlichen Zeitschriften berichtet, einer der faszinierendsten wurde vor vierzehn Jahren in einem Ableger der tonangebenden Zeitschrift *Nature* beschrieben. Italienische Wissenschaftler präsentierten darin den Fall einer achtzehnjährigen Frau, die aufgrund von Stress infolge einschneidender Ereignisse in ihrem Leben eine Schilddrüsenüberfunktion entwickelt hatte, und schilderten, wie ihr Leiden mithilfe von Beruhigungsmitteln (Benzodiazepinen) gelindert werden konnte.[34] Das ist vor allem deshalb interessant, weil wir in der Regel die Schilddrüse direkt mit Medikamenten zur Ruhe bringen. Aufgrund dieses Falls wissen wir jedoch nun, dass eine Behandlung körperlichen Stresses mit Tranquilizern auch indirekt einen günstigen Effekt auf die Schilddrüsenfunktion haben kann.

Ein anderes Beispiel für den Einfluss von Stress auf die Schilddrüse offenbart sich auffallend oft nach einer Geburt – für den Körper ein mit starkem Stress verbundenes Ereignis –, wenn es zu einer Entzündung mit der Bezeichnung »postpartale Thyreoiditis« kommt. Dabei sehen wir zunächst, dass die Schilddrüse übermäßig viel T4-Schilddrüsenhormon produziert – mit der Folge, dass sich die Patientin gehetzt fühlt – und anschließend zu wenig, worauf sie müde und lustlos wird. Da sich die meisten Frauen nach der Entbindung und den schlaflosen Nächten, die darauf folgen, müde fühlen, wird diese Erkrankung von Ärzten leicht übersehen. Zum Glück reguliert sich die Schilddrüsenfunktion aber häufig innerhalb eines Jahres von selbst wieder, sodass diese Krankheit als ein Ausdruck körperlichen Stresses erscheint, den eine Schwangerschaft mit sich bringt.[35]

Wenn das Immunsystem die eigenen Körperzellen angreift, spricht man, wie bereits erwähnt, von einer Autoimmunkrankheit, und auch die meisten hormonellen Erkrankungen bei Erwachsenen haben ihren Ursprung in diesem Autoimmunprozess. Die Basedow'sche oder Graves-Krankheit bildet dabei keine Ausnahme.[36] Auch andere Drüsen, wie die Bauchspeicheldrüse (Typ-1-Diabetes), die Nebennieren (Morbus Addison), die Eierstöcke (Ovarialinsuffizienz, sprich: vorzeitige Wechseljahre), oder auch mehrere dieser Organe gleichzeitig können auf diese Weise betroffen werden. Schon bevor diese endokrinen Erkrankungen offiziell entdeckt worden waren, hatte der deutsche Nobelpreisträger Paul Ehrlich sie im Jahr 1901 als »horror autotoxicus« beschrieben, womit er den Horror der Selbstvergiftung meinte – was bereits einiges über die oft starken Beschwerden aussagt.[37] Es gibt eine ganze Reihe von Behandlungsmethoden, um diese Beschwerden zu lindern, aber heilen lassen sich Autoimmunkrankheiten leider noch nicht. Forscher sind jedoch intensiv auf der Suche nach den Ursachen dieser Krankheiten und nach Wegen, den Krankheitsprozess zu beeinflussen.

Es fällt auf, dass Autoimmunkrankheiten sehr viel häufiger bei Frauen als bei Männern auftreten, nämlich fast neun Mal so oft. Untersuchungen zeigen, dass weibliche Geschlechtshormone, Östrogene, auf bestimmte Immunzellen im Körper stimulierend wirken, sodass es bei den Hormondrüsen zum Verschleiß kommt, wohingegen Testosteron eine dämpfende Wirkung hat.[38] Frauen haben nach der Menopause ein geringeres Risiko auf Autoimmunkrankheiten: Sie haben niedrigere Östrogen-Niveaus, weil das Hormon während der Wechseljahre nicht mehr produziert wird. Und deshalb verhält sich ihr Immunsystem eher wie das eines Mannes. Das beweist wieder einmal, dass Hormone Einfluss auf die Arbeit des Immunsystems haben.

In den zurückliegenden Jahrzehnten hat sich weltweit die Zahl der Menschen mit einer Autoimmunkrankheit nahezu verdoppelt, ohne dass sich die männlichen oder weiblichen Hormonspiegel groß verändert hätten. Es scheint also, dass Einflüsse von außen diese Krankheiten verursachen oder verschlimmern.[39] Man denke etwa an den Medikamentenkonsum, aber auch an Veränderungen in unserer (westlichen) Ernährung, die mit Konservierungsmitteln und Kalorien vollgestopft ist.[40] Übertriebene Hygienemaßnahmen können ebenfalls zum Problem werden, weil das Immunsystem dadurch an »Erfahrung« verliert.

Und dann gibt es da noch die im letzten Kapitel erwähnten Akteure, die den Einfluss von außen auf das Immunsystem zu dämpfen versuchen: die Darmbakterien. Sie arbeiten eng mit den Immunzellen zusammen, von denen sich ein Großteil *in* den Därmen (dem Dünndarm) befindet. Für ein erfahrenes Immunsystem, das gut auf Eindringlinge reagiert, aber die eigenen Zellen in Ruhe lässt, braucht es gutes Training.[41]

Die Wechselbeziehung zwischen Darmbakterien und der Produktion von Hormonen scheint von immer größerer Bedeutung für das Verständnis sowohl der Entstehung als auch der Auswirkungen endokriner Krankheiten zu sein, und hoffentlich führt ein besseres Verständnis der Zusammenhänge in naher Zukunft zu neuen Behandlungsmethoden.

Nebennieren

Die Nebennieren befinden sich, wie der Name vermuten lässt, in der Nähe der Nieren, genauer gesagt oberhalb. Sie sind so klein wie ein Apfelsinenschnitz und wiegen zusammen gerade einmal 8 Gramm, produzieren aber bemerkenswerterweise fünf verschiedene Hormone, nämlich Aldosteron, Adrenalin, Cortisol, Testosteron und Noradrenalin. Die vornehmliche Funktion dieser Hormone ist es, uns gut auf Stress reagieren zu lassen: Sie steigern den Blutdruck, erhöhen die Aufmerksamkeit und sorgen für zusätzliche Energie. Im Ruhezustand – etwa nach einem Sporttraining oder einem anstrengenden Tag – produzieren die Nebennieren Hormone wie etwa Cortisol, die unter anderem zur körperlichen Regeneration beitragen. Kurzum, gut funktionierende Nebennieren sind bei einem Erwachsenen essenziell für seine Gesundheit.

Wie entscheidend die Nebennieren sind, wurde jahrhundertelang übersehen. Pioniere in der Anatomie und Chirurgie – wie etwa der bereits erwähnte griechisch-römische Arzt Galen aus dem 2. Jahrhundert – wussten von ihrer Existenz, maßen dem »losen Fleisch« jedoch keine Bedeutung bei.[42] Es vergingen gut sechzehn Jahrhunderte, bevor (wieder einmal) der britische Arzt Thomas Wharton eine wichtige Rolle der Nebennieren bei der Interaktion mit dem Nervensystem vermutete. Das wurde im 19. Jahrhundert durch den britischen Arzt Thomas Addison sowie Charles-Édouard Brown-Séquard (richtig, derselbe Mann, der sich selbst tierisches

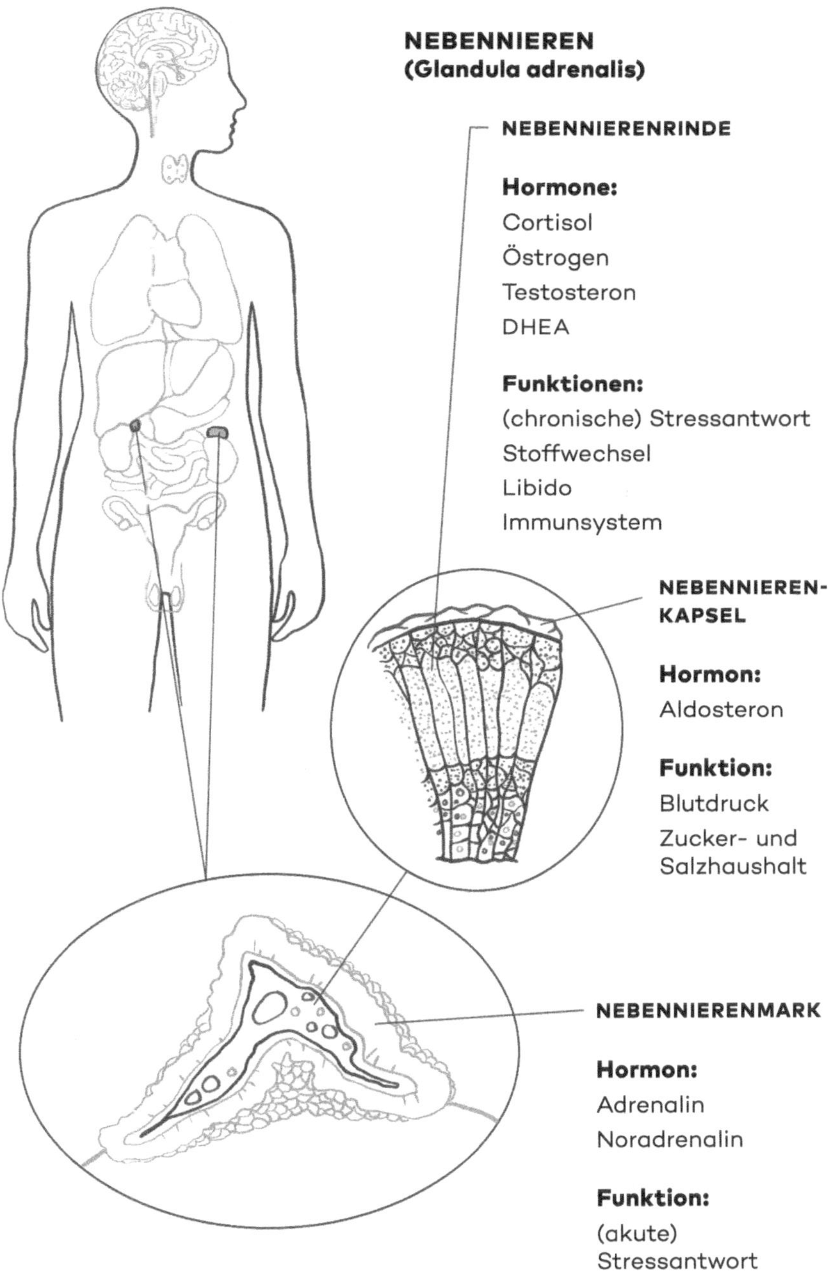
NEBENNIEREN
(Glandula adrenalis)
NEBENNIERENRINDE
Hormone:
Cortisol
Östrogen
Testosteron
DHEA
Funktionen:
(chronische) Stressantwort
Stoffwechsel
Libido
Immunsystem
NEBENNIEREN-
KAPSEL
Hormon:
Aldosteron
Funktion:
Blutdruck
Zucker- und
Salzhaushalt
NEBENNIERENMARK
Hormon:
Adrenalin
Noradrenalin
Funktion:
(akute)
Stressantwort

Testosteron injizierte, um seine Lebenskraft zu steigern) bestätigt: zwei große Namen in der Medizin, die durch wertvolle Forschungsarbeit herausfanden, dass Nebennierenhormone und körperliches Wohlbefinden eng miteinander zusammenhängen.

Die kleinen, aber sehr kraftvollen Nebennieren spielen eine wichtige Rolle bei psychischem oder körperlichem Stress. Wie arbeiten diese Organe? Ihre Innenseite besteht aus Nebennierenmark, einem Gewebe, das in direktem Kontakt zum Nervensystem steht und deshalb in gefährlichen Situationen blitzschnell Adrenalin und Noradrenalin erzeugen kann. Beide Hormone sorgen dafür, dass der Blutdruck steigt, wodurch dem Gehirn und den Muskeln mehr Blut zur Verfügung steht. Das macht klarer im Kopf und auch leistungsfähiger. In der äußersten Schicht, der Nebennierenrinde, werden Steroidhormone wie Cortisol, Aldosteron und Testosteron produziert. Von diesen Hormonen ist Cortisol, das auch als »Stresshormon« bezeichnet wird, wohl das bekannteste. Cortisol setzt Zucker aus eingelagerten Eiweißen und Fetten frei, um (zusätzliche) Energie zu generieren. Außerdem beeinflusst es den Schlaf-wach-Rhythmus und unterdrückt chronische Entzündungsreaktionen. Aldosteron sorgt dafür, dass der Blutdruck stabil bleibt. Auch das männliche Hormon Testosteron wird hier produziert. All diese Hormone werden auf der Basis von Cholesterin (aus der Nahrung und von der Leber) erzeugt und können dadurch leicht durch den Körper transportiert werden. Cholesterin ist wasserabweisend, aber es ist auch die Basis der Zellmembranen in unserem Körper, weshalb diese leicht an die Innenseite jeder Zelle gelangen können, um dort ihre Aufgabe zu erfüllen. So verursachen sie allerdings auch Herz- und Gefäßkrankheiten, wenn das Cholesterin die Schlagaderwand verkalken lässt.

Die Hormone Noradrenalin und Adrenalin wirken anders: Sie kommen aus dem Kern der Nebenniere, die, wie gesagt, direkt mit dem zentralen Nervensystem verbunden ist. So kann der Körper, wenn diese Hormone ausgeschüttet werden, reflexartig handeln, noch bevor der Kopf eingeschaltet wird, etwa wenn man sich die Finger an einem heißen Topf verbrennt. Binnen weniger Sekunden nach den ersten Anzeichen von Stress erhöht sich bereits die Menge an (Nor-)Adrenalin im Blut. Dadurch beschleunigt sich das Reaktionsvermögen, und man bekommt einen Energieschub. Kein Wunder, dass dieses Hormon auch als Stimmungsaufheller entdeckt worden ist.

Der britische Politiker Anthony Eden war in den fünfziger Jahren ganz verrückt danach. Bevor er Premierminister wurde, hatte er im Zusammenhang mit einer Operation das stimulierende Mittel Benzedrin genommen, ein Amphetamin. Vielleicht fühlte er sich von seinem neuen Amt überfordert, denn insgeheim griff er weiterhin zu den leistungssteigernden Amphetamintabletten.[43] Diese »Bennies« waren damals jedenfalls sehr populär. Bei dem normalerweise so bedächtigen Eden führte der Konsum zu Verwegenheit und übertriebenem Selbstvertrauen. Das sollte sich in der Suezkrise rächen, einem Konflikt, bei dem es um die Besitzrechte beziehungsweise den Zugang zum Suezkanal ging und sich Ägypten auf der einen Seite sowie Israel, Frankreich und das Vereinigte Königreich auf der anderen gegenüberstanden. Edens Auftreten gegenüber dem ägyptischen Präsidenten Nasser löste Erstaunen bei Freund und Feind aus, als sich der britische Politiker 1956 – ohne Unterstützung der USA als größter Bündnispartner – zu einer Invasion am Suezkanal entschloss. Seinen Biographen zufolge sei dies dem Effekt der Mittel zuzuschreiben gewesen, die auf seine Hormone eingewirkt hätten. Fest steht: Die Suezkrise sorgte für die Abdankung Englands als Großmacht, und Eden trat gezwungenermaßen und desillusioniert zurück.

Die Bedeutung einer guten Nebennierenfunktion wird noch immer unterschätzt. So zeigte sie sich auch in der Corona-Pandemie, als eine Behandlung mit dem künstlich erzeugten (Nebennieren-) Stresshormon Dexamethason mit Blick auf eine höhere Überlebenschance bei einer COVID-19-Infektion verschrieben wurde.[44]

Wenn die Nebennieren nicht gut funktionieren, arbeiten sie wie die Schilddrüse entweder zu schnell oder zu träge und produzieren zu viele oder zu wenige Hormone. Zu schwache Nebennieren sieht man zum Beispiel bei chronischem Stress. Wenn die Nebennieren über einen langen Zeitraum hinweg wie wild arbeiten müssen, laugen sie aus und verlieren die Fähigkeit zur Abstimmung mit dem Rest des Körpers. Man könnte das mit einem zu straff gespannten Gummiband vergleichen, das nicht mehr in seine ursprüngliche Form zurückkehrt. Die Nebennieren produzieren dann unzureichend Hormone, und das ist deutlich zu spüren: Man wacht müde auf, hat ein schlechteres Gedächtnis, einen erhöhten Blutzuckerspiegel, fühlt sich abgekämpft und reagiert überempfindlich auf Reize.[45] Das sind alles Symptome, die man häufig bei einem Burnout hat. Obwohl es noch keinen guten Test gibt, um festzustellen, wie stark die Nebenniere bei diesen Symptomen aus dem Takt geraten ist, scheint es doch so zu sein, dass Cortisol bei einem Burn-out eine Rolle spielt. Hoffentlich wird die weitere Forschung zeigen, wie wir diese Beziehung in Zukunft besser verstehen können.

Im anderen Fall, beim Morbus Addison, einer seltenen Autoimmunkrankheit, produzieren die Nebennieren infolge einer Entzündung zu wenig Hormone. Dadurch richtet sich das Immunsystem, so wie bei einer trägen Schilddrüse, gegen die Nebennieren selbst: Die Organe werden beschädigt und erzeugen weniger Cortisol und Aldosteron. Die Folge ist, dass man sich erschöpft und trübsinnig fühlt, Lust auf salzige Nahrung bekommt und die Haut wie auch die Schleimhäute eine dunklere Farbe annehmen, so als sei man lange in der Sonne gewesen. Und man verliert auffällig an Gewicht. Wenn das geschieht, kann man den Mangel mit exogenem (nicht körpereigenem) Cortisol wie dem erwähnten Dexamethason oder

Hydrocortison ausgleichen. Diese Präparate lassen sich in Tablettenform oder als Injektionen verabreichen. Heutzutage wird eine solche Behandlung äußerst präzise auf die Bedürfnisse des Körpers abgestimmt.

Das war früher allerdings anders. So litt der US-amerikanische Präsident John F. Kennedy, ebenso wie seine Schwester Eunice, an Morbus Addison. Ärzte stellten die seltene Krankheit bei ihm fest, als er dreißig war, also lange vor seiner Präsidentschaft. Die Hormontherapie steckte damals noch in den Kinderschuhen, und die Behandlung, die er bekam, führte zu starken Schwankungen des Cortisolspiegels in seinem Blut. Kurz vor wichtigen Terminen wurden die Werte daher von Kennedys Leibarzt Max Jacobson, der übrigens den vielsagenden Spitznamen »Dr. Feelgood« hatte, mit Corticosteroid-Injektionen (kombiniert mit ordentlichen Testosterongaben) aufgemöbelt. Doch im Vorfeld der Kubakrise des Jahres 1961 ging das Herumdoktern mit den künstlichen Hormonen schief. Als der Sowjetführer Nikita Chruschtschow sehr spät zu einem politischen Treffen mit dem US-amerikanischen Präsidenten eintraf, fand er einen vollkommen übermüdeten Kennedy vor, der wie ein nasser Sack vor ihm saß und kaum noch ganze Sätze sprechen konnte. Durch ein unglückliches Timing hatte der Präsident seine Cortisolspritze zu früh bekommen.[46] Ein Präsident, der zum gefährlichsten Zeitpunkt des Kalten Krieges heimlich bewusstseinsverändernde Drogen (mit unter anderem Testosteron und Cortisol) gespritzt bekam: Historiker schließen nicht aus, dass die fehlgeschlagenen diplomatischen Verhandlungen die Stimmung aufheizten, worauf die auf Kuba gerichteten Nuklearraketen gerade noch im letzten Moment abgezogen und ein Atomkrieg nur mit knapper Not verhindert werden konnte.

Bei JFK war die Pigmentbildung in der Haut deutlich sichtbar, und er sah oft hübsch gebräunt aus. Charisma macht sich immer gut bei Präsidentschaftswahlen, und die Tatsache, dass Präsidentschaftskandidat Richard Nixon bei der Fernsehdebatte 1960 buchstäblich neben Kennedy verblasste, trug höchstwahrscheinlich zu Kennedys Sieg bei.[47]

Neben Erschöpfungssymptomen und seiner »White House Tan« genannten Bräune hatte JFK einen Haufen körperlicher Beschwerden aufgrund eines Ungleichgewichts unter anderem zwischen seinen Schilddrüsen- und den Sexualhormonen. Während seiner Präsidentschaft nahm seine Gesundheit immer weiter ab, doch das wurde vor dem breiten Publikum sorgsam geheim gehalten – sogar bis weit über seinen Tod hinaus. Ob die täglichen Spritzen Dr. Feelgoods Einfluss auf sein berühmtes Schürzenjägerdasein gehabt haben – Kennedy hatte während seiner Ehe mehrere Affären –, bleibt unklar, aber es ist sicher nicht undenkbar.[48]

Nebennieren können aber auch zu *hart* arbeiten. Liegt das an vorübergehendem Stress, ist es ungefährlich. Produzieren die Nebennieren aber (in immer wiederkehrenden Höchstständen) zu viele Hormone, bekommt der Körper ein Problem. Weniger bekannte Beispiele dafür sind das Phäochromozytom – eine Tumorerkrankung, bei der durch zu viel Adrenalin Herzklopfen, Schweißanfälle und Kopfschmerzattacken ausgelöst werden – und das Conn-Syndrom, bei dem übermäßig viel Aldosteron zu erhöhtem Blutdruck führt. Am bekanntesten ist aber wohl der Nebennierentumor, der für ein Zuviel an Cortisol sorgt: das Cushing-Syndrom, benannt nach dem US-amerikanischen Neurochirurgen Harvey Cushing. Da Cortisol ebenfalls Einfluss auf andere (hormonelle) Vorgänge im Körper hat, kann es allerlei Erkrankungen verursachen, wenn man strukturell zu viel von diesem Hormon im Blut hat: eine Zunahme der Fettmasse, das Ausbleiben der Menstruation (bei Frauen), eine verminderte Libido (bei Männern), einen erhöhten Blutdruck, chronische Müdigkeit und geringe Muskelkraft.

Die Krankheit wurde bei Minnie G., einer dreiundzwanzigjährigen Patientin, entdeckt, die 1910 bei Cushing in der Sprechstunde erschien und alle oben aufgeführten Merkmale einer übermäßigen Exposition gegenüber Cortisol aufwies.[49] Minnies Beschwerden inspirierten Cushing zu einer jahrelangen Suche nach der Ursache eines chronisch erhöhten Cortisolgehalts im Blut, die jedoch bis auf den heutigen Tag rätselhaft bleibt. Allerdings wissen wir, dass das Cushing-Syndrom lebensgefährlich ist, wenn man es nicht behandelt. Minnie überlebte ihre Diagnose jedoch um gut vierzig Jahre. Ärzte und Patienten dürfen dem Neurochirurgen Cushing also dankbar sein für die Ergebnisse, die er erzielte.

Yoga und Atmung bei Stress

Zurück zum Stress. Unser Körper ist so gebaut, dass er bei Stress »anspringt«. Um in früheren Zeiten, in denen regelmäßig große Gefahren drohten, zu überleben, konnte eine schnelle Reaktion buchstäblich das Leben retten. Doch seither hat sich furchtbar viel geändert. Heutzutage sind wir völlig anderen Stressfaktoren ausgesetzt, und die Kunst besteht darin, die guten Aspekte des Stresses zu bewahren und die schlechten von sich abperlen zu lassen. Stress kann nämlich durchaus seine Vorteile haben, schreibt Sonia Lupien in ihrem Buch *Well Stressed*.[50] Stress durch Zeitdruck oder große Verantwortung kann zu besseren Leistungen führen, vorausgesetzt, dieser Stress wird nicht als chronisch empfunden. Denn sonst sucht sich aufgebauter Stress einen anderen Weg, und schon hat man mit dessen hormonellen Folgen zu kämpfen.

DIE ENTDECKUNG EINES WUNDERMITTELS

Im 20. Jahrhundert sind Entdeckungen gemacht worden, für die es so manchen Nobelpreis gegeben hat. Aber nur in einem einzigen Fall sprach man von einem Wundermittel.

Ganz ausnahmsweise erhielten die Forscher diese internationale Auszeichnung schon innerhalb von zwei Jahren nach der ersten Anwendung dieser Substanz. Wie bei vielen großen Entdeckungen spielte auch hier der Zufall eine entscheidende Rolle.[51]

Im Frühjahr des Jahres 1929 bemerkte der US-amerikanische Rheumatologe Philip Hench, dass die Beschwerden eines Patienten, der an einer schweren Form von Rheuma litt, verschwunden waren, nachdem er von der Gelbsucht, einer Erkrankung der Leber, geheilt worden war. Da es zu der Zeit noch keine Therapie gegen Rheuma gab, erregte das sein Interesse. In den darauffolgenden Jahren stellte Hench dasselbe Phänomen auch bei anderen Rheumakranken fest, doch Versuche, Rheuma mit leberartigem Gewebe zu behandeln, führten zu keinem Ergebnis.

Unterdessen zeigte sich, dass rheumatische Beschwerden manchmal auch nach einer Schwangerschaft und nach chirurgischen Eingriffen abnahmen. In beiden Fällen stieg der Pegel des Stresshormons im Blut an, und diese Erkenntnis brachte Hench dazu, nach der geheimnisvollen »substance X« zu suchen. Die Erschöpfungszustände, unter denen Rheumakranke litten, erinnerten ihn an die Kraft- und Antriebslosigkeit von Patienten mit der Schilddrüsenkrankheit Morbus Addison. Deshalb nahm er Kontakt zu dem Biochemiker Edward Kendall auf, dem es gelungen war, das Schilddrüsenhormon zu isolieren, und der nun zur Funktion der Nebenniere forschte. Die beiden bekamen Unterstützung aus einer unerwarteten Ecke.

Im Jahr 1941 standen die Vereinigten Staaten kurz davor, in den Zweiten Weltkrieg einzutreten. Es gingen Gerüchte um, dass die Nazis tierisches Nebennierengewebe sammelten, um damit die Stressresistenz und den Mut ihrer Soldaten zu steigern. Schließlich stellte sich heraus, dass sie dies mit Benzedrin taten, demselben Mittel, das Anthony Eden zwanzig Jahre später sein Amt als Premier kosten sollte.[52] Studien hatten nämlich gezeigt, dass Stress für Tiere, die keine Nebennieren mehr hatten, tödlich endete. Die Forscher vermuteten deshalb, dass die Hormone, die von diesen Drüsen produziert wurden, Schutz gegen Stress böten. Die Vereinigten Staaten beschlossen daraufhin, Millionen von Dollars in die Erforschung und Produktion wirksamer Stresssubstanzen zu investieren. So gelang es Hench und Kendall nach vielen Jahren, ein Corticosteroid zu isolieren, das in der Nebennierenrinde erzeugt wird und eine stark entzündungshemmende Wirkung hat. Heutzutage ist es als Prednison bekannt.

Der Erfolg der modernen Behandlung mit Prednison, dem effektivsten Mittel gegen Rheuma, ist vor allem der sehr selbstbewussten Patientin Mrs. Gardner zu verdanken. Sie litt schon seit vielen Jahren an schwerem Rheuma und saß im Rollstuhl. Nachdem sie 1948 eine Weile auf der Station von Philip Hench gewesen war, weigerte sie sich, das Krankenhaus zu verlassen, bevor er sie nicht geheilt hätte. Sie trotzte ihm ab, als Versuchskaninchen für die Behandlung mit dem künstlich erzeugten Stresshormon Cortison (damals noch *compound E* genannt) dienen zu dürfen. Schon am dritten Tag fühlte sie sich besser, und nach einer Woche war sie von all ihren Beschwerden befreit.[53] Weitere Patienten bekamen das Mittel, und bei allen wirkte es. Das machte weltweit Schlagzeilen, und bis auf den heutigen Tag setzen wir Corticosteroide bei verschiedenen Krankheiten ein – trotz der vielen Nebenwirkungen.

Mrs. Gardner starb sechs Jahre nach ihrer »Wunderbehandlung«. Infolge einer zu hohen Cortisondosierung kam es bei ihr zu starken körperlichen und psychischen Beschwerden, die dem Cushing-Syndrom auffallend ähnelten.

Bis zu einem Viertel der Weltbevölkerung leidet regelmäßig unter Ängsten und depressiven Gefühlen.[54] Dass Stress auch psychisch so enorme Auswirkungen hat, verwundert nicht, wenn man bedenkt, wie exakt der Körper darauf eingestellt ist, gut auf gefährliche Situationen zu reagieren. Überall in ihm gibt es Rezeptoren für Stresshormone, auch im Gehirn, weshalb langanhaltender Stress auch das Gedächtnis, die Konzentrationsspanne und die Gefühlswelt beeinflusst. Dass jahrhundertealte Methoden wie Akupunktur und Yoga so beliebt sind, um Stress abzubauen, kommt daher nicht aus heiterem Himmel.[55]

Aber wie effektiv sind diese »alternativen« Heilmethoden? Um darüber etwas Sinnvolles sagen zu können, wurden in wissenschaftlichen Studien Hormonwerte, vor allem Cortisol, gemessen. Und was zeigte sich? Zum wiederholten Mal stellten Forscher bei Personen, die regelmäßig Atemübungen machten[56] beziehungsweise Yoga praktizierten,[57] eine Verbesserung des Cortisolhaushalts fest. Beides hat also einen positiven Effekt. Da Cortisol den Blutzuckerspiegel erhöht – denn der Körper braucht mehr Energie, um Gefahren aus dem Weg zu gehen –, ist es wenig überraschend, dass auch Diabetespatienten Nutzen aus dieser alten indischen Bewegungsform ziehen können. Eine große Studie ergab, dass tägliche Yoga-Übungen dazu beitrugen, den Zuckerhaushalt zu verbessern: Am Morgen zeigte sich ein niedrigerer Blutzuckerspiegel, und nach den Mahlzeiten wurden stabilere Zuckerwerte gemessen.[58] Doch der Einfluss von Yoga beschränkt sich nicht auf das Hormon Cortisol. Cortisol und Zuckerspiegel sind ihrerseits wiederum an der Entwicklung des polyzystischen Ovar-Syndroms beteiligt, der in Kapitel 1 erwähnten Erkrankung der Eierstöcke PCOS, einer häufig vorkommenden Ursache von Unfruchtbarkeit bei (oft übergewichtigen) jungen Frauen, deren Eisprung ausbleibt. Bei diesen Frauen zeigte sich, dass Yoga die Produktion von Geschlechtshormonen anregte, sodass sie öfter ihre Regel bekamen (und wahrscheinlich auch fruchtbarer waren).

Auch Wachstumshormone in höherem Alter, beliebt im Rahmen des »healthy aging«, und Schilddrüsenwerte bei Frauen, die zu wenig Schilddrüsenhormon produzieren, scheinen sich durch Yoga beeinflussen zu lassen.[59] Wegen dieser körperlichen *und* mentalen Verbesserungen wird Yoga daher auch vorsichtig als »Hormontherapie« angedeutet.[60] Es bedarf jedoch weiterer Forschung, um zu klären, ob und, wenn ja, wie es sich tatsächlich bei chronischen hormonellen Erkrankungen einsetzen lässt.

Hormones are cash: anabole Steroide

Zu Beginn des 20. Jahrhunderts entwickelte sich zunehmend ein Bewusstsein dafür, dass hormonelle Stoffe großen Einfluss auf unsere körperlichen Funktionen haben. Es folgte ein internationales Wettrennen unter pharmazeutischen Unternehmen und Wissenschaftlern, um als Erster ein wirksames Hormon zu isolieren und es in industriellem Maßstab zu produzieren. Das Amsterdamer Forschungsteam von Organon unter der Leitung des Pharmakologen Ernst Laqueur, des Begründers der Endokrinologie in den Niederlanden, sowie des Chemikers Marius Tausk und der Chemikerin Lize Dingemanse kam mit der Entdeckung weiblicher Östrogene nur um Haaresbreite zu spät, denn der spätere US-amerikanische Nobelpreisträger Edward Doisy war schneller. Doch im Fall von Testosteron gab es im Jahr 1935 dann doch noch eine Weltpremiere für Laqueurs Team.[61] Eine hübsche Wendung des Schicksals für den Professor, der als Schürzenjäger bekannt war (und vielleicht selbst hin und wieder von seinem selbst produzierten männlichen Hormon naschte).[62]

Mindestens genauso wichtig für diese Leistung war der Unternehmergeist des (ebenfalls bereits in Kapitel 5 erwähnten) Saal van Zwanenberg, eines Metzgers, der im etwa dreißig Kilometer von Nijmegen entfernten Oss lebte. Weil er nach einer Möglichkeit suchte, mit tierischem Restgewebe Geld zu verdienen, kam es mit der Gründung des erfolgreichen Unternehmens Organon im Jahr 1923 zu einer konstanten Zufuhr von Gewebe für die Hormonforschung, was die Arbeiten in den Niederlanden stark beschleunigte. Später gelang es Laqueurs Team auch noch, aus diesem Material das weibliche Hormon Progesteron zu isolieren, und Organon wurde durch die Entwicklung einer frühen Version der Antibabypille bekannt. Ebenfalls gelang es ihnen, eine synthetische Variante des Schilddrüsenhormons zu produzieren, die sie Thyrax nannten. Doch es war vor allem die in großem Maßstab begonnene Testosteronproduktion von Organon, die für Schlagzeilen sorgte. Dank dieser Entdeckung konnte der Stoff bereits um 1935 herum in Laboren hergestellt werden. Bemerkenswerterweise erhielt 1939 aber nicht der Jude Laqueur, sondern der deutsche Chemiker Adolf Butenandt den Nobelpreis für seine Arbeiten über Sexualhormone.[63]

Um zu verstehen, wie diese Entdeckung gelang, müssen wir zurück ins Jahr 1896, als die österreichischen Physiologen Oskar Zoth und Fritz Pregl das Experiment von Brown-Séquard im Selbstversuch, allerdings mit einer verbesserten Lösung von höherer Qualität, wiederholten. Obwohl sie noch nicht wussten, welche Substanz in den tierischen Testikeln dafür verantwortlich war, stellten sie fest, dass ihre Injektionen auf längere Sicht einen günstigen Effekt hatten, wenn sie mit intensiver sportlicher Betätigung kombiniert wurden.[64] Bei dem Versuch, Unterschiede im Grad der Ermüdung vor und nach den Injektionen zu messen, benutzten sie ein mechanisches Messinstrument aus Italien: den Ergographen von Angelo Mosso. Der Apparat zeichnet auf, wie oft man hintereinander ein kleines Gewicht mit einem Finger hochheben kann. Als sich zeigte, dass sich ihre Leistungen verbesserten, regten Zoth und Pregl an, dass Sportler Nutzen aus dieser »Organotherapie« ziehen könnten, der ersten Form des Dopings! Auch Adolf Hitler (»Patient A« für Außenstehende) ließ sich von seinem Leibarzt Theo Morell eine

Mischung aus gemahlenem Bullenherz und Leber, versetzt mit Amphetamin, injizieren, um seine Testosteronwerte aufzumöbeln und ihm so mehr Energie und Mumm zu verleihen.[65]

Ein halbes Jahrhundert später verabreichte der armenische Chemiker Charles Kochakian Hunden Hormoninjektionen. Seine Forschungen erbrachten den Nachweis, dass Testosteron anabole androgene Prozesse in Gang setzt: anabol, weil das Hormon den Aufbau von Muskeln anregt, androgen, weil es untrennbar mit männlichen Merkmalen verbunden bleibt.[66] Während Ärzte und Wissenschaftler darin Möglichkeiten für die Behandlung von Patienten mit Eiweißverlust sahen (verursacht etwa durch Brandverletzungen oder Muskelerkrankungen), argumentierte die Sportwelt gerade umgekehrt: Testosterongaben bei Menschen ohne Mangelerscheinungen könnten den Muskelaufbau erheblich beschleunigen. Bei der Weltmeisterschaft im Gewichtheben 1954 in Österreich waren es die Sowjets, die als auffallend behaarte Giganten alle Preise für sich einzuheimsen schienen. Der US-amerikanische Mannschaftsarzt John Ziegler konnte seinem sowjetischen Kollegen nach ein paar Gläsern guten Wodkas das Geheimnis entlocken: Testosteron. Injektionen mit dem männlichen Hormon hatten in sehr kurzer Zeit zu einem nie zuvor gesehenen Aufbau der Muskelmasse bei den Sportlern geführt.[67] Ziegler erkannte den Nutzen des Einsatzes solcher Injektionen bei Gewichthebern und nahm die Idee mit zurück in die USA, wo pharmazeutische Unternehmen in die Entwicklung einer idealen Bodybuilderpille investierten. Wenn man sich über eine lange Zeit hinweg körperlich anstrengt, produziert der Körper von Natur aus Hormone wie Cortisol und Testosteron, die den Aufbau von Muskeln unterstützen. Die Injektionen, die entwickelt wurden, stellten ein Mittel dar, diesen Effekt noch zu steigern.

Ziegler verbuchte tatsächlich gute Ergebnisse mit den ersten Versionen seiner Testosteron-Injektionen, die er sich selbst und anderen Gewichthebern verabreichte, erkannte aber schon bald auch die Nebenwirkungen der Droge.[68] Sein eigenes Team kämpfte mit Leberproblemen, und nicht lange danach zeigte sich, dass die sowjetischen Athleten schon in jungem Alter eine derart vergrößerte Prostata entwickelt hatten, dass sie nur noch mithilfe eines Katheters urinieren konnten. Außerdem schienen die Sportler von den Mitteln abhängig geworden zu sein. Gegen den medizinischen Rat Zieglers erhöhten sie jedoch die Dosierung immer weiter. Der Sportarzt riet schon bald von dem Einsatz der Mittel ab, auch öffentlich, und verkündete bis zu seinem Tod – verursacht durch Herzprobleme, die er seinen früheren Dopingversuchen zuschrieb –, dass die Einführung dieser Mittel in den Sport ein dunkles Kapitel in seinem Leben gewesen sei, ein Kapitel, das er, wenn es ihm möglich gewesen wäre, am liebsten gleich wieder geschlossen hätte.

Da sich inzwischen gezeigt hat, dass Testosteron vor allem das Muskel*wachstum* und nicht die Muskel*kraft* steigert,[69] ist dieses Hilfsmittel vor allem unter Amateurbodybuildern begehrt, für die die Ausformung der Muskeln mindestens so wichtig ist wie ihre Funktion. Um einen Eindruck vom Einfluss des Testosteronkonsums in dieser Gruppe zu erhalten, muss man sich nur die Evolution von Jungenspielzeug ansehen: War »GI Joe« in den sechziger Jahren noch ein Leichtgewicht unter den Actionfiguren, platzt er fünfzig Jahre später fast aus seinen eigenen Bizepsbergen.[70] Dieses kulturell geprägte Idealbild des gewöhnlichen Mister Universum hat mit dazu geführt, dass schätzungsweise einer von zehn regelmäßigen Besuchern von Fitnessstudios an Bigorexie leidet, einem unstillbaren Verlangen nach mehr Muskelmasse. Obwohl sich das *Stacken*, also das Anhäufen von allerlei Hormonpräparaten, als sehr effektiv erwiesen hat, ist es nicht ohne Gefahr. Eine Untersuchung aus dem Jahr 2014 hat gezeigt, dass Sportler, die sich an solchen Mitteln vergreifen, ein drei- bis vierfach erhöhtes Risiko haben, vorzeitig zu sterben, und zwar meist zwischen dem dreißigsten und dem vierzigsten Lebensjahr.[71] Vor allem das Herz scheint dem hormonellen Overkill nicht gewachsen zu sein. Infarkte und Herzversagen werden bei diesen Sportlern nämlich bis zu fünfzehnmal häufiger als Todesursache diagnostiziert als bei Nicht-Sportlern in diesem Alter.[72]

Die natürlichen Steroide, die der Körper bei langandauernder sportlicher Betätigung selbst erzeugt, können für sich genommen schon negative Folgen haben. Fanatische Sportler, auch wenn sie sich keine künstlichen Steroide zuführen, können beispielsweise Haarausfall bekommen, so wie man es bei manchen niederländischen Profifußballern sieht. Aber der Missbrauch frei zugänglicher Androgene in weit überhöhten Dosierungen zerrüttet im Laufe der Zeit das gesamte hormonelle System mit manchmal weitreichenden Folgen: etwa Unfruchtbarkeit und die Entwicklung von Brustdrüsen bei Männern. Mit einem Überschuss an männlichen Hormonen wird man also … weniger männlich. Unser eigener Körper wird nämlich versuchen, das Übermaß an Testosteron in weibliche Östrogene umzuwandeln. Außerdem hemmen die Hormoninjektionen die Produktion körpereigenen Testosterons, sodass die Hoden kleiner werden – oft ein vorübergehender Effekt, der aber manchmal auch bleibend ist!

Wer glaubt, dass Testosteron nur für die Fortpflanzung wichtig ist, hat sich also getäuscht. Der Gebrauch von Anabolika beschränkt sich mittlerweile auch nicht mehr nur auf Spitzensportler. In den USA haben bereits in der Highschool viele Schüler entdeckt, dass außer Ritalin auch ein *breakfast of champions* (eine populäre Bezeichnung für das Steroid Methandrostenolon beziehungsweise Dianabol, das auch Ziegler seinen Sportlern gab) ihr Konzentrationsvermögen verbessert. Trotz der vielen Warnungen aus der Wissenschaft nimmt der weltweite Konsum dieser anabolen Mittel also noch immer zu.[73]

Die Versuche, Anabolika zu verbieten, haben zudem auf die Verwendung dieser Mittel in der Viehzucht aufmerksam gemacht.

Dort werden sie unter anderem eingesetzt, damit Schlachtkälber und Schweine schneller an Gewicht zulegen, und sind manchmal leichter und billiger zu haben als Produkte für den menschlichen Gebrauch. Das ist nicht ohne Folgen geblieben. Seit 1988 ist der Import US-amerikanischen Rindfleischs in die EU in Zusammenhang mit dem hohen Gehalt an aktiven Steroidhormonen und den damit verbundenen Gefahren für die Gesundheit der Bevölkerung verboten.[74] So ergab eine Blutuntersuchung, dass die Hormonwerte eines Achtjährigen nach dem Verzehr von nur zwei Hamburgern um 10 Prozent zunahmen.

Selbstverständlich hat die Einnahme sowohl künstlich hergestellten als auch tierischen Testosterons Einfluss auf die menschliche Psyche. So erleben Menschen oft ein »Top of the world«-Gefühl, wenn sie nicht-körpereigene Steroide wie Prednison konsumieren. Diese Euphorie kann jedoch umschlagen, wenn Anabolika über einen längeren Zeitraum hinweg genommen werden. Bekannte Nebenwirkungen sind etwa negative Gefühle, starke Stimmungsschwankungen, Wutanfälle und aggressives Verhalten. In den achtziger Jahren, als Anabolika unter Bodybuildern sehr beliebt waren, bemerkte man einen Anstieg der Anzahl von Straftaten durch Angehörige dieser Gruppe. In vielen Strafverfahren plädierten Anwälte deshalb auf »roid rage« – *roid* ist ein Slangwort für »Steroid« –, um ihre Mandanten aufgrund des Konsums von Steroiden für unzurechnungsfähig erklären zu lassen. Dieses Vorgehen sorgte mehr als einmal für eine Strafmilderung.

Der berüchtigtste Fall im Zusammenhang mit Steroidkonsum und Aggression ist der von Oscar Pistorius, dem »Blade Runner«, der 2013 seine Freundin ermordete. Bei einer Hausdurchsuchung fand die Polizei einen Vorrat an Anabolika – Pistorius hatte erklärt, er habe sich an dem bewussten Abend gehetzt gefühlt. Ein direkter ursächlicher Zusammenhang zwischen Steroidkonsum und einer derartigen Aggression konnte jedoch nie bewiesen werden. Diese Theorie ließ sich daher auch nicht mithilfe der hohen Testosteronwerte im Blut des Südafrikaners belegen. Pistorius wurde für schuldig befunden und erhielt – auch wegen widersprüchlicher Aussagen über den Grund seines Dopingmittelbesitzes – keine Strafmilderung, sondern sogar eine Verdopplung der Strafe.

Klar ist, dass die Verabreichung von Hormonen die körpereigenen Funktionen nicht ersetzen oder auch nur nachahmen kann. Eigenhändig mit Hormonpräparaten herumzuspielen kann außerdem gefährlich sein, vor allem wenn es ohne ärztliche Aufsicht geschieht. Daher ist es die Aufgabe von Ärzten, sowohl nach besseren Behandlungsmöglichkeiten zu suchen als auch hormonelle Erkrankungen aufzuspüren, lange bevor sie sich im Erwachsenenalter manifestieren.

8.
Bei Frauen und bei Männern –
DIE WECHSELJAHRE

Schon seit 2006 wird in Las Vegas mit großem Erfolg *Menopause The Musical* aufgeführt. Es handelt von vier Frauen in den Wechseljahren, die so ziemlich alle dazugehörigen Stereotype der Menopause aufweisen: Sie singen von Schokolade, Gedächtnisverlust, nächtlichem Schwitzen, Hitzewallungen und natürlich … von Veränderungen auf sexuellem Gebiet. Auch in den Niederlanden hat das Theaterstück *Hormonologen* für volle Säle gesorgt.

Etwa 1,8 Millionen niederländische Frauen im Alter zwischen vierzig und sechzig Jahren sind gerade mittendrin: in den Wechseljahren (in Deutschland befinden sich etwa 11,5 Millionen Frauen in dieser Altersgruppe). Und Männer, wenn sie um die fünfzig sind, bekommen es ebenfalls mit allerlei Veränderungen in ihrem Körper zu tun. Auch bei diesen Vorgängen spielen Hormone eine Schlüsselrolle. In diesem Kapitel erzähle ich mehr über die Meno- und die Penopause. Was genau geschieht mit den Sexualhormonen in dieser Phase, und wie teilt es sich einem mit? Wie gehen wir mit den Wechseljahren um, wie war das früher, und wie ist es in anderen Kulturen darum bestellt? Was kann man selbst tun oder lassen, um diese Phase so angenehm wie möglich zu überstehen? Und welche Hormonbehandlungen gibt es bei Beschwerden?

Da die Wechseljahre für Frauen im Allgemeinen etwas einschneidender sind als für Männer, beginne ich mit der Menopause.

Menopause: das letzte Ei

Im Gegensatz zu Männern produzieren Frauen im Laufe ihres Lebens keine neuen Geschlechts- oder Eizellen. Das bedeutet, dass sie mit einem Gesamtvorrat an etwa fünf Millionen Eizellen auskommen müssen, der jedoch bereits während der Schwangerschaft abzunehmen beginnt. Bei der Geburt verfügen sie noch über 1,2 Millionen Eizellen, zu Beginn ihrer Pubertät sind es dann »nur« noch dreihunderttausend.[1] Je älter man wird, desto schneller nehmen die Anzahl und die Qualität dieser Zellen ab. Ab dem vierzigsten Lebensjahr wandern die Eier »in den Ausverkauf«, bis etwa zehn Jahre später tatsächlich das Ende erreicht ist. Diese Phase bricht bei der Frau rund um das fünfzigste Lebensjahr an und dauert ein bis zwei Jahre. Während dieser Zeit wird der Zyklus immer unregelmäßiger, und die Pausen zwischen den Menstruationen ziehen sich immer länger hin, bis die Blutungen schließlich ganz ausbleiben. Die Menopause ist buchstäblich die allerletzte Menstruation, danach sind die Eizellen beziehungsweise Follikel aufgebraucht. Wann genau der Körper den Monatszyklus eingestellt hat, lässt sich jedoch erst ein Jahr später feststellen. Die »Wechseljahre« sind der Zeitraum, der dem vorangeht.

Schon im Vorlauf zur letzten Menstruation lassen sich oft allerlei Anzeichen für hormonelle Schwankungen im Blut finden. Die Eierstöcke werden älter, und die Hypophyse reagiert darauf, indem sie mehr LH und FSH produziert, sodass die Ausschüttung von Östrogen durch die Eierstöcke immer häufiger in Höchst-, aber vor allem in Tiefstständen geschieht. Diese *bumpy road*, das Auf und Ab, sorgt dafür, dass Östrogene schließlich aus dem Körper verschwinden, wodurch sich die hormonelle Palette drastisch verändert: Weil es keine Follikel und somit keine Eizellen mehr gibt, sinkt der Östrogenspiegel erheblich, während die FSH- und die LH-Werte im Blut (zur Erinnerung: FSH ist das follikelstimulierende Hormon,

LH ist das Hormon, das den Eisprung anregt) Höchststände annehmen.[2]

Das berüchtigtste Merkmal dieser Phase sind die Hitzewallungen, Schweißanfälle, die die betroffenen Frauen, neben all den anderen unangenehmen Symptomen, ziemlich in Verlegenheit bringen können. Deren nächtliche Version ist, körperlich gesehen, unbedenklich, doch jede Nacht triefnass aufzuwachen und die Bettlaken wechseln zu müssen, kann schon sehr lästig sein. Andere Beschwerden in den Wechseljahren sind Stimmungsschwankungen, Gewichtszunahme, trockeneres und dünneres Haar, eine zunehmend faltigere Haut, größere Vergesslichkeit sowie eine trockene Vagina.

In diesem Zusammenhang führe ich immer gern meine Patientin Iris an, eine vitale Frau um die fünfzig, die für ihre Arbeit als bildende Künstlerin die ganze Welt bereist, um dort Präsentationen zu halten. Sie kam zu mir in die Sprechstunde, weil sie regelmä-

MENSTRUATIONSZYKLUS

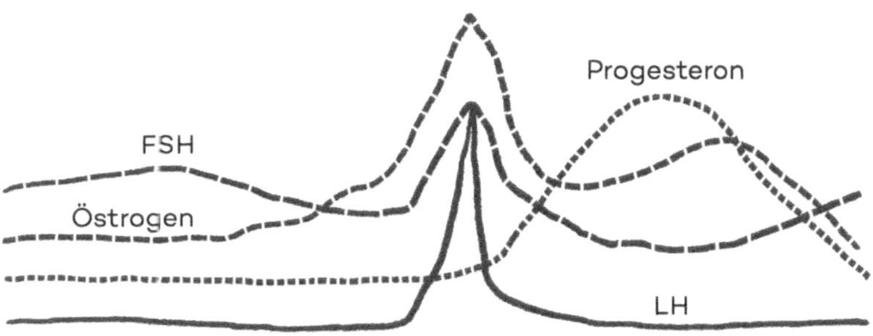

Hormonausschüttungen über den Zeitraum eines Monats. Beim Höchststand des FSH findet ein Eisprung statt, gefolgt von einer Erhöhung der Progesteronwerte, damit sich die Eizelle (falls befruchtet) in die Gebärmutter einnisten kann.

ßig Probleme mit starken Hitzewallungen hatte, die manchmal so schlimm waren, dass sie nach Beendigung ihrer Präsentation klatschnass und mit rotem Gesicht das Podium verließ. Ihre durch die Menopause bedingten Beschwerden behinderten sie stark im Alltag, und nachdem wir uns beraten hatten, beschlossen wir, es mit einer Östrogenbehandlung zu versuchen.

Einen Monat später kam sie wie neugeboren in mein Sprechzimmer. Weg waren die Hitzewallungen und die durchweichte Bettwäsche, sie konnte wieder durchschlafen. Außerdem berichtete Iris, dass ihre Libido wieder ganz auf dem Stand von vor ihrer Menopause sei.

Aktuell wird, wegen der langfristigen Nebenwirkungen, keine Standardbehandlung mit hormonellen Zusatzpräparaten mehr empfohlen. Darauf werde ich weiter unten in diesem Kapitel noch näher eingehen. Und obwohl der Fall von Iris eine Erfolgsgeschichte war, zeigen ihre heftigen Beschwerden während der Menopause wieder einmal, wie stark der Einfluss von Hormonen auf unser körperliches und geistiges Wohlbefinden sein kann.

Die eine Betroffene leidet mehr darunter als die andere. Bei manchen Frauen in den Wechseljahren sind die Östrogenwerte sogar niedriger als die eines erwachsenen Mannes.[3] Da jedoch die Produktion männlicher Hormone bei Frauen (in den Nebennieren *und* in den Eierstöcken) häufig weniger stark abnimmt, kann es geschehen, dass ihnen das Kopfhaar ausfällt und sie dafür Haarwuchs an typisch männlichen Stellen wie dem Kinn und der Brust bekommen.[4] Und obwohl eine Frau für den Rest ihres Lebens in der Postmenopause verbleibt (das heißt, dass ihre Östrogenproduktion für immer eingestellt wird), klingen die Beschwerden ab, wenn erneut ein hormonelles Gleichgewicht hergestellt ist. Grob gesagt ist dieser Prozess nach fünf Jahren abgeschlossen, er kann aber leider auch länger dauern.

Die Entdeckung der Wechseljahre

In der Bibel, Genesis 18,11, heißt es über Abraham und Sara: »(…) sie waren in die Jahre gekommen. Sara erging es längst nicht mehr, wie es Frauen zu ergehen pflegt.« In den Niederlanden gedenken wir dieses neuen Lebensabschnitts, der im Schnitt um das fünfzigste Lebensjahr herum einsetzt, häufig mit Puppen dieser biblischen Gestalten im Vorgarten. Die Erwähnung der Menopause im Alten Testament ist eine der ganz wenigen aus vormoderner Zeit. Sara sollte trotz ihres hohen Alters, in dem sie ihre Fruchtbarkeit bereits verloren zu haben schien, doch noch einen Sohn gebären. Die Eltern nannten ihn Isaak – »Lachen« –, vermutlich aufgrund der Reaktion Saras, als ihr die frohe Botschaft verkündet wurde.

Eigentlich ist es merkwürdig, dass in mittelalterlichen Schriften über die Heilkunst wenig über die Wechseljahre geschrieben wurde. Der Grund war möglicherweise die seinerzeit geringere Lebenserwartung, die bei fünfundzwanzig bis dreißig Jahren lag, weshalb die meisten Frauen das Alter, in dem die Menopause einsetzt, gar nicht erst erreichten. Dass die weibliche Fruchtbarkeit zeitlich begrenzt ist, wurde erstmals von Aristoteles in *De partibus animalium* aus dem Jahr 350 vor unserer Zeitrechnung beschrieben, einer Schrift, die bei uns unter dem Titel *Über die Teile der Lebewesen* bekannt ist.[5] Darin weist der griechische Philosoph und Wissenschaftler, wahrscheinlich inspiriert durch den oben bereits erwähnten Papyrus Ebers, darauf hin, dass bei Frauen im Alter von um die fünfundvierzig Jahre eine Fortpflanzungsgrenze erreicht wird. Der byzantinische Arzt Paulos von Aigina bestätigte das, betonte aber auch die Bedeutung des Körperbaus. Schwergewichtige Frauen verlören früher ihre menstruellen Zyklen, manchmal schon im Alter von rund fünfunddreißig Jahren. Auch die mittelalterlichen *Trotula* aus Salerno, eine bekannte italienische Buchtrilogie aus dem 12. Jahrhundert über Krankheiten, Behandlungen und ästhetische Fragen bei Frauen, die von der Ärztin Trota verfasst wurde, widmet sich dem kritischen Moment für die Fruchtbarkeit und kommt dabei zu denselben Schlussfolgerungen wie Paulos von Aigina.[6]

Anzeichen der Wechseljahre und somit einer verminderten Fruchtbarkeit wurden seinerzeit sowohl bei Frauen als auch bei Männern als »Klimakterium« bezeichnet. Dieser Begriff stammt aus den Theorien der alten Griechen, wonach ein Menschenleben sich in Phasen von jeweils sieben Jahren unterteile, den *climacteria*, einer Art »kritischer Perioden«, die der griechischen Philosophie und Astrologie zufolge zusammen die Leiter des Lebens bildeten.[7] Glaubt man den alten Griechen, dann folgt auf jede erfolgreich durchlaufene klimakterielle Periode eine Phase größerer Reife und neuer Verantwortlichkeiten. Allerdings sei ein solcher Übergang auch kritisch: Lebensalter, die sich durch sieben teilen lassen, brächten mehr Sterblichkeit mit sich. Von allen Übergangsphasen seien einige Wechseljahre als die gefährlichsten bekannt, nämlich das 49. Lebensjahr, dem ein Wendepunkt vom späten Erwachsensein zum frühen Greisenalter mit 63 Jahren folge, und dazwischen das »annus climactericus maximus«, das 56. Lebensjahr, beziehungsweise »androklas« (wörtlich: männerzerbrechend).[8]

Zu Beginn des 19. Jahrhunderts machte der Leibarzt der britischen Königsfamilie Henry Halford erstmals auf eine klimakterielle »Krankheit« aufmerksam.[9] Ihm war aufgefallen, dass sich Patienten mittleren Alters häufig eine Weile unpässlich fühlten. Ihre »vitalen Kräfte« nähmen vorübergehend ab, doch danach erholten sie sich wieder. Er vermutete, dass es eine Krankheit gebe, die sich in höherem Alter äußere, aber nicht dem dazugehörigen Muster der Verschlechterung folge. Bei Frauen falle diese klimakterielle Krankheit auf den Zeitpunkt kurz vor oder nach oder aber direkt auf das Ende der letzten Menstruation. Nicht lange nach dieser Entdeckung, so wie es fast immer geschieht, wenn das medizinische Interesse groß ist, erhielt das Phänomen einen Namen. Im Jahr 1821 schlug der französische Arzt Charles-Paul-Louis de Gardanne die Bezeichnung »la ménespausie« vor, was in Vulgärlatein abgeleitet ist aus dem griechischen Wort für »Ende« (*pausis*) und »Monat« (*mèn*, gemeint ist natürlich die Monatsblutung). Ebenfalls prägte er den etwas tendenziöseren Begriff *l'âge critique*, »das kritische Alter«, für das Älterwerden bei Männern und Frauen.

Goldene Jahre?

Unser heutiges Bild von der Menopause ist ziemlich negativ. Die Wechseljahre bringen vor allem Probleme mit sich: Man wird unfruchtbar, missmutig, dick, behaart und vergesslich. Nur eine von fünf Frauen hat überhaupt keine Beschwerden, doch bei fast einem Drittel sind diese so vielfältig, dass ihre Arbeit und das soziale Leben darunter leiden.[10] Die erste negative Erwähnung der Menopause stammt von Galen (der die Ideen von Hippokrates weiterentwickelte). Galens »Vier-Säfte-Lehre« galt jahrhundertelang als Standard in der westlichen Heilkunst. Dieser Lehre zufolge, bei der sich alles um Ausgewogenheit dreht, ist Krankheit ein Ungleichgewicht der vier Körpersäfte: Weißschleim, Gelbgalle, Schwarzgalle und Blut. Diese Lebenssäfte standen für ihn symbolisch für verschiedene Temperamente und bestimmten auch die Gemütsverfassung. Die Menstruation betrachtete er dabei als einen natürlichen Weg des Körpers, um eventuelle Giftstoffe loszuwerden. Die Menopause führe zu einer inwendigen Anhäufung von Abfallstoffen, was die Frau in der Folge hysterisch machen würde. Während Ärzte Therapien wie das Aderlassen vorschlugen, wurden »melancholische alte Frauen« regelmäßig als Hexen verunglimpft – mit den entsprechenden Folgen.

Diese Situation verbesserte sich ein wenig im 19. Jahrhundert, als Frauen statt auf dem Scheiterhaufen in psychiatrischen Anstalten landeten. Doch es war die obsessive Beschäftigung mit der Gebärmutter und der dazugehörigen Sexualität, die in der prüden viktorianischen Epoche (1837–1901) aus der Menopause eine Krankheit mit einem psychiatrischen Farbton machte. Hatte der französische Arzt Gardanne die Wechseljahre anfangs noch neutral als »ménespausie« beschrieben, fügte er dem Titel seines Buchs zu diesem Thema die Worte »das kritische Alter der Frau« hinzu. Die Geschlechtsorgane galten als die neuen Bösewichte bei Beschwerden in den Wechseljahren (Beschwerden, die man, abgeleitet von dem griechischen Wort für »Gebärmutter«, wie gesagt als *Hysterie* bezeichnete), weshalb die Gebärmutter in dem Alter regelmäßig chirurgisch entfernt wurde. Auch als die moderne Zeit wissenschaftlicher Einfälle und technologischer Fortschritte anbrach, blieb es dabei, dass man in der Menopause etwas Negatives sah. Während die alten Griechen vom Ungleichgewicht der »Säfte« sprachen, entdeckten Wissenschaftler im frühen 20. Jahrhundert, dass Veränderungen bei den Hormonen die wahre Ursache abnehmender Fruchtbarkeit waren.

Historisch gesehen galt die neutrale Menopause nämlich als ein natürlicher Übergang: die Einführung in einen neuen Lebensabschnitt, der mit mehr Weisheit und der Befähigung zur Übernahme wichtiger Aufgaben einherging. Oft war es deshalb gerade eine sehr wünschenswerte Veränderung. Heutzutage fokussieren sich vor allem nicht-westliche Bevölkerungsgruppen auf die positiven Aspekte. So lautet das japanische Wort für Menopause »konenki«, was so viel wie »Jahre erneuerter Energie« bedeutet. Und ausgerechnet in einem niederländischen Artikel (mit dem vielsagenden Titel: »De overgang is de weg naar de dood« – die Wechseljahre sind der Weg zum Tod – über das oben erwähnte *Hormonologen*-Theaterstück von Yvonne van den Hurk) wird der thailändische Begriff genannt: »thoi po ming«, die »goldenen Jahre«.[11] In Kulturen, in denen die Menstruation als etwas Unreines betrachtet wird, sind

Frauen erleichtert, wenn sie den Zustand des »Für immer rein« erreicht haben.[12] Traditionelle Stämme in Australien waren maximal amüsiert, als Forscher sie nach Symptomen altersbezogener Sterilität bei Frauen fragten, für die sie nicht einmal ein Wort hatten.[13] Eine ähnlich positive Einstellung zu den Wechseljahren haben auch andere indigene Gruppen weltweit, wo Frauen nach der Menopause als weise gelten, als »Große Frau« höhere Ämter bekleiden und mehr gesellschaftliche Freiheit genießen.[14]

Forscher schließen nicht aus, dass die eigene Einstellung zum Ende des Zyklus Einfluss darauf hat, wie man diese Jahre erlebt.[15] Während Frauen in asiatischen Ländern kaum oder gar keine Probleme mit Hitzewallungen haben, ist es bei westlichen Frauen die häufigste Beschwerde. Andernorts stehen wiederum Gelenkschmerzen im Vordergrund. Doch nicht in allen Kulturen mit einem vergleichbaren Blick auf die Wechseljahre finden sich auch dieselben Beschwerden, es scheinen also noch weitere Faktoren darüber mitzuentscheiden. Möglicherweise spielen auch Hormonwerte vor Beginn der Menopause eine Rolle: In bestimmten Gruppen und Kulturen stillen Frauen beispielsweise länger und haben damit während der Prämenopause ein niedrigeres und stabileres Östrogen-Niveau.[16] Und auch Lebensweise und Körpergewicht entscheiden über das Beschwerdemuster. So enthalten östliche Diäten mehr Phytoöstrogene (siehe Kapitel 2), die sich auf den Zustand des Herzens und der Blutgefäße auswirken können. Frauen aus nicht-westlichen Kulturen, die in Städten leben, leiden in den Wechseljahren häufiger unter Schlaflosigkeit und Verhaltensänderungen als ihre Familienangehörigen auf dem Land.[17] Vielleicht, weil sie sich weniger bewegen und vermehrt giftigen Substanzen ausgesetzt sind.

EVOLUTION UND DIE OMA-HYPOTHESE

Der *Homo erectus* unterschied sich als aufrecht gehende Art von seinen Vorgängern, weil er über kürzere Arme und ein größeres Gehirn verfügte.[18] Vor allem diese letzte Anpassung erwies sich als entscheidend für seinen weiteren Weg. Wegen des größeren Schädels kamen Kinder notgedrungen früher zur Welt – sonst hätten sie schlichtweg nicht durch den Geburtskanal gepasst – und waren im ersten Lebensabschnitt von ihren Ernährern abhängig.

Theorien über den evolutionären Nutzen der Menopause beziehen sich auf diese Tatsache. Die Funktion des Individuums wurde weniger wichtig, doch die als Mitglied der Gemeinschaft dafür umso mehr, weil sich gemeinsam mehr erreichen ließ.[19] Wenn man selbst keinen Nachwuchs mehr hat, um den man sich kümmern muss, kann man mehr Energie auf die Aufzucht der Jungen anderer verwenden. Weibliche »Älteste« erfüllen deshalb eine wichtige Funktion für den Fortbestand der Gruppe, früher und auch jetzt: Man denke nur an all die Großeltern, die regelmäßig auf ihre Enkel aufpassen und den Kindern Schokoriegel und andere Leckereien »für unterwegs« zustecken.

Dieser »Oma-Hypothese« zufolge bietet die Anwesenheit von Großmüttern einen evolutionären Vorteil: Es sterben weniger Kinder in jungem Alter, und die Mütter sind fruchtbarer, weil sie weniger Energie auf die Aufzucht ihrer Kinder verwenden müssen. Dadurch haben sie mehr Zeit, sich um ihren eigenen Nahrungsvorrat zu kümmern. Bei Tieren gibt es dieses Phänomen ebenfalls. Schwert- und Grindwale sind die einzigen Tierarten, die wie der Mensch eine Menopause durchmachen, und bei diesen Tieren sind Omas überlebenswichtig für den Fortbestand der Art.[20]

Hormonbehandlungen

Sie erinnern sich sicher noch an Professor Brown-Séquard. Seine Experimente mit dem Injizieren von Sexualhormonen hatten, wie erwähnt, schon bald Nachahmer gefunden. Doch auch das Umgekehrte geschah: das Entfernen von Drüsen, die Sexualhormone produzieren, um auf die Weise bestimmte Krankheiten zu heilen. Es war schon seit der Antike bekannt, dass bei Eunuchen – Männern, denen die Hoden entfernt worden waren – die Libido abnimmt; doch gezielte Eingriffe in die Hormonproduktion des Körpers, um so die Krankheitslast zu verringern, hatte es zuvor noch nicht gegeben. Ende des 19. Jahrhunderts äußerte der schottische Armeeoffizier und Arzt George Beatson jedoch die Vermutung, dass es einen Zusammenhang zwischen weiblichen Hormonen und Krebs geben könne.[21] Zu dieser Erkenntnis war er durch Bauern in der Gegend von Glasgow gelangt, die ihren Kühen beide Eierstöcke entfernen ließen, um so eine lebenslange Milchproduktion sicherzustellen. Als Sohn des Leibarztes von Königin Victoria wagte er es, zu experimentieren. Also probierte er diese Behandlung 1899 an drei Frauen aus, deren Brustkrebs bereits gestreut hatte. Und was zeigte sich? Nach der Entfernung der Eierstöcke verschwanden die Metastasen des Tumors über einen längeren Zeitraum hinweg.

Beatson erhielt für diese Entdeckung nicht den Nobelpreis, doch sein kanadischer Kollege Charles Huggins hatte später mehr Glück.[22] Er ging nach demselben Prinzip vor und beendete die körpereigene Produktion von Sexualhormonen, indem er, durch Kastration, die Hormondrüsen bei Männern mit metastasiertem Prostatakrebs entfernte. Und auch er stellte fest, dass sich nach dem Eingriff die Metastasen des Tumors für eine gewisse Zeit zurückbildeten. Es ist also nicht so verwunderlich, dass man ab den sechziger Jahren, als sich Sexualhormone in großen Mengen produzieren ließen (zunächst aus Tieren gewonnen, später künstlich erzeugt), auch mit weiblichen Hormonen zu experimentieren begann, um damit Erkrankungen zu behandeln. Und als das aus kommerzieller Sicht interessanteste Leiden erwiesen sich die Wechseljahre.

Östrogen wurde als eines der ersten Hormone 1929 im weiblichen Urin entdeckt. Da Frauen nach der Menopause ein messbar niedrigeres Östrogenniveau haben, wurden die Wechseljahre als »Mangelzustand« wahrgenommen. Der Schritt zur Behandlung war daher nicht weit. In den vierziger Jahren kam das erste Präparat auf den Markt. Es bestand aus Hormonextrakten, die man aus dem Urin trächtiger Stuten gewonnen hatte, und trug die Bezeichnung Premarin beziehungsweise Presomen.

Der US-amerikanische Gynäkologe Robert Wilson sprach in seinem Buch *Feminine Forever* aus dem Jahr 1963 (die deutsche Ausgabe *Die vollkommene Frau* erschien drei Jahre später) von einer »Menopausentragödie«.[23] So kam es, dass die Wechseljahre immer mehr als eine Phase des Verlustes gesehen wurden, des Verlustes der Jugend, der Vitalität, der Weiblichkeit, der Hormone und natürlich der Fruchtbarkeit. Wilson machte dafür das Missverhältnis zwischen einer gestiegenen Lebenserwartung und einem hormonellen System verantwortlich, das sich dieser raschen Veränderung nicht habe anpassen können. Die Leiden einer Frau in der Postmenopause würden sich jedoch durch die Einnahme zusätzlicher Hormone lindern lassen. Wilsons Buch wurde schwer glorifiziert: Frauen begannen, in Massen Hormontabletten zu schlucken – die inzwischen aus pulverisierten Eierstöcken von Pferden und Kühen hergestellt wurden (attraktiv vermarktet als »Suc Ovarian«) und später dann aus synthetischen Östrogenen des, richtig: niederländischen Flaggschiffs der Pharmaindustrie Organon.

Die Wechseljahre wurden in den sechziger bis achtziger Jahren, wahrscheinlich aus kommerziellen Gründen, stark medikalisiert. Von einem natürlichen und unabwendbaren Phänomen – das viele Frauen auch ohne Beschwerden durchlebten – entwickelte sich die

Menopause in der öffentlichen Wahrnehmung zu einer unvermeidlichen Krankheit, die der medizinischen Beobachtung bedurfte. Inzwischen weiß man, dass Frauen, deren Menstruation bereits vor ihrem elften Lebensjahr einsetzt, später in den Wechseljahren größere Probleme mit Hitzewallungen und Migräne haben und auch länger daran leiden.[24] Dasselbe gilt für Frauen mit Übergewicht: Je mehr man wiegt, desto mehr hat man es mit Hitzewallungen, Gelenkschmerzen und vaginalen Problemen zu tun.[25] Alles Beschwerden, die die Ärzte unter Anleitung des Gynäkologen Wilson mit Östrogentabletten behandelt hätten. Obwohl immer mehr über die Nebenwirkungen bekannt wurde, entwickelten sich die synthetischen Östrogenvarianten zu den am häufigsten verschriebenen Medikamenten in der westlichen Welt: Fast ein Viertel aller postmenopausalen Frauen nahm sie über einen längeren Zeitraum hinweg.[26]

Zwei große Studien setzten dem um die Jahrhundertwende dann ein abruptes Ende. Sie zeigten, dass die Risiken zusätzlicher Östrogen- und Progesterongaben, wie etwa eine höhere Wahrscheinlichkeit auf Brust- und Eierstockkrebs sowie auf Herz- und Gefäßerkrankungen, nicht gegen deren Vorteile wie kräftigere Knochen und ein geringeres Risiko auf Darmkrebs aufwogen.[27,28] Allerdings bleibt dazu einiges kritisch anzumerken. Wie im Fall meiner Patientin Iris, bei der die Behandlung auffallend gut anschlug, weiß man inzwischen, dass sich mit Hormonbehandlungen bei starken Beschwerden während der Wechseljahre vor allem kurzfristig gute Resultate erzielen lassen. Bei den gefürchteten Hitzewallungen beispielsweise, die Frauen in ihrer beruflichen Tätigkeit behindern können, kann eine Hormonbehandlung – falls sie kurz nach der Menopause begonnen und so rasch wie möglich wieder zurückgefahren wird – durchaus sicher durchgeführt werden. Damit lässt sich allein schon der Schlaf der betroffenen Frau retten. Zudem sind neue hormonartige Medikamente in der Entwicklung, die nur auf einige und nicht auf alle Gewebe im Körper einwirken, womit das Risiko auf schlimme Nebenwirkungen verringert wird.

Parallel dazu werden in der alternativen Heilkunde oft Hormone verschrieben. Man denke dabei nicht nur an Nahrungsprodukte, die, wie Soja oder Rotklee, reich an Phytohormonen sind.[29] Bekannt ist auch, dass Alkohol, Chilipulver, Ingwertee und Koffein Hitzewallungen auslösen können. Auch werden bestimmte Varianten unserer Sexualhormone wie DHEA (Dehydroepiandrosteron) empfohlen, obwohl deren Wirksamkeit nicht hinreichend bewiesen ist und langandauernde Hormonbehandlungen die eigene Hormonproduktion unterdrücken können. In der alternativen Szene wird öfter auf tierische Hormone zurückgegriffen (man denke beispielsweise an das bereits erwähnte Thyroïdeum). Obwohl die Wirksamkeit im Allgemeinen zufriedenstellend ist, lässt sich die Dosierung weniger gut einschätzen, da oft unklar ist, wie viel von dem Hormon nun genau in den Kapseln enthalten ist. Kurzum, die Diskussion darüber, ob und, wenn ja, in welcher Kombination »natürliche« und synthetische Hormone eingesetzt werden sollten, ist noch lange nicht beendet.

Hormone und die Funktion des Gedächtnisses

Wie groß der Einfluss von Sexualhormonen ist, zeigt sich bereits deutlich an der langen Reihe physischer Beschwerden, die entstehen können, sobald der Hormonspiegel zu schwanken beginnt. Doch der Einfluss erstreckt sich auch auf den mentalen Bereich: Es kam ja bereits zur Sprache, dass Sexualhormone eine Rolle dabei spielen, wie sich das Gehirn entwickelt (siehe Kapitel 3 und 4). Männer scheinen von Natur aus eine stärkere Veranlagung zu einem räumlichen Vorstellungsvermögen zu haben, während Frauen im Allgemeinen über mehr verbale Fähigkeiten und ein besseres Langzeitgedächtnis verfügen. Und in Kapitel 7 haben wir gesehen, dass Frauen mit stabilen Hormonwerten infolge der Antibabypille ein besseres Gedächtnis haben.[30] Umgekehrt haben Forschungen ergeben, dass Schwankungen bei den Hormonwerten während der Menopause für mehr Vergesslichkeit sorgen.[31] Dieses Phänomen beobachtet man also nicht nur bei einer Schwangerschaft (mütterliche Amnesie oder »Mamnesie«), sondern auch bei der anderen großen Hormonschwankung im Leben einer Frau. Gedächtnisprobleme in den Wechseljahren sind manchmal so schwerwiegend, dass Frauen befürchten, frühzeitig dement zu werden. Und obwohl manche einen evolutionären Vorteil in der »Schwangerschaftsdemenz« sehen (der Körper hilft dabei, sich auf das Wesentliche zu konzentrieren, die Sorge um das ungeborene Kind), lassen sich nur schwer Erklärungen für einen eventuellen Vorteil des Gedächtnisverlustes in der Menopause finden. Vielleicht hilft er dabei, eventuelle Beschwerden während der Wechseljahre so schnell wie möglich wieder zu vergessen?

Ende der vierziger Jahre wurde die Gehirnfunktion bei Erwachsenen erstmals mit weiblichen Hormonen in Verbindung gebracht. In einer Studie zur Gebärmutterschleimhaut fiel auf, dass eine Behandlung mit Östrogenen die Teilnehmerinnen aufmerksamer zu machen schien und ihre Gedächtnisleistung verbesserte.[32] Eine US-amerikanische Wissenschaftlerin beschloss daraufhin, dieses inoffizielle Ergebnis einmal unter die Lupe zu nehmen, und zeigte als Erste, dass eine Hormonbehandlung die kognitiven Funktionen postmenopausaler Frauen verbessern kann. Dieser interessante, aber noch vorläufige Befund kam dem oben bereits erwähnten Robert Wilson gerade recht, um ihn in *Die vollkommene Frau* begierig aufzugreifen und damit sowohl sein Buch als auch die Behandlung mit weiblichen Hormonen noch einmal kräftig zu pushen.

Inzwischen hat sich wiederholt bestätigt, dass ein Mangel an Östrogenen tatsächlich Gedächtnisprobleme verursachen kann. Ein bemerkenswertes Beispiel dafür ist eine einunddreißigjährige Amerikanerin, die während ihrer Ausbildung zur Pilotin bei der Marine plötzlich einen völlig unerwarteten Leistungsabfall erkennen ließ.[33] Die Ärzte standen lange Zeit vor einem Rätsel, bis sie herausfanden, dass ihre hormonellen Blutwerte auf eine vorzeitige Menopause hindeuteten. Sie gesundete vollständig, nachdem sie begann, die Antibabypille zu nehmen.

Die Östrogene in der Pille sind dafür bekannt, dass sie eine ganze Reihe von Gewebezellen schützen, einschließlich jener des Gehirns. Sie können sogar dafür sorgen, dass die graue Substanz, in der sich die Nervenzellkerne befinden, an Volumen zunimmt und der Anhäufung von Eiweißen (ein Symptom der Alzheimer-Krankheit) entgegenwirkt.[34] Der Hippocampus und der frontale Kortex, zwei primär für das Gedächtnis zuständige Gehirnareale, sind in der Lage, das Geschlechtshormon zu produzieren, und tragen zur Versorgung der Nervenzellen bei.[35] Eine frühe Menopause ohne die richtige hormonelle Ergänzung könnte also das Risiko auf Gedächtnisstörungen (wie Alzheimer) erhöhen.

Dann sollte man meinen: Her mit den Östrogenen! Doch wie bereits gesagt, die Einnahme des scheinbaren »Wunderhormons« zeigt leider nicht bei allen Frauen Wirkung. Es kommt stark auf das Timing an. Denn aus irgendeinem Grund wirkt es sich gerade dann nachteilig aus, wenn mit der Hormontherapie erst begonnen wird, nachdem sich erste menopausale Beschwerden ankündigen. Da die Gedächtnisleistung in den Jahren nach der letzten Menstruation abnimmt, muss eine solche Behandlung also früher einsetzen.

Optimales Timing des weiblichen Jubiläums

Mit jahrhundertealten Zuschreibungen wie »große Freude«, »vollkommene Erlösung, Freiheit und Überfluss« wurde das Erreichen des fünfzigsten Lebensjahrs – wie bei Abraham und Sara – seit jeher als ein besonderer Moment betrachtet. Um mit der Bibel zu sprechen: Es ist ein »Jubeljahr«, das Jahr, in dem ein Acker nicht bearbeitet werden durfte. Und wenn der Eigentümer diesen Acker hatte beleihen müssen, um seine Schulden bezahlen zu können, sollte er nach sieben mal sieben Jahren (den sieben *climacteria*) wieder an den rechtmäßigen Eigentümer zurückfallen.[36]

Während die Lebenserwartung des Menschen seit Beginn des 20. Jahrhunderts kontinuierlich steigt und die Pubertät immer früher einsetzt (siehe Kapitel 3), ist die Menopause seltsamerweise rund um diese magische Zahl herum hängen geblieben.[37] In der Antike berichteten bereits Aristoteles und seine Nachfolger, dass Frauen für gewöhnlich bis zum vierzigsten Lebensjahr Kinder bekommen würden, einige wenige könnten noch bis zu ihrem fünfzigsten Mutter werden, doch über dieses Alter hinaus seien keine Fälle bekannt. Verglichen mit anderen physiologischen Funktionen der Fortpflanzung scheint die Menopause also einen idealen Zeitpunkt gefunden zu haben, von dem sie kaum einmal abweicht. Vor allem Evolutionsbiologen ringen um eine Erklärung für dieses Phänomen. Wenn man von dem Leitsatz »Je mehr Nachkommen, desto größer die Chance auf das Überleben der Art« ausgeht, erscheint es unlogisch, dem schon auf halber Strecke ein Ende zu bereiten. Dennoch wächst die menschliche Population schneller als die vieler anderer Tierarten, die verhältnismäßig mehr Nachkommen haben. Mathematische Modelle weisen dabei in die Richtung eines »optimierten Zeitpunkts« für die Wechseljahre: Bis zu einem Alter von ungefähr fünfzig Jahren kann es sich der Körper einer Frau offenbar noch erlauben, schwanger zu werden und Kinder zu gebären; danach ist es vorteilhafter, Energie in das gesunde Altern zu investieren, um diese Kinder tatsächlich großzuziehen. Der Homo sapiens scheint damit Qualität über Quantität gestellt zu haben, was ironischerweise Letzterem zugutekommt.

Einer der modernen Weisen, der regelmäßig die Bedeutung des Timings betont hat, war unser Nationalheld Johan Cruyff: »Es gibt nur einen einzigen Moment, an dem du rechtzeitig da sein kannst. Bist du dann nicht da, warst du entweder zu früh oder zu spät.« Er sprach selbstverständlich über Fußball, doch diese Weisheit trifft auch auf die Menopause zu. Weil das Timing der Menopause über Jahrhunderte hinweg gleich geblieben ist, wurden Abweichungen von der Regel oft als ungesund wahrgenommen. Lange Zeit war in den Niederlanden eine Menopause vor dem vierzigsten Lebensjahr unter der Bezeichnung *prematuur ovarieel falen*, also »verfrühtes ovarielles *Versagen*« bekannt. Inzwischen heißt es neutraler: *prematuure ovariële insufficiëntie* (verfrühte ovarielle Insuffizienz) oder, in der medizinisch-technischen Variante (da ist es wieder) *climacterium praecox*. (In Deutschland spricht man von *Ovarialinsuffizienz*.) Aber wie immer man es auch nennen oder beschönigen mag: Bei diesen Frauen setzt die Menopause sehr viel früher ein, als es bislang die Norm ist. In Europa beginnt sie bei ungefähr einem Prozent der Frauen in den Dreißigern und bei einem Promille der zwischen Zwanzig- und Dreißigjährigen. In den weitaus meisten Fällen ist die Ursache unbekannt.[38]

In extremen Fällen können sogar Kinder in die Wechseljahre kommen. So auch Amanda, ein elfjähriges britisches Mädchen, dessen Gewicht sich innerhalb von ein paar Monaten verdoppelte und das mit Stimmungsschwankungen und Hitzewallungen die Grundschulzeit durchlebte. Anfangs hielten die Ärzte ihre Symptome für pubertäre hormonelle Schwankungen, die Diagnose einer stark verfrühten Menopause wurde erst zwei Jahre nach Einsetzen der Beschwerden gestellt. Amanda ist die jüngste postmenopausale Frau, deren Fall jemals beschrieben wurde![39] Seitdem sie mit der Einnahme von Hormontabletten begonnen hat, die sie bis zu ihrem fünfzigsten Lebensjahr wird schlucken müssen, geht es ihr gut, doch Kinder wird sie über eine Eizellenspende bekommen müssen.

Die Menopause kann jedoch nicht nur verfrüht, in einem durchschnittlichen Alter oder zu spät, sondern auch natürlich oder unnatürlich eintreten. Zu einer natürlichen Menopause kommt es, wie gesagt, wenn der Vorrat an Eizellen allmählich zur Neige geht: Bei der letzten Menstruation wird die allerletzte Eizelle abgeführt. Aber man kann auch abrupt in einer unnatürlichen Menopause landen, wenn beispielsweise die Eierstöcke durch eine Chemotherapie oder eine Autoimmunkrankheit außer Funktion gesetzt oder operativ entfernt wurden. Ein berühmtes Beispiel ist die Schauspielerin Angelina Jolie. Sie verlor ihre Mutter durch Eierstockkrebs, und es stellte sich heraus, dass sie selbst eine Mutation im BRCA1-Gen in sich trug.[40] Da sie dadurch ein erhöhtes Risiko sowohl auf Eierstock- als auch auf Brustkrebs hatte, beschloss sie, ihre Eierstöcke und Brüste chirurgisch entfernen zu lassen. Sie gab die Nachricht in einem Leserbrief in der *New York Times* bekannt, und das sorgte für so viel Aufsehen, dass im Gesundheitswesen ein richtiggehender Angelina-Jolie-Effekt zu beobachten war: Viele Frauen ließen sich auf dasselbe Gen testen oder unterzogen sich präventiven Operationen.[41] Jolie sprach offen darüber, dass sie plötzlich in die Wechseljahre gekommen war, und obwohl sie nur leichte Beschwerden hatte, begann sie mit einer Hormontherapie – wahrscheinlich, um sich weiterhin ihre Lebensqualität zu erhalten.

Vor ein paar Jahren nahm man an, dass sich über das Alter, in dem die Mutter ihre Wechseljahre durchmacht, vorhersagen lasse, wann die Menopause bei ihrer Tochter oder ihren Töchtern einsetzen würde.[42] Da Frauen seit den siebziger Jahren immer länger damit warten, ihr erstes Kind zu bekommen, stellte sich die Frage: Lässt sich der Beginn einer abnehmenden Fruchtbarkeit vorhersagen? Wer endlos wartet, kann, so glaubte man, auch zu spät kommen. Glücklicherweise gibt es heutzutage allerlei medizinisch-technische Möglichkeiten, um die Fruchtbarkeit einer Frau zu verlängern (wie etwa das Einfrieren von Eizellen, Embryos oder sogar Eierstöcken, im nächsten Abschnitt mehr dazu). Das bleiben allerdings Kunstgriffe, die teuer sind und deshalb auch nicht jedermann zur Verfügung stehen.

Im Jahr 2012 bestätigten dänische Forscher die seit Jahren bestehenden Vermutungen, dass die Geschwindigkeit, in der die Eizellenreserven abnehmen, ungefähr zur Hälfte genetisch bedingt ist.[43] Bei eineiigen Zwillingen liegt der Moment, in dem alle Eizellen verbraucht sind, näher beieinander als bei Zwillingen mit unterschiedlicher DNA.[44] Für Paare, die Familie und Beruf miteinander in Einklang bringen wollen, ist es wichtig zu wissen, dass dieser genetische Faktor kaum zu beeinflussen ist. Zugleich bedeutet es aber auch, dass etwa 50 Prozent *nicht* in unserer genetischen Blaupause festgelegt sind, dass also Umwelt- und Lebensstilfaktoren ebenfalls Einfluss auf diesen evolutionär verwurzelten Timer haben.

Auf individueller Ebene wird das Rauchen – und sogar das Passivrauchen – immer wieder als wichtigster Faktor für eine Prognose angeführt.[45] Die Giftstoffe in Zigaretten sorgen für eine unumkehrbare Abnahme sowohl der Qualität als auch der Quantität der Eizellen. Dadurch können die Wechseljahre bis zu vier Jahre früher einsetzen. Zudem kann Rauchen dazu führen, dass das Östrogen-Niveau schneller sinkt. Das kommt daher, dass die Giftstoffe im Zigarettenrauch die Funktion der Leber beeinträchtigen: Östrogen wird dadurch schneller abgebaut. Wenig überraschend also, dass das Rauchen so viele Fruchtbarkeitsprobleme mit sich bringt.

Warum kommen gründliche Untersuchungen des Einflusses anderer hormonstörender Chemikalien auf das Timing der Menopause dann so langsam in Gang? Das hat mit dem langen Zeitraum zwischen der Exposition und dem ersten Auftreten von Beschwerden zu tun. Die Seveso-Katastrophe brachte in dieser Hinsicht Klarheit.[46] Im Jahr 1976 kam es zu einer Explosion in einem Chemiewerk in der italienischen Lombardei. Dabei wurde ein Teil der lokalen jungen weiblichen Bevölkerung plötzlich dem Giftstoff TCDD ausgesetzt. (Dass dieses Dioxin schädlich für die menschliche Fortpflanzung ist, wusste man schon aus dem Vietnamkrieg. Dort war das Entlaubungsmittel Agent Orange – zu dessen Bestandteilen auch TCDD gehört – zu militärischen Zwecken eingesetzt worden.) Etwa dreißig Jahre nach der Katastrophe von Seveso verglich eine Gruppe von Forschern das menopausale Alter von Frauen, die in der Umgebung des Chemiebetriebs lebten, mit dem von Frauen aus anderen Regionen. Das Ergebnis: Je mehr eine Frau dem Giftstoff ausgesetzt gewesen war, desto früher setzte ihre letzte Menstruation ein.[47]

Jüngste Forschungen haben ergeben, dass die Menopause ebenfalls durch per- und polyfluorierte Alkylverbindungen (PFAS), bekannt wegen der Antihaftschicht in der Bratpfanne oder bei Verpackungsmitteln und beliebt aufgrund ihrer schmutz- und wasserabweisenden Eigenschaften, verfrüht einsetzen kann.[48] Es wird deshalb wohl niemanden verwundern, dass auch eine trägere Funktion der Schilddrüse einer erhöhten Exposition gegenüber den beiden Stoffen PFAS und TCDD zugeschrieben wird.[49,50]

Toxikologen und Fruchtbarkeitsexperten richten ihr Interesse schon länger auf die Wirkung hormonstörender Substanzen. Künftige Forschung wird entweder bestätigen oder widerlegen, dass auch die häufige Verwendung von Kosmetikprodukten (Kosmetika enthalten ebenfalls hormonstörende Substanzen) zu einer verfrühten Menopause führen kann.[51]

Verhütung und Menopause: vom Aufschub zur Einstellung

Seit ihrer Einführung in den siebziger Jahren hat die Antibabypille zu einer drastischen Abnahme der Zahl der Teenagerschwangerschaften sowie der Anzahl ungeplanter Schwangerschaften bei niederländischen Frauen über fünfunddreißig Jahren geführt.[52] Dank dieser neuen Form der Familienplanung bekommen niederländische Frauen nun in einem immer späteren Alter ihr erstes Kind. Lag dieser Zeitpunkt in den Jahrzehnten nach dem Zweiten Weltkrieg bei vierundzwanzig Jahren, ist momentan dreißig die Norm (ebenso in Deutschland). Dieses Aufschubverhalten spielt Frauen jedoch auch Streiche.

Seitdem die Pille das Empfängnisverhütungsproblem lösen konnte – wie werde ich *nicht* schwanger? –, befinden wir uns in einem Zeitalter der Empfängnisbeförderung: Wie *werde* ich schwanger? Wie bereits erwähnt, nehmen Quantität und Qualität der Eizellen mit zunehmendem Alter rapide ab. Die Antibabypille ändert daran nichts. Schon Jahre vor dem Einsetzen der Menopause kann die Fruchtbarkeit so sehr zurückgehen, dass eine natürliche Schwangerschaft höchst unwahrscheinlich wird. Das asynchrone Schlagen der biologischen und der gesellschaftlichen Uhr hat dafür gesorgt, dass die Nachfrage nach medizinischer Unterstützung, um noch schwanger werden zu können, enorm gestiegen ist.

Technologische Glanzleistungen wie die In-vitro-Fertilisation (IVF), bei der die Befruchtung der Eizelle außerhalb des Körpers stattfindet, erweiterten etwa zehn Jahre nach Einführung der Pille die Möglichkeiten für weniger fruchtbare (und häufig ältere) Paare. Mit einer Erfolgsquote von nur 20 Prozent führte eine solche Behandlung Anfang der achtziger Jahre allerdings längst nicht immer zum Ziel.[53] Das war im Übrigen aber auch nicht verwunderlich, denn Frauen kamen oft erst in höherem Alter für eine In-vitro-Fertilisation in Betracht. Ende der achtziger Jahre bot die sogenannte Kryokonservierung (griechisch für »Kälte, Frost, Eis«) eine Lösung. Mithilfe dieser Technik lässt sich biologisches Material wie Ei- oder Samenzellen – und sogar befruchtete Embryos – einfrieren und für eine künftige Verwendung aufbewahren. Ebenso wie unsere Lebensmittel länger haltbar bleiben, wenn wir sie in die Tiefkühltruhe legen, sorgt das Absenken der Temperatur von 37 auf bis zu minus 196 Grad Celsius für einen Winterschlaf der Zellen, die dadurch jung bleiben. Für Paare mit zu erwartenden Fruchtbarkeitsproblemen kann das also sehr hilfreich sein.

Unterdessen arbeitete die Forschung weiter an der Lösung des unerfüllten Kinderwunsches bei Frauen mit einer frühen Menopause. 2013 wurde die neue Methode, In-vitro-Aktivierung (IVA), als eine Art Plug-in für die IVF präsentiert.[54] Dabei werden die weniger aktiven Eierstöcke der noch jungen Frauen chirurgisch entfernt und in einem Labor stimuliert, worauf sie auf wundersame Weise aus ihrem ewigen Schlaf erwachen. Die Rückverpflanzung des aktivierten Gewebes in Verbindung mit einer Hormonstimulationstherapie hat weltweit bereits zu Hunderten gesunder Kinder geführt.[55] Vorläufig ist das in den Niederlanden lediglich eine Option für Frauen, die früh in die Wechseljahre kommen, doch in den USA wird die Technik inzwischen immer häufiger von reichen Ehepaaren genutzt, die auf die Weise selbst entscheiden können, wann sie eine Familie gründen wollen.[56]

Wenn jüngere Ei- und Samenzellen so viele Vorteile bieten und Fruchtbarkeitsbehandlungen zunehmen, kann man sich fragen, weshalb wir nicht standardmäßig unsere Ei- und Samenzellen einfrieren lassen, solange wir noch jung sind. Vorläufig gibt es nämlich keine Hinweise darauf, dass sich Reagenzglasbabys oder »aufgetaute« Kinder weniger gut entwickeln als »frische« Embryos.[57] Doch abgesehen von der Tatsache, dass es die Kosten für das Gesundheitswesen gehörig in die Höhe treiben würde, scheint selbst die fortschrittlichste Technik Mutter Natur unterlegen zu sein. Bis auf den heutigen Tag ist die natürliche Schwangerschaft am erfolgreichsten, nicht nur im Hinblick auf die Anzahl der Kinder, sondern auch was deren Gesundheit und die der Mutter betrifft. Unsere tapferen Versuche, den komplexen hormonellen Stufenplan mithilfe von Fruchtbarkeitstherapien zu imitieren (in ihrer Gesamtheit auch »assisted reproductive technology« genannt), führen zu markanten Hormonhöchstständen. Wissenschaftler fürchten immer mehr deren heute noch unbekannte Folgen.

EISBABYS

Im Jahr 1984 hatte Australien eine Premiere mit dem ersten »Eisbaby« der Welt. Zwei Monate lang hatte Zoe als Embryo in der Gefriertruhe gelegen.[58] Die Kryokonservierungstechnik wurde entwickelt, um die Zahl der Mehrlingsschwangerschaften bei der In-vitro-Fertilisation und alle damit zusammenhängenden Risiken zu minimieren. Denn wenn man die Embryos einlagern kann, muss man sie nicht alle gleichzeitig zurückverpflanzen und kann dafür einen optimalen Zeitpunkt wählen: wenn die Mutter die günstigsten Hormonwerte aufweist. Außerdem muss das »Ernten« der Eizellen bei der Mutter – eine kräftige Stimulation mit hormoneller Medikation, die schmerzhaft sein und Gefahren mit sich bringen kann – nicht so oft durchgeführt werden. Alles in allem bot diese Kryobehandlung eine größere Chance auf eine Schwangerschaft: um bis zu 65 Prozent.[59]

Das sind eine Menge Vorteile! Nach der anscheinend problemlosen Prozedur bei Zoe folgten also rasch weitere »Eiskönige« und »Eisköniginnen« (oder »Eskimos«, wie sie auch genannt wurden). Diese experimentelle Technik war über lange Zeit Paaren mit einer medizinischen Indikation vorbehalten. Nach 600 000 erfolgreichen Geburten wurde die Technik ab 2012 auch kommerziell verfügbar. Das führte zu einem wahren Ansturm auf die Kryobehandlungen. Die wichtigsten Gründe, die Frauen anführen, um ihre Eizellen einfrieren zu lassen, ist die anhaltende Suche nach dem richtigen Partner oder die schwierige Kombination aus einem aufreibenden Berufseinstieg und der Gründung einer Familie. Eine Reihe US-amerikanischer Konzerne wie Facebook, Apple und Google bietet ihren Mitarbeiterinnen sogar eine finanzielle Unterstützung an, falls sie sich dem teuren Kryoverfahren unterziehen möchten.[60]

James Watson, der 1953 zusammen mit drei anderen Wissenschaftlern unsere DNA entdeckte, war einer der Ersten, die sich kritisch zur Fruchtbarkeitstechnologie äußerten. Embryotransplantationen erschienen ihm, milde gesagt, keine gute Idee, und vier Jahre vor der ersten erfolgreich durchgeführten In-vitro-Fertilisation prophezeite er, dass weltweit die Hölle losbrechen würde, sowohl auf politischem als auch auf moralischem Gebiet.[61] Die neuen Techniken wurden um einiges besser aufgenommen, aber dass es auf lange Sicht Folgen haben wird, wenn man hohen Hormonkonzentrationen ausgesetzt ist, ist nicht undenkbar. In der Einleitung kam bereits ein Beispiel zur Sprache: Die Nebenwirkungen von DES, einem Hormonpräparat, das in den Niederlanden bis in die siebziger Jahre hinein vor allem verschrieben wurde, um Fehlgeburten zu verhindern, waren einschneidender als gedacht, und zwar sowohl für die Mütter als auch für deren Kinder und selbst Enkelkinder.

Bei Fruchtbarkeitsbehandlungen werden zunächst synthetische Antiöstrogene eingesetzt, um Eibläschen zur Reife zu bringen und dann das FSH für eine sogenannte Superovulation sorgen zu lassen. Die Nederlandse Vereniging voor Obstetrie en Gynaecologie, also die niederländische Geburtshelfer- und Gynäkologenvereinigung, führt in ihren Richtlinien auch andere Behandlungsmöglichkeiten mit Hormonen auf, etwa Progesteron oder das Schwangerschaftshormon hCG, Corticosteroide oder auch Mittel, die den Eisprung befördern.[62] Insgesamt ist das alles ziemlich verwirrend (nicht nur für den Körper), und da es diese Behandlungen noch nicht so lange gibt, lassen sich mögliche negative Folgen auf längere Sicht – oder auch für die nachfolgende(n) Generation(en) – schlichtweg nicht ausschließen.

Das bietet Raum für Spekulationen. So heißt es, dass für Kinder, die im Reagenzglas gezeugt worden sind, möglicherweise ein erhöhtes Risiko auf autismusartige Störungen bestünde. Eine große schwedische Studie aus dem Jahr 2013 hat diese Annahme jedoch verworfen.[63] Wahrscheinlich haben spezifische Merkmale der Eltern, die sich einer Fruchtbarkeitsbehandlung unterziehen (wie zum Beispiel ein höheres Alter, gesundheitliche Probleme und häufigere Mehrlingsschwangerschaften), einen stärkeren Einfluss auf die Gesundheit ihrer Kinder als die Behandlung an sich.[64]

Mit allen Statistiken über Erfolgsaussichten bei Fruchtbarkeitsproblemen ähnelt ein solches Verfahren also eher einer Lotterie mit Trostpreisen. Doch anders als im Glücksspiel ist zumindest die Vermutung, dass man Einfluss auf das Ergebnis der Ziehung nehmen kann, durchaus berechtigt. Denn unsere eigenen Hormone erweisen sich als entscheidend für den Erfolg von Fruchtbarkeitstherapien. Zusammengefasst müsste man demnach bei einer verringerten Fruchtbarkeit eine Rückverpflanzung des Embryos im Frühjahr planen und den Kaffee eine Weile sein lassen.[65] Untersuchungen haben nämlich ergeben, dass eine Exposition gegenüber Frühlingslicht Zellen aktiviert, die die Ausschüttung von LH und FSH anregen. Beide Hormone sind wichtig für die Reifung der Eizellen und den Eisprung. Das Frühjahr ist die Gewinnerin, wenn es um die Chance geht, nach einer Fruchtbarkeitsbehandlung schwanger zu werden. Koffein hat dagegen einen negativen Effekt: Nehmen Frauen mehr als fünf Tassen Kaffee pro Tag zu sich, ist das für die Chance auf einen erfolgreichen IVF-Versuch ebenso desaströs wie das Zigarettenrauchen.[66]

SCHWANGER VON DER EIGENEN ENKELIN

Technologischer Fortschritt und neugewonnenes Wissen führen, wie schon James Watson prophezeite, neben Lösungen für Fruchtbarkeitsprobleme manchmal auch zu ethischen Diskussionen und gesellschaftlichen Dilemmas. Dank synthetischer Hormone, Kryokonservierung und IVF- beziehungsweise IVA-Techniken ist es heutzutage nämlich möglich, sogar noch nach der Menopause schwanger zu werden, indem man prämenopausale Eizellen befruchtet und, notfalls in eine Leihmutter, zurückverpflanzt. 1999 gebar eine sechsundsechzigjährige Britin als älteste Frau in der Medizingeschichte ihre eigenen Enkelkinder, nachdem es der Partnerin ihres Sohns nicht gelungen war, ihre Schwangerschaften selbst auszutragen. Die Ehre der ältesten Mutter überhaupt (also über das Kuriosum der eigenen Enkelkinder hinaus) gebührt jedoch der Inderin Omkali Charan Singh. Sie hatte mit ihrem Mann lediglich Töchter bekommen können, die aufgrund ihres Geschlechts keinen Besitz erben durften. Im Alter von (geschätzt) vierundsiebzig Jahren unternahm sie deshalb einen verzweifelten, aber erfolgreichen Versuch, über eine In-vitro-Fertilisation doch noch einen Sohn zu bekommen. Und es ist ihr auch gelungen![67]

In den Niederlanden wäre dies nach dem Gesetz nicht erlaubt: Hier galt für solche Verfahren lange Zeit ein Höchstalter von fünfundvierzig Jahren, um die Gesundheit sowohl der Mutter als auch des Kindes zu schützen. Da viele Frauen im Zusammenhang mit den strengen Vorschriften ihr Heil im Ausland suchten und die Lebenserwartung von Menschen gestiegen ist, wurde die Altersgrenze kürzlich auf neunundvierzig Jahre hochgesetzt. In Deutschland liegt die Grenze für eine Kostenübernahme durch die Krankenkasse bei vierzig Jahren (beim Mann fünfzig), außerdem muss das Paar verheiratet sein. Fachleute schließen nicht aus, dass eine postmenopausale Schwangere in ein paar Jahren nichts Ungewöhnliches mehr sein wird.

Ein anderes Szenario, an das niemand gedacht hatte, als die medizinische Unterstützung bei Fruchtbarkeitsproblemen noch in den Kinderschuhen steckte, war die mögliche Zeitreise, die Ungeborene zurücklegen können. Ein Beispiel ist der chinesische Junge Tiantian, der 2018, vier Jahre nach dem Tod seiner Eltern bei einem Autounfall, mithilfe einer Leihmutter in Laos geboren wurde (siehe Anmerkung 65. Da diese nicht in China niederkam, setzten Opa und Oma alle Hebel in Bewegung, bis es ihnen schließlich gelang, für Tiantian die chinesische Staatsbürgerschaft zu erkämpfen.[68] Emma, ein weiteres Beispiel, wurde bereits ein Jahr nach der Geburt ihrer Leihmutter per In-vitro-Fertilisation gezeugt. Ihre biologischen Eltern hatten während einer IVF-Behandlung vierundzwanzig Jahre zuvor eine gewisse Anzahl von Embryos einfrieren lassen, die nicht alle zurückverpflanzt worden waren.[69] Als sie die übriggebliebenen Zellen einem jungen Paar spendeten, sorgte eine erfolgreiche Schwangerschaft für einen bizarren Zeitsprung.

Langsam, aber sicher verlagert sich das Interesse von den technischen Glanzleistungen bei Hormonbehandlungen zu ethischen Dilemmas: Wie weit dürfen wir gehen? Darf eine Frau in Zukunft beispielsweise von ihrem noch eingefrorenen Bruder oder ihrer Schwester schwanger werden?

ADAM und die Penopause

Die männlichen Wechseljahre sind bis auf den heutigen Tag ein wenig außerhalb des Scheinwerferlichts geblieben, wahrscheinlich weil es ein sehr viel langsamer verlaufender Prozess ist. Dass jedoch auch bei Männern durchaus Veränderungen in dieser Übergangsphase auftreten, ist schon länger bekannt. Der deutsche Neurologe Kurt Mendel (1874–1946) lieh sich den Begriff »climacterium« bei den alten Griechen, um damit Beschwerden wie Lustlosigkeit, schwindende Kräfte, hitzewallungsartige Anfälle und emotionale Instabilität beim alternden Mann zu umschreiben: *Klimakterium virile* (siehe Kapitel 8, Anmerkung 9). Er konnte nicht genau sagen, warum, seine Forschungen waren aber dennoch sehr wichtig. In seiner systematischen Suche nach möglichen Ursachen dieser Beschwerden war er nämlich auf die Produkte der Geschlechtsdrüsen gestoßen – noch bevor die Hormone entdeckt wurden. Er nahm an, dass diese Substanzen für die geschlechtsspezifischen Merkmale sorgten und somit eine Abnahme dieser Stoffe im Körper eine Frau verhältnismäßig männlicher und einen Mann weiblicher machen würde.

Nicht sehr viel später ließ sich der englische Gynäkologe Robert Barnes im Zusammenhang mit den Äußerungen Mendels zum Klimakterium virile zu einer entschlossenen Aussage hinreißen, nämlich, dass die Penopause nicht im Entferntesten der kompletten Revolution ähnele, die sich im weiblichen Körper abspiele, wenn der hormonelle Abbauprozess der Eierstöcke beginne. Mit dem Vorrücken des Begriffs »Menopause« wurde die männliche Hälfte der Weltbevölkerung in den zurückliegenden hundert Jahren von der hormonellen Midlife-Crisis ausgeschlossen, das Interesse richtete sich vor allem auf die abrupten Veränderungen im weiblichen Körper, wodurch die männlichen Beschwerden während seiner »Wechseljahre« in Vergessenheit gerieten.

Es ist wahr, bei Frauen geht es hormonell heftiger zur Sache als bei Männern. Aufgrund der Abwesenheit eines abrupten Zeitpunkts wie bei der Menopause müssen wir Barnes recht geben: Männer spüren die Effekte ihres hormonellen Alterungsprozesses häufig weniger, und außerdem treten die Symptome eher schrittweise auf. Das wichtigste Hormon des Mannes, Testosteron, weist nämlich keine monatlichen Fluktuationen auf, und die Produktion wird auch nicht, wie es bei Frauen der Fall ist, abrupt eingestellt, sondern sinkt ab dem dreißigsten Lebensjahr allmählich, um ein Prozent pro Jahr. 2016 erschien das Buch *How Men Age* des US-amerikanischen Medizinanthropologen Richard Bribiescas.[70] Darin werden die biologischen und sozialen Vorteile der »Andropause« (= Penopause) infolge eines niedrigeren und stabileren Testosteronspiegels dargelegt: mehr Fetteinlagerung (bessere Überlebenschancen bei Hungersnöten), weniger Draufgängertum und mehr Wissen über soziale Gruppenprozesse.

Dank der Arbeit Mendels und der Entdeckung vieler Hormone kurze Zeit später blieb das Interesse an hormonellen Veränderungen im Alter bestehen.[71] Mit dem heutigen Wissen können wir um einiges gezielter mit Beschwerden in den Wechseljahren umgehen. Inzwischen weiß man, dass beim Mann ab dem vierzigsten Lebensjahr die Höhe der Testosteronwerte täglichen Schwankungen unterliegt. Danach sinkt die Testosteronproduktion bis zu seinem achtzigsten Lebensjahr langsam auf ungefähr 70 Prozent der Normalwerte.[72] Der Begriff Andro*pause* ist daher durch bessere Bezeichnungen wie »Androgen Deficiency in Aging Males«, passend abgekürzt mit ADAM, ersetzt worden.[73] Abgeleitet von den Funktionen des Testosterons kann, wie Mendel bereits feststellte, ein Mangel an Androgenen zu einer verminderten Libido, weniger Muskelmasse und roten Blutkörperchen, schwächeren Knochen und einer trübsinnigeren Stimmung führen – eine treffende Parallele zum Verlust an weiblichem Hormon.

Kennzeichnend für die Auswirkungen dieser Art Veränderungen sind die Memoiren des niederländischen Arztes und Schriftstellers Ivan Wolffers. 2002 wurde bei ihm Prostatakrebs festgestellt. Da Testosteron ein Wachstumssignal an die Prostatazellen sendet und damit (gestreute) Krebszellen wachsen lassen kann, wurde er mithilfe eines hormonblockierenden Mittels »chemisch kastriert« – eine männerfreundlichere Variante als die vollständige Kastration, für die Huggins seinen Nobelpreis erhielt. In *Heimwee naar de lust*, wobei der Titel, »Sehnsucht nach der Lust«, auf eine der dem Autor zufolge unangenehmsten Nebenwirkungen der Hormontherapie verweist, zeigt er, dass die nüchterne Aufzählung von Beschwerden den tatsächlichen Erfahrungen der Patienten und ihres Umfelds in keiner Weise gerecht wird.[74] Ebenfalls berichtet er davon, wie er sich in raschem Tempo von dem strammen, selbstsicheren Arbeitstier, das er immer war, in einen »sanften, unbehaarten Eunuchen [und] eine impotente Heulsuse« verwandelte, hypersensibel und sich laut fragend, »wo [er] begann und wo die Hormone aufhörten«.

Sein Buch gibt einen guten Einblick in körperliche Veränderungen, wie etwa die Abnahme von Muskelmasse und Behaarung, und beschreibt sogar die Auswirkungen auf die Persönlichkeit. Wolffers bekam durch die Therapie übrigens auch elende Probleme mit Hitzewallungen: typisch für die postmenopausale Frau, aber auch bei einem Mann mit ADAM nicht ungewöhnlich. Wodurch sie genau verursacht werden, ist noch unklar, doch Forscher schließen nicht aus, dass die Geschlechtshormone einen Effekt auf diejenigen Zentren im Gehirn haben, die die Temperatur regulieren. Bemerkenswert ist zum Beispiel der Fall eines zweiunddreißigjährigen britischen Soldaten, der nach einem schweren Unfall in Afghanistan seine beiden Hoden verlor und sich in einer »traumatischen Andropause« wiederfand.[75] In den ersten Wochen schwankte seine Körpertemperatur, anscheinend ohne Grund, und die Ärzte versuchten, das Symptom mit Antibiotika zu behandeln. Erst nach intramuskulären Injektionen mit Testosteron stabilisierte sich seine Temperatur wieder, was beweist, wie wichtig (männliche) Hormone für die täglichen Körperfunktionen sind.

Testosteron für die ewige Jugend?

Man schätzt, dass sich nur bei jedem fünfzigsten Mann, der glaubt, an ADAM zu leiden, tatsächlich ein Mangel an männlichen Hormonen feststellen lässt.[76] Deshalb ist die Behandlung mit Testosteron im Allgemeinen nicht sofort die angezeigte Lösung. Dennoch ist der Stoff beliebter denn je: In den letzten zehn Jahren hat sich der Verkauf von Testosteronpräparaten verfünffacht. Brown-Séquard und seine Nachfolger verkündeten ja schon im 19. Jahrhundert, dass sie sich durch Injektionen mit tierischem Testikelextrakt »verjüngt« hätten. Heute wissen wir, dass es sich um einen Placebo-Effekt handelte, doch seinerzeit sorgte die Begeisterung des Neurologen für weltweites Interesse an diesem vermeintlichen Schlüssel zu ewiger Jugend. So mancher wagemutige Mediziner experimentierte mit den Testikelextrakten oder sogar mit der Transplantation des Organs. Nach der Entdeckung des Testosterons war die Hormontherapie – parallel zur Östrogensubstitution bei Frauen – für lange Zeit äußert populär.

Dass das Wiederauffüllen eines sinkenden Hormonniveaus eine gute Idee ist, war zu der Zeit noch nicht bewiesen, wurde aber von der breiten Masse geglaubt und von Büchern wie *Das männliche Hormon* des US-amerikanischen Mikrobiologen Paul de Kruif befeuert.[77] In diesem Werk aus dem Jahr 1945, inspiriert durch wissenschaftliche Experimente mit dem damals gerade erst entdeckten Testosteron, rühmt er die »magische« Substanz, die aus seiner Sicht in den goldenen Jahren des Alterns (»when life is richest and its demands the heaviest«) unverzichtbar sei. Viele Erfolgsgeschichten sollten folgen. Und trotz des Mangels an wissenschaftlichen Beweisen für die Tatsache, dass Testosteron alle Versprechen einlöst, wächst die Zahl der Niedrigtestosteronkliniken (beziehungsweise »Low-T«-Zentren), an die man sich für ein Verjüngungsrezept wenden kann, noch immer.[78]

Es kann sein, dass der wiederbelebende Effekt eines Testosteronschubs einer Zunahme roter Blutkörperchen zu verdanken ist.[79] Testosteron regt nämlich die Nieren an, mehr Epo zu produzieren, das (wie wir auch von diversen Dopingskandalen wissen) dabei hilft, den Sauerstoff schneller zum Körpergewebe zu transportieren. Natürlich kommt dies der Ausdauer und der Kondition insgesamt zugute, aber es bedeutet nicht, dass man tatsächlich jünger wird. Außerdem haben Testosteron-Injektionen die Nebenwirkung, dass der Körper dank des ADH (antidiuretisches Hormon oder Vasopressin) mehr Salz und Wasser bindet, was den Blutdruck steigen lassen kann. Im Allgemeinen gilt, dass Männer eine niedrigere Lebenserwartung haben als Frauen und eine Testosteronsubstitution diese noch weiter herabsenkt.[80] Studien zu Eunuchen haben wiederholt ergeben, dass diese bis zu zwanzig Jahre älter werden als ihre unkastrierten Gegenstücke.[81] Fürs Erste ist Testosteron also noch nicht der Endpunkt der klassischen Suche nach dem Lebenselixier.

Auch die außerordentlich hohe Zahl vermeintlicher Altersleiden bei jungen Bodybuildern widerspricht dem Glauben an mehr Vitalität durch die kleine zusätzliche Prise Testosteron fundamental.[82] Doch die Krux steckt genau in dem Wort »Prise«. Denn diese »Prise«, die dem Körper zu sportlichen Zwecken zugeführt wird, ist um viele Male größer als die Menge, die es braucht, um die körpereigene Produktion zu ergänzen.[83] Und auch wenn man sich auf das kleine bisschen beschränken würde, ist es eigentlich nie die Lösung für andropauseartige Beschwerden bei einem Mann mittleren Alters. Denn ein niedriger Testosteronspiegel ist manchmal nicht die *Ursache*, sondern die *Folge* einer sich verschlechternden Gesundheit. Das macht das Vorgehen bei der Behandlung derartiger Beschwerden zusätzlich kompliziert.

Man kann diesen Effekt beispielsweise nach einer Gewichtszunahme beobachten: Das Körperfett eines dicken Mannes wandelt

Testosteron in weibliches Östrogen um.[84] Eines der ersten Symptome eines niedrigen Testosteronspiegels ist, wie es Wolffers so treffend beschreibt, die Abnahme der sexuellen Lust. Im Amerika und im Großbritannien der vierziger Jahre wusste man, was sich mit dieser Erkenntnis machen ließ: Damals bekamen junge Homosexuelle eine kontrovers diskutierte experimentelle »Behandlung« mit Testosteronpräparaten. Lange glaubte man, dass sich die »weibliche Konstitution« bei ihnen »beheben« lasse, indem man sie unter männliches Hormon setzte.[85] Ob ihre Libido zunahm, ist nicht bekannt, doch der erwünschte Wandel in der sexuellen Orientierung blieb auf alle Fälle aus.

Insgesamt entspricht das Sinken des Testosteronspiegels bei Männern mittleren Alters einem natürlichen Prozess, der bereits seit Tausenden von Jahren vonstattengeht und vor allem biologische und soziale Vorteile zu haben scheint, wie Richard Bribiescas schreibt. Allen Erfolgsgeschichten zum Trotz kann eine Behandlung mit Testosteron den Abbau des jungen athletischen männlichen Körpers nicht ewig aufhalten. Daher ist es im Augenblick wohl die gesündeste Schlussfolgerung, dass dem Mann mittleren Alters mehr mit der Verbesserung und vor allem der Aufrechterhaltung einer gesunden Lebensweise gedient ist als mit dem Strohhalm einer täglichen Dosis Testosteron. Letztlich ist Mutter Natur doch gerecht und gibt sowohl der Frau als auch dem Mann in der Meno- oder Penopause einen Schubs in den nächsten Lebensabschnitt.

9.
Ein neues Gleichgewicht –
SENIORITÄT NACH EINEM LEBEN VOLLER HORMONE

Anfang der neunziger Jahre hatte der US-amerikanische Paartherapeut und Autor John Gray weltweiten Erfolg mit seinem Buch *Männer sind anders. Frauen auch.*[1] Indem er wiedererkennbare Aspekte beider Geschlechter ausleuchtete und daran alltägliche Beispiele und Erklärungen knüpfte, ging er auf etwas ein, das uns alle neugierig macht: die wesentlichen Unterschiede zwischen Männern und Frauen. Dass es sie gibt, ist in der Natur ein allgemein akzeptiertes Phänomen. So wird uns beim Besuch eines Kinderbauernhofs haarklein erklärt, dass ein farbenprächtiger Pfau ein Hahn und ein glanzloseres Exemplar eine Henne ist. Verglichen mit Tieren scheint der Unterschied zwischen den menschlichen Geschlechtern nicht so ins Gewicht zu fallen – doch der Schein trügt, denn es gibt zahlreiche geschlechtsspezifische Unterschiede im Äußeren, im Körperbau, in den Funktionen der Organe und sogar in der Art und Weise, wie Männer und Frauen krank werden, wie sie gesunden und wie sie altern. Unsere Hormone spielen dabei – natürlich – eine wichtige Rolle.

Unser Mann- oder Frausein ist auf einen einzigen Unterschied in unserer Biologie zurückzuführen: die An- oder Abwesenheit des Y-Chromosoms in unserem Genpaket, das aus insgesamt sechsundvierzig Bausteinen besteht. Die Information auf diesem männlichen

Chromosom sorgt für die Ausbildung der Hoden und damit die Produktion von Testosteron (siehe auch Kapitel 2), etwas, das für den Rest des Lebens Einfluss auf die Ausprägung des männlichen Körpers hat. Bereits vor der Geburt sorgen die Sexualhormone dafür, dass sich die körperliche Struktur bei Männern und Frauen unterschiedlich entwickelt.

Männer sind im Allgemeinen größer und haben eine andere Schädelform (und damit ein anderes Gesicht) als Frauen. Damit Frauen Kinder gebären können, haben sie in der Regel breitere Hüften. Bei der typisch weiblichen Sanduhrfigur liegt der Nabel unterhalb der Taille, wohingegen sich bei der männlichen V-Form (mit breiteren Schultern als Hüften) der Nabel über der schmalsten Stelle befindet. Auch in der Fettverteilung unterscheiden wir uns: Bei Männern wird ein Überschuss an Energie im Bauch eingelagert, während dies bei Frauen um die Hüften herum und an den Oberschenkeln geschieht.[2] Wer genau hinsieht, kann sogar beobachten, dass Senkfüße öfter bei älteren Männern als bei älteren Frauen auftreten.[3] Frauen blinzeln dafür wiederum öfter als Männer, und die Frequenz des Blinzelns nimmt sogar mit dem Alter zu.[4]

Es bleibt aber nicht bei äußeren Merkmalen – auch im Innern sind wir anders. Denn nicht nur die Schilddrüse, die Leber und die Nieren sind bei Frauen kleiner, auch das Gehirn, das Herz, die Lunge und die Speiseröhre sind bei Männern signifikant größer. Warum ist das wichtig zu wissen, wenn man älter wird? Weil das Wissen um die Unterschiede zwischen dem männlichen und dem weiblichen Körper von großer Bedeutung ist, wenn es darum geht, die passende medizinische Versorgung zu bieten. Es ist noch gar nicht so lange bekannt, dass viele beginnende Altersleiden bei Männern einen anderen Verlauf nehmen als bei Frauen und Veränderungen in den Sexualhormonen diesen Unterschieden Vorschub leisten. Kurzum, Älterwerden ist ein sehr breiter Begriff. Laut dem niederländischen Standardwörterbuch Van Dale bedeutet »senior«

übrigens sowohl »der Ältere« als auch »sehr erfahren«. So allgemeingültig die Seniorenermäßigung im öffentlichen Personenverkehr ist, so individuell ist das Erleben des Älterwerdens. Der eine ist noch sehr vital, auch auf sexuellem Gebiet, während ein anderer sich vor dem Kränkeln fürchtet, und bei einem Dritten wiederum hat bereits der Verfall durch Krankheiten eingesetzt.

In diesem Kapitel werde ich zeigen, was körperlich zwischen dem sechzigsten und dem fünfundsiebzigsten Lebensjahr geschieht. In dieser Phase macht der Körper einen hormonellen Umschwung mit, wobei er sich auf das beginnende Alter vorbereitet. Faszinierend ist auch, dass Männer und Frauen sich dann in hormoneller Hinsicht zu ähneln beginnen.

Hormoneller Wachwechsel

Das biologische Geschlecht ist eine der ersten Unterscheidungen, die wir, häufig unbewusst, für uns selbst und für andere treffen. Man ist Mann oder Frau – auch wenn das immer häufiger anders erlebt wird. Mit dieser Unterscheidung zwischen den Geschlechtern sind allerlei eingerostete stereotype Überzeugungen verbunden: Mädchen weinen schneller als Jungen, pubertierende Söhne reden nicht, Psychologie ist ein Frauenstudium, der Mann im Haus repariert die Küchenschränke. Und obwohl die Forschung mittlerweile gezeigt hat, dass Frauen weniger Verkehrsunfälle verursachen als Männer, geht es doch immer wieder um ihre Fähigkeiten beim Einparken.[5]

Die meisten Menschen neigen dazu, bei »Hormonen« gleich an all die Unterschiede zwischen Männern und Frauen zu denken. Und viele davon werden auch tatsächlich durch Geschlechtshormone verursacht. Doch auf unsere alten Tage geschieht etwas Ungewöhnliches: Mit dem Altern erlischt nämlich so langsam der hormonelle Unterschied zwischen Männern und Frauen. Trotz der

Tatsache, dass das Östrogen bei postmenopausalen Frauen stark und abrupt sinkt, während das Testosteron bei älteren Männern nur allmählich abnimmt, entstehen biochemisch gesehen Gemeinsamkeiten zwischen den beiden Geschlechtern. Während bei einer Frau von ihrer Pubertät an die Östrogene an der Macht sind, findet um ihr sechzigstes Lebensjahr herum ein hormoneller Wachwechsel statt: Das Testosteron, das aus den Eierstöcken und den Nebennieren stammt, übernimmt die Führung. Bei den meisten älteren Männern bleiben Androgene zwar knapp in der Mehrheit, doch verglichen mit jüngeren Männern verfügen sie plötzlich über bis zu dreimal mehr Östrogen als diese.[6] Ist man als älterer Mann schon schwergewichtig, nimmt das Gewicht noch einmal zusätzlich zu, weil das Fettgewebe selbst ebenfalls Östrogen aus Testosteron produziert.

Nach einem Leben voller hormoneller und anderer körperlicher Unterschiede beginnen Männer und Frauen, sich in diesem Lebensabschnitt immer mehr zu ähneln – was manche Ehepaare dadurch betonen, dass sie identische Regenjacken und Frisuren tragen. Den hormonellen Umschwung beobachten wir in der Art und Weise, wie sich der ältere Körper physisch anpasst. Bei Frauen sind die Veränderungen bei der Behaarung, der Haut, der Stimme und dem Verhalten etwas auffälliger als bei Männern. Nehmen wir diese Auffälligkeiten einmal etwas genauer unter die Lupe, angefangen bei der Körperbehaarung.

Der Alterungsprozess sorgt bei vielen Menschen für Haar*verlust*: Beim Mann nimmt die Behaarung an Armen und Beinen sowie auf Brust und Kopf ab, wohingegen ein verändertes hormonelles Gleichgewicht bei der älteren Frau gerade zum Haar*wachstum* führen kann. Diese durch Testosteron angeregte Körperbehaarung sieht man vor allem an den bei Männern für die Behaarung typischen Körperpartien: am Kinn und an der Oberlippe. Dieses Phänomen wird auch »Hirsutismus« genannt. Auch wenn der Testosteronspiegel bei älteren Frauen niedriger ist als bei ihren männlichen Altersgenossen: Verglichen mit jüngeren Frauen haben sie deutlich mehr Probleme mit Haarwuchs im Gesicht und mit Kahlköpfigkeit.[7] Dass wir nicht wöchentlich Frauen mit Bärten begegnen, liegt eher am dominanten Schönheitsideal (und den sich daraus ergebenden Möglichkeiten, unerwünschten Haarwuchs durch Epilieren und Lasern zu entfernen) als an hormoneller Tatkraft.

HAAR = KRAFT

Der Körperbehaarung wird seit Jahr und Tag körperliche und geistige Kraft zugesprochen, und zwar schon lange bevor die Rolle des Testosterons dabei entdeckt wurde. Man denke nur an den biblischen Samson, dessen Kraft sich in seinen langen Locken verbarg. Und wer seine Heiligen gut kennt, denkt an die Volksheilige Wilgefortis, auch Ontkommer beziehungsweise Kümmernis genannt.[8] Standhaft hatte sie beschlossen, ihr Leben Gott zu weihen, doch ihr Vater – der König von Portugal – hatte andere Pläne mit ihr und suchte einen Ehemann für sie. Ihre Gebete, verunstaltet zu werden, wurden erhört: Im Gesicht der Wilgefortis wuchs ein wenig ansprechender Bart heran, der ihr eine noch stärkere Ausstrahlung verlieh. Leider betrachtete man den Bart als ein Zeichen des Teufels, und Wilgefortis wurde gekreuzigt. Ihre Geschichte ähnelt der der ersten weiblichen Päpstin Johanna, die möglicherweise auch am adrenogenitalen Syndrom gelitten hat.[9] Während der Hexenjagden in späteren Zeiten wurden die beschuldigten Frauen im Vorgriff auf die Befragungen kahl geschoren, um sie ihrer eventuell unerkannten Kräfte zu berauben.

Männer hängen an ihrem Haar. So sind die kenianischen

Massai davon überzeugt, dass der Verlust der Gesichtsbehaarung bei ihren Stammesoberhäuptern mit einem Abnehmen ihrer Führungsqualitäten einhergeht; ab einem bestimmten Seniorenalter rasieren die Frauen die Männer sogar kahl.[10] Man könnte schwören, dass dieses Wissen auch bis ins Weiße Haus vorgedrungen war, wo der ehemalige Präsident Trump alles daransetzt, seine blonde Frisur zu erhalten, um seine Vitalität und Kraft zu unterstreichen. Wie man hört, nimmt er dafür noch immer täglich das Mittel Finasterid,[11] das den Testosteronabbau und somit den Verlust des Kopfhaars unterdrückt. Ob der Ex-Präsident auch die häufig mit der Einnahme verbundenen Nebenwirkungen – sprich: Libidoverlust, Impotenz oder auch ein Wachstum der Brustdrüsen – spürt? Sein Leibarzt äußert sich nicht dazu, Hauptsache, die Frisur sitzt.

Haut und Knochenstruktur

Neben Haarausfall oder Haarwachstum gehören auch Veränderungen an der Haut zum Älterwerden. Während es kosmetische Behandlungen und Hormonpräparate auf der Basis von Testosteron (so wie besagtes Finasterid) heutzutage schwierig machen, lediglich auf der Grundlage der Frisur das Alter einer Person zu schätzen, scheint unsere Haut ein besseres Vorhersageinstrument zu sein, vor allem bei Frauen.[12] Es zeigt sich, dass Falten ein derart genaues Bild liefern, dass Wissenschaftler Computerprogramme darauf trainieren, das Alter etwa von flüchtigen Personen zu schätzen.[13] Natürlich hilft es, wenn man nicht raucht und nur wenig Alkohol konsumiert, ebenso wie es hilfreich ist, gut zu schlafen, sich von klein auf gut mit einer fettigen Nachtcreme (ohne komplizierte Zusätze) einzuschmieren und sich draußen vor der Sonne zu schützen. Aber auch am Verfall der Haut sind Hormone beteiligt. Die Östrogene, die einer Frau für eine lange Zeit eine glattere und jüngere Haut schenken als die von Männern,[14] lassen sie nach der Menopause ziemlich abrupt im Stich. Ihre Haut wird faltig, verliert an Elastizität und Festigkeit, und auch kleine Wunden heilen weniger rasch.[15]

Die Annahme, dass Männer schöner altern als Frauen – inoffiziell auch »Senior-Sexappeal« genannt, mit Männern wie George Clooney, Pierce Brosnan und Richard Gere als Galionsfiguren –, scheint darauf zu beruhen, dass bei Männern der Östrogengehalt im Alter steigt. Andererseits entwickeln sie dadurch aber auch ein wenig Übergewicht (den sogenannten *Dad Bod*).[16]

Während ein Absinken des Östrogen-Niveaus vor allem die Haut angreift, scheint sich unter dem Einfluss des jetzt dominierenden Testosterons die *Form* des Gesichts der Seniorin zu verändern.[17] Dabei geht es vor allem um das Verhältnis zwischen Breite und Länge des Gesichts. Je höher der Testosteronspiegel steigt, desto breiter wird ein Gesicht im Verhältnis zu seiner Länge. Bei Jungen in der Pubertät führt das zur Ausbildung eines Erwachsenengesichts, aber auch Frauen mit PCOS stellen derartige Veränderungen in ihrer Gesichtsstruktur fest.[18,19] Breitere Kieferpartien und ausgeprägte Augenbrauen sieht man manchmal auch bei weiblichen Bodybuildern, die durch Steroideinnahmen ihre androgenen Werte erhöhen.[20,21]

Doch Testosteron ist nicht der einzige Faktor. In dieser Phase beobachten wir bei älteren Frauen nicht nur Veränderungen an Haut, Gesichtsstruktur und Haar, sondern auch in ihrer Persönlichkeit.

Männer- und Frauenrollen

Es scheint, dass der weibliche Körper mit dem Wegfall der Fortpflanzungsaufgabe einen Rollenwechsel durchmacht und seine Kraft auf andere Weise zum Ausdruck bringt. Eine Studie der US-amerikanischen Wissenschaftlerinnen Margaret Zube und Esther Perelman, Expertinnen auf dem Gebiet von Beziehungsproblemen bei Senioren, ergab, dass ältere Männer sich mehr nach innen kehren, während bei Frauen gerade das Bedürfnis entsteht, neue Projekte in Angriff zu nehmen und sich außerhalb des Familienlebens zu profilieren.[22]

Ein älterer Mann wird nicht nur in seiner ganzen Art etwas sanfter, er wird auch ein wenig trübsinniger. Anders als in seinen jungen Jahren ist er schneller geneigt, den Kopf hängen zu lassen. Auch auf dieser psychosozialen Ebene sieht man, dass sich Männer und Frauen aufeinander zubewegen. Frauen haben ihr Leben lang ein höheres Risiko auf affektive Erkrankungen wie etwa Depressionen. Das hat mit der Menge an Monoaminen zu tun, hormonartigen Signalstoffen im Gehirn, die unter anderem bei Emotionen eine Rolle spielen und Neurotransmittern wie Dopamin und Serotonin ähneln.[23] Bei gesunden erwachsenen Frauen geht es mit diesen Monoaminen wechselhaft zu: Unter anderem aufgrund der zyklischen Schwankungen ihrer Sexualhormone treten Fluktuationen auf, die Frauen anfälliger für Depressionen machen. Doch durch den Wechsel bei den Geschlechtshormonen im Alter betreten Steroide die Bühne, die bei Frauen einen günstigen Effekt auf die Monoamine zu haben scheinen. Und schließlich werden die Risikoprofile sogar noch extremer: Studien haben ergeben, dass 86 Prozent aller Suizidfälle unter Älteren von Männern verübt wurden.[24] Im Zusammenhang mit der komplexen Art der Depression und den Faktoren, die beim Selbstmord eine Rolle spielen, ist der genaue Anteil, den unsere Hormone dabei haben, natürlich schwer festzustellen.

Breitere Kiefer und ein sachlicheres Verhalten – beides die Folge hormoneller Anpassungen – können Frauen in ihrer beruflichen Tätigkeit übrigens nützlich sein. Oft wird ein männlicher Look mit Dominanz und Erfolg verbunden. Forschungen haben ergeben, dass die CEOs internationaler Firmen und die Leiter großer Organisationen relativ gesehen öfter breitere Kiefer haben.[25] Offenbar halten wir Menschen mit breiteren Kieferpartien für kompetenter. Auch bei Wahlkämpfen ist das äußere Erscheinungsbild des Spitzenkandidaten oder der Spitzenkandidatin entscheidend. Schon im Bruchteil einer Sekunde hat sich bei Wählern ein erster Eindruck von der Kompetenz eines Kandidaten oder einer Kandidatin gebildet, der dann der ausschlaggebende Faktor zu sein scheint, wenn wir, überladen mit Informationen, in der Wahlkabine stehen.[26] In einem Experiment zeigte man Kindern zwischen fünf und dreizehn Jahren Fotos von Kandidaten, die zur Wahl standen, und fragte sie dann: Für wen entscheidest du dich als Kapitän auf deinem Schiff? Auch hier stach eine Person mit einer breiten Kinnpartie günstig heraus, und es zeigte sich, dass die Kinder das Wahlergebnis ziemlich gut vorhersagen konnten.[27]

Doch zurück zu den Verhaltensänderungen bei den Fast-Pensionären. So mancher Management-Guru hat inzwischen einen Blick für den geschlechtsspezifischen Umschwung im Verhalten älterer Beschäftigter bekommen.[28] Männliche Beschäftigte legen immer weniger Wert auf Hierarchien und werden sowohl persönlicher als auch menschlicher. Frauen dagegen tauschen öfter ihre emotionalen Motivationen gegen rationalere Beweggründe ein. Obwohl dies natürlich allzu generalisierend ist, lassen sich mit diesem Wissen die Gruppendynamik besser verstehen und ältere Beschäftigte somit besser führen.

Stimmwechsel

Zum Schluss verrät sich das Alter manchmal schon, ohne dass wir die fragliche Person zu Gesicht bekommen. Die Stimme verändert sich nämlich ebenfalls im Laufe der Jahre. Männer bekommen nach und nach eine höhere Stimme, während die Stimmlage bei Frauen tiefer wird.[29] Für professionelle Sängerinnen kann dieses »postmenopausale Stimm-Syndrom« zu Problemen in ihrem Beruf führen.[30]

Oft sind Frauen damit vertraut, dass ihr monatlicher Zyklus Einfluss auf die Höhe ihrer Stimme haben kann.[31] Viele Sängerinnen haben deshalb gelernt, ihre Arbeit nach dem Menstruationszyklus zu planen, oder sie nehmen hormonelle Verhütungsmittel, um ihre gesanglichen Fähigkeiten abzusichern. Umgekehrt verrät die Stimmlage bei Männern möglicherweise, dass ihre Fruchtbarkeit mehr und mehr abnimmt. Eine tiefere Stimme ist aus evolutionärer Sicht ein effektiver Weg, das weibliche Interesse zu wecken. Wissenschaftliche Studien bestätigen, dass Frauen sich tatsächlich eher zu Männern mit tieferen Stimmen hingezogen fühlen – und das insbesondere während ihrer fruchtbaren Tage.[32] Zudem scheinen Männer ihre Stimme dem jeweiligen Gesprächspartner auf der Basis von dessen (vermuteter) Stellung in der sozialen Hierarchie anzupassen. Handelt es sich um einen Mann, mit dem er um die Aufmerksamkeit einer potenziellen Partnerin konkurriert, wird seine Stimme tiefer ausfallen.[33] Ein älterer Mann mit seinen veränderten Interessen und verringertem Testosteronwert tritt also bei den tieferen Tönen kürzer – denn er muss sich nicht mehr fortpflanzen.[34]

Beweise genug, dass ältere Männer und Frauen sich hormonell immer ähnlicher werden. Dennoch bleiben geschlechtsspezifische Charakteristiken erhalten. Die Zahl strickender Opas ist schließlich an den Fingern einer Hand abzuzählen. Die Tatsache, dass der Körper ein Leben lang von einem weiblichen beziehungsweise männlichen Cocktail an Signalstoffen gesteuert worden ist, hinterlässt ihre Spuren.

Verschiedene Symptome desselben Leidens

Zunächst einmal können allgemeine anatomische Unterschiede zwischen dem männlichen und dem weiblichen Körper erklären, weshalb das eine Geschlecht ein höheres Risiko auf ein bestimmtes Leiden hat als das andere. Bei Senioren zeigt sich dieser Unterschied noch deutlicher, beispielsweise bei der Blasenentzündung. Frauen nach der Menopause sind dafür noch anfälliger, als sie es ohnehin schon waren, weil die Stärke ihrer Harnröhrenschleimhaut abnimmt, wenn der Östrogengehalt in ihrem Blut sinkt.[35] Bei Männern dagegen bleibt die Zahl der Harnwegsinfektionen über die verschiedenen Lebensabschnitte hinweg ungefähr gleich. Der anatomische Grund dafür ist folgender: Bei Frauen ist die Harnröhre gerade und kurz (nur 4 Zentimeter lang), während sie bei Männern im Durchschnitt 22 Zentimeter lang und gekrümmt ist.[36] Nur ein sehr entschlossener Krankheitserreger erreicht daher die männliche Blase. Da jedoch die Prostata mit den Jahren wächst, kommt eine Blaseninfektion auch beim älteren Mann häufiger vor. Oft muss solch eine Infektion aggressiver behandelt werden als zuvor, um zu verhindern, dass sie in einer Nierenbeckenentzündung oder einer Blutvergiftung endet.

Auch das Skelett bekennt Farbe. Männliche Knochen sind im Allgemeinen kräftiger. Ältere Frauen bekommen dagegen schneller Probleme mit Kompressionsfrakturen und Verschleiß an den Knien.[37] Das hat auch mit der Form des weiblichen Beckens zu tun. Das ist so positioniert, dass Frauen relativ oft (leichte) X-Beine haben. Dadurch wird ein Leben lang größerer Druck auf die Kniegelenke ausgeübt, wodurch sie sich früher abnutzen als bei Männern.[38] Ungerecht, aber wahr: Weil man als Frau dadurch schneller weniger mobil wird, erhöht sich für sie das Risiko auf Erkrankungen, die die Folge von Bewegungsmangel und Übergewicht sind, was wiederum zum Altersdiabetes führen kann.

Männer haben außerdem eine bessere Alkoholtoleranz und können dadurch länger nüchtern bleiben. Die Leber der Frau ist nicht nur kleiner, sondern produziert auch weniger Alkoholdehydrogenase, also die Gruppe von Enzymen, die den Abbau von Alkohol beschleunigt. So bleibt nach einem Glas Wein mehr Alkohol im Blut der Frau als in dem des Mannes zurück.[39] Da Frauen relativ mehr Fettmasse haben, wird der Alkohol bei ihnen außerdem weniger rasch ausgeschieden, und sie bekommen schneller einen Schwips. Nach einer Feier kann es aus diesem Grund vernünftiger sein, die Herren zurück nach Hause fahren zu lassen.

Zieht die Frau wegen dieser Unterschiede im Stoffwechsel deshalb immer den Kürzeren? Nicht immer. In manchen Fällen hat sie dadurch auch einen Vorteil. Aufgrund einer effektiveren Fettverbrennung kann die Frau zum Beispiel mehr Energie in Form von Zucker einlagern, was ihr von Natur aus mehr Ausdauer gibt.[40] Trotz der Tatsache, dass Männer über relativ mehr Muskelmasse, ein größeres Herz, mehr Lungenvolumen und größere Kapazitäten für den Sauerstofftransport verfügen, sind sie bei einer Fahrradtour den energieeffizienteren Frauen regelmäßig unterlegen.[41]

Das sind übrigens nur ein paar Beispiele nachweislicher Unterschiede zwischen dem männlichen und dem weiblichen Körper. Dennoch wurde dieses Wissen bis vor Kurzem nur selten bei der Behandlung von Erkrankungen eingesetzt, und das hat unbeabsichtigt zu Gefahren für den einzelnen Patienten beziehungsweise die einzelne Patientin geführt. Die Unterschiede zwischen unseren Körpern, und wie sie sich verhalten, spielen nämlich eine entscheidende Rolle nicht nur beim Erkennen von Symptomen, sondern auch bei der Entscheidung über die beste Behandlungsmethode. So wurde erst kürzlich bekannt, dass sich Herz- und Gefäßkrankheiten bei Frauen anders äußern als bei Männern. Der »Schmerz in der Brust« (das bekannte Signal, das der Vorbote eines Herzinfarktes ist) strahlt etwa bei Männern meist in den linken Arm oder den Kieferbereich aus, wohingegen sich der Schmerz bei Frauen eher im Rücken oder im Hals äußert – und manchmal spüren sie auch überhaupt keine Schmerzen![42] Das vermeintlich Atypische ihrer Beschwerden (wie zum Beispiel Schwindelgefühl oder Müdigkeit) führt dazu, dass Patientinnen *und* ihre Ärzte einen eventuellen Herzinfarkt selten als solchen erkennen.[43] »Das Frauenherz wird begehrt, aber auch verkannt«, schreibt die Kardiologin Janneke Wittekoek in ihrem Buch *Het vrouwenhart* (»Das Frauenherz«).[44] Die Kardiologin Angela Maas hat mit ihren Forschungen zu den Unterschieden zwischen Männern und (postmenopausalen) Frauen beim Risiko auf Herz- und Gefäßerkrankungen und deren Behandlung das weibliche Herz international ins Gespräch gebracht.[45]

Die Tatsache, dass sich auch Krankheiten geschlechtsspezifisch verhalten, macht es zusätzlich kompliziert, Symptome zu erkennen. Für Verkalkungen der Koronararterien des Herzens gilt zum Beispiel, dass sich die kleineren weiblichen Arterien über ihre gesamte Länge hinweg verengen, während bei Männern Verengungen in den größeren Herzkranzgefäßen eher lokal auftreten, dafür aber schwerwiegender sind.[46] Ehemalige Raucherinnen, so zeigte sich, hatten, gut vierzehn Jahre nachdem sie mit dem Rauchen aufgehört hatten, noch immer ein höheres Risiko, einen Herzinfarkt zu erleiden, als Nichtraucherinnen, während der Effekt des Rauchens bei Männern acht Jahre nach der letzten Zigarette verschwunden war.[47]

Doch selbst wenn wir bewährte Technologie einsetzen, lässt sich ein vermuteter Herzinfarkt bei Frauen schwieriger nachweisen als bei Männern. So ist das Elektrokardiogramm (EKG) bei einer Frau beispielsweise um einiges weniger zuverlässig, weil ihr Brustkorb eine andere Form hat.[48] Es gibt zwar bessere Suchmethoden, doch die sind oft teurer und weniger benutzerfreundlich. Daher gilt das EKG noch immer als der Goldstandard für die Diagnose eines Herzinfarkts. Ein weiterer wichtiger Einwand gegen das EKG ist der, dass diese Technologie ebenso wie viele Medikamente auf der Grundlage von Untersuchungen an *männlichen* Versuchspersonen entwickelt worden ist. Mit den Worten der Kardiologin Angela Maas: »Der Mann war die Norm, Herzleiden bei Frauen waren unspezifischer und wurden von männlichen Ärzten entweder als Beschwerden der Wechseljahre oder als Gejammer abgetan.«

Dasselbe sehen wir auch beim Screening auf Darmkrebs, der

nach dem Brustkrebs am häufigsten vorkommenden Krebsart bei Frauen. Das Verfahren beruht auf dem Nachweis winzig kleiner Mengen an Blut im Kot. Bei Frauen erweist sich das allerdings als kein guter Gradmesser, denn nicht nur befindet sich der Dickdarmtumor bei der Frau häufiger an einer anderen Stelle als beim Mann, nämlich rechts im Bauch, dort, wo sich ein Tumor weniger gut kontrollieren lässt, wohingegen er bei Männern links sitzt – die Passage des Darminhalts geht bei Frauen auch langsamer vonstatten.[49] Das führt dazu, dass mehr Blut in den Darm wiederaufgenommen werden kann und somit nicht im Kot landet, wo es mit dem verfügbaren Screening detektiert werden könnte.

BIKINIMEDIZIN

Wenn es in einem weiblichen Körper so anders zugeht als in einem männlichen, warum wurde die weibliche Physiologie dann so lange als eine »Lightversion« des männlichen Körpers betrachtet? Die Antwort ist ebenso einfach wie krude: Seit der Entstehung der modernen Medizin ist einfach sehr viel mehr an Männern als an Frauen geforscht worden.

Laut Marek Glezerman, dem emeritierten israelischen Professor für Geburtshilfe und Gynäkologie sowie Autor des 2018 auf Deutsch erschienenen Buchs *Frauen sind anders krank. Männer auch*,[50] haben dabei in den fünfziger und sechziger Jahren dramatische Ergebnisse in medizinischen Studien an schwangeren Frauen eine wichtige Rolle gespielt. Als bei den Kindern der Teilnehmerinnen Anomalien festgestellt wurden, war dies für die US-amerikanische Food and Drug Administration (FDA) Grund genug, bestimmte Formen medizinischer Studien an Frauen im gebärfähigen Alter zu verbieten. Dass Medikamente vorzugsweise an Männern getestet werden, resultiert aus der Tatsache, dass Männer keinen Menstruationszyklus haben, sodass ihre Hormonspiegel sehr viel stabiler sind. Da Geschlechtshormone Einfluss auf den Abbau von Medikamenten nehmen können, hat das Ganze zu einem beträchtlichen Wissensrückstand hinsichtlich der Wirkungsweise und des Auftretens von Krankheiten bei Frauen und im Weiteren zu mangelndem Wissen um die Behandlung mit Medikamenten geführt.

Dieser Rückstand ist sogar so groß, dass Frauen bei einem Arztbesuch sehr viel später eine Diagnose erhalten, und dann oft auch noch die falsche.[51] Zudem scheint eine Studie aus Oxford nicht nur darauf hinzudeuten, dass Frauen später als Männern Medikamente verschrieben werden, sondern auch, dass die Arzneien beispielsweise gegen Herzversagen bei Frauen in anderen Dosierungen verschrieben werden müssten, um wirksam zu sein.[52] Experten auf dem Gebiet biologischer Unterschiede zwischen den Geschlechtern nennen das »Bikinimedizin« – ein gefährlicher blinder Fleck, der sich aus der althergebrachten Annahme ergibt, dass Frauen sich von Männern nur an den Stellen unterscheiden, die von ihrem Bikini verdeckt werden.[53] Die Folge ist, dass Frauen länger in schlechterer Gesundheit verkehren, als es nötig wäre.

Muss dann einfach nur mehr wissenschaftliche Forschung an Frauen geleistet werden, um die Lücke zu schließen? Glezerman und seine Kollegen plädieren gerade – und zu Recht – für eine intensivere Analyse der *Unterschiede* zwischen den beiden Geschlechtern. Diese Unterschiede, so nehmen sie an, hätten sich auf der Grundlage jahrhundertealter divergierender körperlicher Bedürfnisse entwickelt. Unsere fernen Vorfahren verteilten die täglichen Arbeiten, um die Chance aufs Überleben zu vergrößern. Frauen sollten, schlicht gesagt, brüten und gebären, wofür sie genug Stabilität und Energielager in ihrem Unterleib haben mussten. Männer gingen auf die Jagd und entwickelten ein Talent für räumliches Vorstellungsvermögen.[54] Dass wir diese Rollen in der heutigen Gesellschaft vielfach aufgegeben haben, bedeutet noch nicht, dass die physiologischen Unterschiede nun plötzlich verschwunden sind. Glezerman setzt sich gemeinsam mit seinen Kollegen für eine Bereicherung des medizinischen Wissens durch genderspezifische Forschung und Ausbildung ein. Sie erwarten, dass die Verbesserung der medizinischen Versorgung, die sich daraus ergebe, Leben retten würde. Es steht zu hoffen, dass die Emanzipation der Frau im 21. Jahrhundert auch auf die medizinische Versorgung durchschlagen wird. Dann würde auch sie eine Behandlung bekommen, die auf *ihren* Körper abgestimmt ist.

Sich der Unterschiede zwischen den Geschlechtern bewusst zu sein, ist bei Herz- und Gefäßerkrankungen überlebenswichtig. Buchstäblich. Doch trotz der Tatsache, dass dieser Unterschied im Krankheitsverlauf von Herz- und Gefäßerkrankungen schon seit den neunziger Jahren als »Yentl-Syndrom«[55] bekannt ist (nach dem gleichnamigen Film aus dem Jahr 1983 mit Barbra Streisand, in dem diese, als jüdische Frau, in die Rolle eines Mannes schlüpft, um an einer Religionsschule zu studieren), müssen wir feststellen, dass erst dreißig Jahre später wirklich ein Interesse an diesem Unterschied entstanden ist. So hat die Nederlandse Hartstichting, unsere nationale Herzstiftung, vor einer Weile angefangen, in ihren Kampagnen verstärkt auf Herz- und Gefäßerkrankungen bei Frauen aufmerksam zu machen.

Der Rollenwechsel bei den Geschlechtshormonen im Körper von Senioren hat auch Auswirkungen auf andere hormonelle Systeme. Ein Beispiel für solch ein »in Mitleidenschaft gezogenes Hormon« ist das Schilddrüsenhormon. Die abnehmende Produktion von Sexualhormonen führt zu weniger gut funktionierenden Schilddrüsenhormonrezeptoren, was wiederum dafür sorgt, dass das Schilddrüsenhormon seine Funktion weniger gut erfüllen kann. Dadurch verlangsamen sich die Vorgänge im Energiehaushalt, zugleich nimmt das Fettgewebe zu und produziert durch die wegfallenden Geschlechtshormone weniger Leptin.[56] Dieses Sättigungshormon (siehe Kapitel 5) sorgt während des Erwachsenenlebens für einen passenden Energievorrat. Leptin beeinflusst das Essverhalten, sodass man mit dem Essen aufhört, wenn man über ausreichend Nährstoffe verfügt. Praktisch gesehen verhindert es also, dass man sich kugelrund isst und überschüssige Energie als Fett einlagert. Das System ist wunderbar konstruiert: Bei zu wenigen Reserven sinkt der Prozentsatz an Fett und damit automatisch auch das Leptin-Niveau, wodurch sich der Drang verstärkt, etwas zu essen.

Allerdings kann der alternde Körper, ebenso wie es beim Diabetes mellitus mit dem Insulin der Fall ist, eine Resistenz gegen Leptin entwickeln.[57] Dadurch bleibt das Sättigungsgefühl aus, und der Körper wird dazu angeregt, mehr zu essen. Verglichen mit den Sexualhormonen spielt das Leptin in höherem Alter eine Nebenrolle, aber man sollte seinen Einfluss nicht unterschätzen. Als Wissenschaftler Mäusen ein wenig zusätzliches Leptin verabreichten, verloren die Versuchstiere bis zu 40 Prozent ihres Körpergewichts.[58] Und trotz der Tatsache, dass die Fettmasse die Hauptproduzentin von Leptin ist, wird die Ausschüttung des Hormons vor allem von den, richtig: Sexualhormonen gesteuert.[59]

Im Herbst und im Winter vollzieht sich unser Stoffwechsel langsamer, sodass wir an Gewicht zulegen – so entwickeln wir zeitweise einen »Winterbody«. Bei älteren Menschen sorgt die umgestellte Sexualhormonproduktion für mehr körperliche Veränderungen. Im Allgemeinen wird man mit zunehmendem Alter schwerer, die Fettmasse nimmt zu und die Muskelmasse ab.[60] Für Senioren ist es also besonders schwer, einen schlanken Körper zu behalten. Es ist nur eine Frage der Zeit, bis sich ihr Winterbody auch im Sommer zeigt – und das, obwohl es mit zunehmendem Alter immer wichtiger wird, dass man fit bleibt. Der Anteil Muskelmasse ist auch ein guter Indikator, um vorhersagen zu können, wie viele Jahre man noch vor sich hat: Je höher der Prozentsatz, desto höher ist auch die Lebenserwartung.[61] Sowohl Männer als auch Frauen ziehen beim Älterwerden Nutzen aus körperlicher Betätigung, wenn sie etwas gegen den Muskelabbau tun wollen. Bei Männern geht es eher automatisch, da sie bis ins Seniorenalter einen inneren Motivator haben – Testosteron –, während Frauen es mit Willenskraft schaffen müssen. Durch die Veränderung des Testosteronspiegels bei (älteren) Frauen gewinnen diese an Tatkraft, und die Hemmschwelle, in höherem Alter mehr Sport zu treiben, wird gesenkt.[62]

Alt ist das neue Jung

Ebenso wie bei den anderen Lebensabschnitten geht auch das beginnende Altwerden deutlich mit einschneidenden hormonellen Veränderungen einher. Und obwohl sich Männer und Frauen einander annähern, vollziehen sich diese Veränderungen doch jeweils anders. Für beide Geschlechter gilt, dass sich hormonelle Probleme im Alter gelegentlich ziemlich atypisch und nicht immer so präsentieren, wie es in den medizinischen Lehrbüchern beschrieben steht. Und da wir das Alter kollektiv zu fürchten scheinen, erleben wir die Veränderungen in unserem Körper auch anders. An Geburtstagen geben wir nur unter leichtem Zwang bekannt, wie »jung« wir gerade geworden sind. Alt sein verbinden wir mit Verfall, weil unser Körper weniger gut funktioniert. Wir können nicht plötzlich besser hören, schneller rennen oder leichter lernen. Jeder will alt *werden*, es aber nicht *sein*.

Als Teil des Alterungsprozesses des menschlichen Körpers wird im hormonellen System eine vergleichbare Abwärtsspirale in Gang gesetzt: Die meisten hormonellen Signalstoffe machen sich rarer.[63] Wenn man jedoch das Altern des endokrinen Systems näher studiert, wird man bemerken, dass diese Veränderungen *Anpassungen* sind und zur Gesundheit beitragen, anstatt sie zu beeinträchtigen. Um zu verstehen, wie aus dem »Alt« das »neue Jung« wird, ist es wichtig, die biologischen Begriffe »Homöostase« und »Feedback« hinzuzuziehen. Unser Körper verfügt über die Fähigkeit, unsere Gesundheit kontinuierlich zu überwachen. Er sorgt dafür, dass sich das innere Milieu regenerieren kann und im Gleichgewicht bleibt, auch wenn sich die Bedingungen ändern. Diesen physiologischen Vorgang nennen wir Homöostase. Schwankt das hormonelle Gleichgewicht, gibt es also ein Problem. Sind beispielsweise die Insulin- und Glukosewerte »zu hoch«, kann dies ein Symptom für eine Erkrankung der Bauchspeicheldrüse sein, die möglicherweise eine Insulinresistenz zur Folge hat. Senioren werden in dem Fall mit Medikamenten oder synthetischen Hormonpräparaten behandelt, um die Werte so schnell wie möglich wieder zu stabilisieren. Die Frage ist jedoch, ob das überhaupt nötig ist.[64] Wie kam es zu diesem Gedanken?

Die Anforderungen, die an unser körperliches Funktionieren gestellt werden, bleiben über einen langen Zeitraum hinweg gleich. Sie ändern sich erst, wenn man älter wird und die Fähigkeit des Körpers, sich zu regenerieren, abnimmt. Um die sich verändernden Funktionen im Körper so gut wie möglich ausüben zu können, werden neue Set Points für die Hormone eingerichtet. Mit einem höheren Insulinspiegel kann man beispielsweise mehr Energie binden, sodass man bei einer Erkrankung Reserven hat, um genesen zu können. Wenn man dreißig und der Körper noch ausgezeichnet in der Lage ist, sich zu regenerieren, braucht man das nicht. Hat man aber das Seniorenalter erreicht, werden zum ersten Mal seit langer Zeit neue hormonelle Normalwerte festgelegt.

So nimmt zum Beispiel die Produktion von Prolaktin ab, dem Hypophysenhormon, das die Brustdrüsen zur Milchproduktion anregt – für eine sechzigjährige Frau ist es schließlich sinnlos, noch Muttermilch zu produzieren. Aus lange unbekannten Gründen nimmt bei Senioren auch die Aktivität der Schilddrüse ab. Zunächst hatten Ärzte vermutet, dass dieses Organ wegen des Alters weniger gut funktioniert.[65] Doch später erkannten sie, dass eine ruhigere Schilddrüse das Risiko auf Schlaganfälle und Herzrhythmusstörungen verringert. Inzwischen sind die Referenzwerte bei Blutuntersuchungen älterer Patienten angepasst worden. So müssen wir nicht jede ältere Person mit abweichenden Hormonspiegeln – infolge eines vom Körper neu hergestellten Gleichgewichts – auf eine Krankheit hin behandeln.

Und das gilt auch für Insulin, das Hormon, das unseren Blutzuckerspiegel niedrig hält. In nüchternem Zustand haben Senioren nämlich oft eine größere Menge Glukose im Blut als jüngere Menschen, wobei ihre Insulinwerte ebenfalls höher sind.[66] Das passt zum Bild der Insulinresistenz. Mittlerweile wissen wir jedoch, dass es eine normale Reaktion ist. Wir dürfen Ältere also nicht immer sofort mit dem Etikett »Altersdiabetes« versehen.

Aber wie werden die Set Points für diesen letzten Lebensabschnitt auf das richtige Niveau eingestellt? Forscher vermuten, dass die Antwort im Wirken des uns von der Natur mitgegebenen hormonellen Feedbacksystems zu suchen ist. Auch hier zeigt sich einmal wieder, wie klug unser Hormonsystem aufgebaut ist. Es kontrolliert nämlich genauestens all unsere Hormonniveaus. Wie eine Art Thermostat nimmt dieses System ständig Anpassungen vor, um einen Hormonspiegel darauf abzustimmen, was der Körper in dem Moment gerade braucht. Gibt es zu viel von einem bestimmten Hormon? Dann wird der Stimulus, der zur Produktion dieses Stoffes anregt, unterdrückt. Und umgekehrt: Bei einem hormonellen Mangel wird die Bremse automatisch gelöst, sodass die Produktion wiederaufgenommen werden kann.

In den weitaus meisten Fällen sorgt solch ein hormonelles Feedbacksystem dafür, dass dieses Gleichgewicht – die Homöostase – beibehalten wird. Manchmal besteht das Ziel gerade darin, Werte anzupassen, wenn unser Körper eine bestimmte Entwicklungsphase durchläuft. Das gilt zum Beispiel für die Fruchtbarkeit. In der frühen Pubertät werden die Geschlechtsorgane aktiver. Um diesem Vorgang nicht im Weg zu stehen, passt der Körper die Empfindlichkeit der Drüsen der Geschlechtsorgane gegenüber dem Feedbacksignal an, damit die Stimulanz durch die Hypophyse unverändert hoch bleiben und der Prozess des Fruchtbarwerdens tatsächlich gestartet werden kann.[67] Etwas Vergleichbares geschieht auch beim einsetzenden Alterungsprozess, und auch hier spielt die Hypophyse wieder eine wichtige Rolle. So wie das Einsetzen der Fruchtbarkeit im menschlichen Körper einer der ersten neuen Set Points ist, stellt ein abnehmender Gehalt an Sexualhormonen den Beginn der »zweiten Adoleszenz« dar, die nach dem sechzigsten Lebensjahr eintritt. Zur Funktion der Hypophyse siehe die Abbildung auf S. 63.

Auch andere Hormone beginnen, sich mit zunehmendem Alter deutlich anders zu verhalten. Vor allem die Wachstumshormonvariante IGF-1 und das dem Testosteron ähnelnde (Nebennierenhormon) DHEA sinken auf äußerst niedrige Niveaus,[68] wohingegen der Gehalt an LH und FSH ansteigt – was zusätzliche Vorteile bringt, wie man gleich noch sehen wird. Das alles kann beträchtliche Schwankungen in den Blutwerten verursachen, und in Anbetracht der vielen Funktionen der Hormone ist es, als müsse der Körper erneut das Laufen lernen. In diesem Fall scheint das niederländische Sprichwort »*Jong geleerd, oud gedaan*« – etwa: Was man in der Jugend lernt, lernt man fürs Leben – also einmal nicht zu gelten.

Eine angepasste Homöostase ist eine der deutlichsten Äußerungen des Alterungsprozesses. Der Körper entwickelt sich. Wenn sich jedoch die »gesunde Norm« des Hormonhaushalts nicht ebenfalls ändert, werden Sie und Ihr Arzt darin vielleicht Anomalien und Krankheitssymptome sehen. Das führt dazu, dass bestimmte physiologische Veränderungen, die mit dem Älterwerden einhergehen, manchmal schwer von Krankheitssymptomen zu unterscheiden sind. Man denke an die Wechseljahre: Was für die eine Frau eine Behinderung darstellt, ist für eine andere kaum von Belang. Da Hormone aber oft mehr als nur eine Funktion haben, können sich unsere neuen Set Points insgeheim als wahrer Segen präsentieren.

Man nehme die steigenden LH- und FSH-Werte, die die Geschlechtsorgane anregen. Mit dem Wegfall der Fortpflanzungsaufgaben scheint die anhaltende Stimulation der ausgelaugten Eierstöcke und anderer Drüsen vergebliche Liebesmüh zu sein. Hört also auf damit, würde man denken. Aber den Wissenschaftlern stellte sich die Frage, ob diese durch die Hypophyse gesteuerten Hormone beim Älterwerden nicht noch weitere Funktionen erfüllen. Und richtig, es zeigte sich, dass sie für alles Mögliche zuständig sind: Sie sind wichtig für die Knochendichte, die Fetteinlagerung, die Körpertemperatur und ein gut funktionierendes Gedächtnis.[69] Wussten Sie beispielsweise, dass Alzheimer bei Frauen doppelt so häufig wie bei Männern auftritt? Und dass dieser Unterschied dadurch verursacht wird, dass beide Geschlechter andere LH-Werte im Blut aufweisen?[70,71] Ein höherer LH-Gehalt hat bei Frauen einen nachteiligen Einfluss auf ihr Gedächtnis.[72,73]

In diese Vorgänge einzugreifen muss nicht falsch sein und kann sogar Gutes bewirken – sofern das komplexe Geschehen richtig verstanden und untersucht worden ist. In diesem Fall nützt es jedoch manchmal nicht nur nichts, es kann sogar schaden. Denn das

Verabreichen von Östrogen an Seniorinnen vermindert das Risiko auf Alzheimer nicht, wie wir schon im vorangegangenen Kapitel gesehen haben, führt dafür aber zu mehr Herzinfarkten und Fällen von Brustkrebs.[74] Fehlende Hormone zu substituieren ist daher nicht immer eine kluge Entscheidung.

Kommen und Gehen

»Es gibt eine Zeit des Kommens, es gibt eine Zeit des Gehens.« Kommen Ihnen diese Zeilen des Amsterdamer Dichters und Theologen Petrus Augustus de Génestet nicht bekannt vor? Dasselbe Motto scheint auch für unsere Hormone zu gelten. Sie haben nicht nur ihre täglichen und monatlichen Rhythmen, sondern verzeichnen auch Anstiege und Rückgänge in den verschiedenen Lebensphasen. Zum höheren Alter passen daher niedrigere Werte bei den Geschlechtshormonen, vergleichbar denen vor der Pubertät. Und obwohl Hypophysenhormone dadurch in den Schnellgang schalten, um den Rückgang auszugleichen, setzt nach einigen Jahren auch bei ihnen eine natürliche Absenkung ein.

Etwas weniger bekannt, aber nicht weniger zutreffend sind die beiden Zeilen, mit denen de Génestet fortfährt: »Das hast du oft vernommen, aber hast du's auch verstanden?« Das ist noch die Frage, wenn man sich all die leidenschaftlichen (und fehlgeschlagenen) Versuche anschaut, mit denen wir versuchen, uns zu verjüngen, indem wir die Hormonwerte künstlich auf das Niveau unserer längst vergangenen Jugend anheben. Alle Anstrengungen, eine hormonelle Verjüngungskur zu entwickeln, haben bislang zu nicht viel geführt – und oft sogar zu schlechten Ergebnissen. Doch das endlose Experimentieren auf diesem Gebiet ist durchaus verständlich, da die Forschung zeigt, dass eine Abnahme spezifischer Hormonniveaus so viele körperliche und geistige Beschwerden mit sich bringt.

Andere Hormone zeigen einen vergleichbaren Rückgang wie die Sexualhormone, doch die Wissenschaft ist sich noch nicht im Klaren darüber, was der Grund dafür sein könnte. Weil Hormone im Allgemeinen mehr als nur eine Funktion im Körper erfüllen, glaubt Richard Bribiescas, den ich im vorigen Kapitel bereits zitiert habe, und weil sie dem Menschen neben ihrer primären Rolle auch einen evolutionären Vorteil verschaffen können.[75] Viele Gene, bei denen Hormone eine Rolle spielen, sind nämlich über Tausende von Jahren hinweg gut erhalten geblieben – sogar in Tierarten ohne ein endokrines System –, und das deutet darauf hin, dass diese Hormone mehr als nur ihre primäre Funktion erfüllen. Man denke dabei an die Rolle des FSH, das in einem frühen Stadium als Motor der Östrogenproduktion fungiert, aber möglicherweise auch an der Regulierung der Körpertemperatur bei der älteren Frau beteiligt ist.[76] Es kann sein, dass die relativ jungen Veränderungen in unseren Lebensbedingungen, wie etwa eine größere Ernährungssicherheit, die in Übergewicht resultiert, in ferner Zukunft dafür sorgen werden, dass diese Funktionen verschwinden.

Hara hachi bun me

Anstatt das hormonelle Defizit auszugleichen und wieder an die Werte in unserer Pubertät anzupassen, würden wir gut daran tun, uns zu fragen, wie Menschen eigentlich gesund altern können.[77] Indem wir nicht zu viel essen und uns mit dem Altern arrangieren, lautet die einfache Botschaft. Mit unserer Diät können wir aktiv Einfluss auf unseren Alterungsprozess nehmen: einfach dadurch, dass wir unseren Hunger nur zu 80 Prozent stillen. Dabei können wir uns ein Beispiel an der Bevölkerung der südjapanischen Präfektur Okinawa nehmen. Mit ihrem Motto »*Hara hachi bun me*« (»Fülle deinen Magen nur zu acht Zehnteln«) sagen die Einwohner dieser Region scherzend, dass acht der zehn Bissen dem Menschen und die restlichen zwei dem Arzt dienen.[78] Mit ihrer niedrigkalorischen, aber dennoch sehr nahrhaften Diät gehören sie zu den Bewohnern der »blauen Zonen«, den Teilen der Welt, in denen die Lebens- und die Gesundheitserwartung auffallend höher liegen als im Durchschnitt.[79] Neben einer niedrigen Insulinkonzentration haben die Menschen in Okinawa mehr von dem testosteronähnlichen DHEA in ihrem Blut.[80] Dieses Steroidhormon erreicht normalerweise bei jungen Erwachsenen Spitzenwerte, worauf es mit zunehmendem Alter drastisch abnimmt, bis es bei älteren Menschen in westlichen Ländern im Alter von siebzig bis achtzig Jahren nur noch 20 bis 30 Prozent dieser Werte beträgt – was es auch zu einem guten Marker macht, wenn es um die Einschätzung des biologischen Alters einer Person geht. Das DHEA ist ebenfalls in unserem Gehirn sehr aktiv, wo es die Nervenzellen speist.[81] Forscher, die den auffälligen Zusammenhang zwischen DHEA und der Gesundheit der Einwohner von Okinawa untersucht haben, hofften so einen Weg zu finden, unserer Gesundheit einen Schub zu verleihen.[82] Aber: Zusätzliches DHEA bremst die hormonelle Alterung nicht.[83] Die über Tabletten induzierte Erhöhung der DHEA-Konzentration im Blut allein macht also nicht gesünder, es scheint vielmehr so zu sein, dass das Hormonniveau bei diesen gesunden Japanern so hoch ist, weil sie sich viel bewegen und sich etwas weniger Kalorien zuführen: Beides regt die Ausschüttung von DHEA an. Es ist also eher eine Folge als eine Ursache gesunden Alterns.

Kurzum, die konventionellen Methoden des »Substituierens über Tabletten, was dem Körper fehlt«, haben sich im Hinblick auf das Hinauszögern des hormonellen Alterns bislang als wenig effektiv erwiesen. Da unser hormonelles System so komplex ist, ist es außerdem unwahrscheinlich, dass eine einzelne Substanz den Alterungsprozess aufhalten oder ihn gar umkehren könnte. Doch das hält entschlossene Wissenschaftler nicht davon ab, weiterhin nach einem Lebenselixier zu suchen. Und noch bevor sich die Aufregung um einen hochgejubelten Stoff gelegt hat, stehen auch schon wieder neue Theorien auf der Matte.

Tatsache bleibt, dass sich bei westlichen Senioren in diesem Lebensabschnitt sehr viel tut. Frauen werden behaarter, faltiger und herrischer, während Männer kahler, sanfter und etwas trübsinniger werden. Obwohl sich Frauen und Männer in hormoneller Hinsicht einander angleichen, bleiben sie in vielen anderen Bereichen unterschiedlich. Die wichtigste Schlussfolgerung scheint auch hier wieder zu sein, hormonelle Veränderungen im hormonellen Kreislauf geschehen zu lassen und mit dem Herumdoktern an diesem komplexen System vorsichtig zu sein.

10.
Alt und abgedankt –
DER ANFANG VOM ENDE

Einmal im Jahr kommt Ludo in meine Sprechstunde. Als Witwer ist er mit seinen vierundneunzig Jahren noch supervital und verbringt die Hälfte des Jahres an einer der spanischen Costas. Obwohl er etwas vornübergebeugt in mein Sprechzimmer schlurft, fällt mir auf, dass er jünger und vitaler aussieht, als es sein kalendarisches Alter vermuten lässt. Oft macht er augenzwinkernd einen Scherz darüber, wie gern er mit den Damen flirtet und dass er es »noch längst nicht verlernt« habe. Ludo sieht mit seinem üppigen grauen Haarschopf auffallend gut aus und wirkt meist fröhlich, ich habe ihn noch nie klagen hören. Er ist sehnig und hat eine schlanke Figur, und trotz des Verschleißes an seiner Hüfte, den Schultern und den Knien kommt er noch ziemlich gelenkig aus seinem Sessel hoch.

Beim Hinausgehen berichtet er munter, dass er sich von seiner Batterie an Alterserkrankungen – einer träge arbeitenden Schilddrüse, einem Diabetes mellitus im Anfangsstadium und einem erhöhten Blutdruck – nicht unterkriegen lassen werde und für ihn »das Glas noch immer halb voll« sei. Auch nach seiner jüngsten Staroperation – »Ich kann wieder sehen wie ein Adler« – ist es ihm gelungen, sein Leben mit ein wenig Hilfe von anderen weiterhin selbständig zu meistern. Er isst ziemlich wenig und hält sich insbesondere an Fisch, Gemüse und, in Maßen, Wein. Ludo fühlt sich nicht alt (»Doktor, ich fühle mich, als wäre ich um die fünfzig«), und als ehemaliger Sportlehrer ist er es gewohnt, sich viel zu bewegen – etwas, das er auch nach seiner Pensionierung beibehalten hat. In Spanien schwimmt er jeden Tag im Meer, und jeden zweiten Tag läuft er über den Strand zum nahegelegenen Dorf, um dort einzukaufen. Eine Strecke von zehn Kilometern hin und zurück, für die er jetzt vier bis fünf Stunden braucht, obwohl er sie früher laufend in unter einer Stunde zurücklegte. Seine optimistische Lebenseinstellung und seine Konstitution (die er sein ganzes Leben lang durch viel Bewegung instand gehalten hat) machen Ludo zu einem gesunden älteren Mann.

In diesem Schlusskapitel werde ich die Bedeutung der Hormone sowohl für das Gemüt als auch für die körperliche Gesundheit in der letzten Lebensphase des älteren Menschen beschreiben. Und es wird darum gehen, was wir selbst (manchmal schon Jahrzehnte vorher) tun können, um so gesund wie möglich alt zu werden.

Was geschieht, hormonell gesehen, ab dem achtzigsten Lebensjahr? Bei den hochbetagten Senioren spielen sich drei Veränderungen ab: Sie verlieren infolge einer schlechteren Schlafqualität den Kontakt zum Tag-Nacht-Rhythmus, wodurch ihre Hormonproduktion gestört wird. Außerdem nimmt die Qualität ihrer Knochen und Muskeln weiter ab. Und zum Schluss lässt auch ihr Geruchsvermögen nach. Da Menschen über achtzig weniger Appetit haben und deshalb weniger essen, sind sie im Allgemeinen auch weniger fit. All diese Faktoren verstärken sich gegenseitig: Abnehmender Appetit und eine geringere Nahrungszufuhr verursachen ihrerseits, dass Ältere schlechter schlafen und weniger Hormone ausgeschüttet werden.

Der Erste, der den Verlust dieses hormonellen Gleichgewichts bei Älteren beschrieb, noch vor dem Zweiten Weltkrieg, war der US-amerikanische Physiologe Walter Cannon.[1] Er entwickelte die

Theorie der Homöostase und baute damit auf die Befunde seines französischen Kollegen Claude Bernard auf. Cannon behauptete, dass die physiologischen Reserven eines Menschen, die das körperliche Gleichgewicht wiederherstellen können, mit zunehmendem Alter nachlassen. Dieser Prozess resultiert in einer grundsätzlich schlechteren Reaktion auf Krankheiten. Deshalb erkläre ich jüngeren Ärzten häufig, dass es, wenn das Kartenhaus bei betagten Patienten erst einmal zu wanken beginnt, oft kein gutes Ende mit ihnen nimmt. Die Grenzen sind erreicht.

Mit dem Hormonhaushalt älterer Menschen ist es nicht anders. Wie schon gesagt, bei einem sich verändernden Schlafmuster verliert sich der 24-Stunden-Rhythmus unserer biologischen Uhr (auch zirkadianer Rhythmus genannt – *circa* bedeutet »ungefähr«, *dies* »Tag«), und damit ändert sich auch das Muster der Ausschüttung von Hormonen. Die Hormonkonzentrationen weisen tagsüber einen weniger starken Anstieg beziehungsweise deren Abnahme auf (man spricht von einer niedrigeren Pulsatilität), ein Vorgang, der sich mit Ebbe und Flut am Strand vergleichen lässt. Der betagte Körper reagiert darauf, indem er kontinuierlich etwas mehr an Hormonen wie Insulin oder Leptin produziert, wodurch sich eine Form der Resistenz entwickelt.[2] Gerade die Wechsel zwischen hohen und niedrigen Hormonkonzentrationen sind wichtig für einen gut funktionierenden Körper, damit er in Zeiten der Krankheit flexibel reagieren kann. Der Verlust an hormoneller Flexibilität, der zu leicht erhöhten Cortisolwerten führt, erweist sich in höherem Alter als ein zuverlässiges Vorhersageinstrument für Demenz und einen frühzeitigen Tod.[3,4]

Eine weitere wichtige hormonelle Veränderung in diesem Alter besteht in einem fortgesetzten Rückgang der Sexualhormonproduktion (insbesondere beim Testosteron), was zu einer beträchtlichen Abnahme der Muskelqualität führt.[5] Da der Körper ebenfalls weniger Vitamin D erzeugt und somit von den Därmen weniger

Kalk aufgenommen wird, muss bei betagten Menschen die Produktion des Nebenschilddrüsenhormons PTH steigen, wenn ausreichend Kalk aus den Knochen freigesetzt werden soll, um adäquate Blutwerte zu erzielen. Die Folge ist dann eine Osteoporose. Hinzu kommt, dass unter dem Einfluss sich ändernder (Geschlechts-) Hormone der Augennerv weniger gut arbeitet, sodass man schlechter sieht.[6] Ebenso ergeht es dem Hörorgan – man fängt an, schlechter zu hören.[7] In hohem Alter ist das fatal: Indem wir öfter Gefahr laufen hinzufallen, erhöht sich das Risiko auf Knochenbrüche, die dann außerdem nicht mehr so gut heilen.

Ewiges Leben

Obwohl man inzwischen weiß, was Hormone so alles leisten können, steht vor allem *eine* Eigenschaft im Mittelpunkt des Interesses: die Möglichkeit, das Leben zu verlängern und es, womöglich, ewig andauern zu lassen.[8] Bereits im Jahr 1939 schrieb der Engländer Aldous Huxley (ja, der von *Brave New World* beziehungsweise, auf Deutsch, *Schöne neue Welt*) einen Roman mit dem Titel *After Many a Summer*, auf Deutsch: *Nach vielen Sommern*, der in Kalifornien spielt (wo Huxley gerade hingezogen war) und in dem er die Neigung, ewig jung zu bleiben, in sublimer Weise aufs Korn nimmt.[9] Hauptfigur ist der Millionär Jo Stoyte, der eine Todesangst vor dem Sterben hat und daher so lange wie möglich leben will. Er engagiert deshalb Dr. Obispo, um zu schauen, was wissenschaftlich möglich ist. Obispo deutet an (inspiriert von den Tagebüchern eines gewissen Grafen von Gonister, der bereits zweihundert Jahre zuvor leidenschaftliche Versuche unternommen hatte, den Quell ewigen Lebens zu finden), dass der Verzehr von unter anderem Karpfendärmen und deren Inhalt (das heißt eine Art Stuhltransplantation) einen günstigen Einfluss haben könnte. Am Schluss des Romans besuchen Stoyte und Obispo zusammen den Grafen von Gonister, der noch immer lebt. Aber wie: Der Graf wohnt in einem Kerker und verhält sich wie ein Affe. Jo Stoyte sieht schließlich davon ab, sich der vorgeschlagenen Behandlung zu unterziehen.

Bemerkenswert ist, dass Huxley, ein paar Jahre bevor er seinen Roman beendete, selbst an Karpfen forschte, um herauszufinden, weshalb sie so alt werden können (über hundert Jahre, wie er glaubte). Er beschreibt in seinem Buch eine Behandlung mit der Transplantation von Karpfenkot, um auf diese Weise bestimmte Hormone vom Fisch auf den Menschen zu übertragen.

Zurzeit ist der britisch-amerikanische Gerontologe und Bioinformatiker Aubrey de Grey der vielzitierte Apostel des »Ewiges-Leben-Evangeliums«, das auf (Wachstums-)Hormonen basiert. Sein Interesse an der menschlichen Unsterblichkeit (und was wir darüber von anderen Tierarten lernen können) ist sicher nicht neu – es ist sogar uralt. De Grey ist der Meinung, dass wir, wie im Alten Testament, gut und gern tausend Jahre alt werden können, wenn wir nur dafür sorgen, dass unsere Organe eine regelmäßige Wartung bekommen.[10] Die müsste dann darin bestehen, dass Körperzellen rechtzeitig durch Stammzellen ersetzt würden. Darauf ist seine Forschung seit zwei Jahrzehnten ausgerichtet, und einer der Stoffe, in die er sprichwörtlich sein Geld steckt, ist das Hormon Melatonin.

Eine der ersten Beschreibungen der Suche nach dem ewigen Leben datiert aus dem 3. Jahrtausend v. Chr. Gilgamesch, Halbgott und König von Südmesopotamien, beschließt, nachdem er seinen Freund Enkidu auf seinem Leidensweg bis zu dessen Tod begleitet hat, die Suche nach einem verjüngenden Elixier zu seinem Lebensziel zu machen.[11] Aus Angst, dasselbe Schicksal wie sein Freund zu erleiden, besucht er viele Weise und fragt sie, wie er sein Ende vermeiden könne. Einer seiner Ratgeber ist Utnapischtim – »Er, der Leben fand« –, die Hauptfigur in der ältesten bekannten Sintflut-Überlieferung (vergleichbar mit der von Noah) und selbst unsterblich wegen seiner Beziehung mit der Göttin des Lebens.[12] Utnapischtim erzählt Gilgamesch, dass sich das ewige Leben auf dem Grund des Ozeans befände.

Gilgameschs eigene Suche scheiterte, doch sein Beispiel fand Nachfolger. Vor etwa dreißig Jahren machte zum Beispiel der deutsche Biologiestudent Christian Sommer bei seiner Untersuchung von Plankton im Meerwasser vor der norditalienischen Küste eine zufällige Entdeckung.[13] Es befanden sich winzig kleine Quallen in den Wasserproben, doch einmal im Labor angekommen schienen die Tiere ihre Gestalt geändert zu haben. Langsam, aber sicher entwickelten sie sich in ihren ursprünglichen Zustand zurück, wie ein Schmetterling, der wieder zur Raupe wird. Inzwischen weiß man, dass es sich dabei um die *Turritopsis dohrnii* handelt, die »unsterbliche Qualle«. Das Tier gehört zu der bislang einzig bekannten Tierart, die nach einer erfolgreichen Entwicklung hin zu einem ausgewachsenen Lebewesen in ihren ursprünglichen Zustand zurückkehren und anschließend als gesundes Wesen wiederauferstehen kann.[14] Dies geschieht als Reaktion auf physischen oder Umweltstress. Einer der inneren Auslöser, die bei der Qualle den Prozess des umgekehrten Lebenszyklus in Gang setzen, ist das Erreichen einer bestimmten Lebensphase, nämlich des Greisenalters. Und dreimal dürfen Sie raten, welche Akteure auch hier ihre Finger im Spiel haben: die Hormone! Denn ob Sie es glauben oder nicht, bei den Wiederverjüngungshormonen, die den Vorgang der Rejuvenation bei der Qualle regulieren, scheint es sich um Stoffe zu handeln, die unserem Wachstumshormon ähneln.[15]

Jeder so alt wie der Weihnachtsmann?

In den zurückliegenden fünfzig Jahren ist die Lebenserwartung in den Niederlanden um gut 13 Prozent gestiegen, was etwa einer Lebenszeit von zehn Jahren entspricht.[16] Lag im Jahr 1970 die Lebenserwartung für einen neugeborenen Jungen noch bei 70,9 und für ein Mädchen bei 76,5 Jahren, war sie 2021 bereits auf 79,7 Jahre für Männer und 83,0 für Frauen gestiegen. (In Deutschland liegt sie aktuell bei 78,5 Jahren für Männer und 83,4 für Frauen, und damit ebenfalls etwa zehn Jahre über den Werten von 1970.) Von einer Bevölkerungs*pyramide* kann in der Zukunft immer weniger die Rede sein. Mehr und mehr Menschen erreichen ein höheres Alter, und das nicht nur in den Niederlanden. Man erwartet, dass es im Jahr 2050 weltweit ebenso viele Fünfundsechzigjährige und Ältere wie Fünfzehnjährige gibt. Das verdanken wir vor allem den verbesserten Lebensbedingungen, die das Sterblichkeitsrisiko in unseren jungen Jahren immer weiter sinken lassen – was im Übrigen nicht bedeutet, dass man früher nicht alt wurde, doch die Wahrscheinlichkeit, es zu werden, war geringer.[17] Mit einem Rekord von 122 Jahren ist der Homo sapiens übrigens noch weit entfernt von dem ehrfurchtgebietenden Alter des Weihnachtsmanns. Auch gegen manche verwandte Tierart, die bis zu viermal so alt werden kann, zieht der Mensch den Kürzeren. Während wir uns mit erfundenen Geschichten über Verjüngung zufriedengeben müssen – man denke nur an die Verfilmung von F. Scott Fitzgeralds Kurzgeschichte *Der seltsame Fall des Benjamin Button* oder an den Roman *Orlando* von Virginia Woolf, der die wunderliche Lebensgeschichte eines jungen Dichters beschreibt, der sich während eines dreihundertjährigen Lebens von einem Mann in eine Frau verwandelt –, ist das für die unsterbliche Qualle ihr Tagesgeschäft.

Doch Studien zeigen, dass auch für den Menschen noch etwas an Lebenszeit herauszuholen ist. Dieses Bewusstsein hat Folgen für unsere Auffassungen über das Alter und den Tod. Obwohl die meisten Wissenschaftler und Erdenbewohner unser Ende als einen unvermeidlichen Teil des Lebens sehen,[18] glauben andere (angeführt von Aubrey de Grey), dass es auch beim Menschen möglich sein müsse, Alterssymptome zurückzudrängen und damit das Leben zu verlängern. In Zukunft könnte Alter unter die Liste der »Erkrankungen« fallen, die sich behandeln lassen. Diese veränderte Denkweise hat Forscher dazu inspiriert, die Grenzen unserer physiologischen Möglichkeiten zu erkunden, so wie ein Spitzensportler auf einen neuen persönlichen Rekord hinarbeitet. Mit einer wachsenden Gruppe Älterer ist es für die Nachhaltigkeit einer Gesellschaft von großer Bedeutung, dass unsere ältesten Mitbürger *gesünder* werden. So bleiben sie länger unabhängig von der Unterstützung der jüngeren Generationen.

Uralt zu werden wie Henoch und Methusalem im Alten Testament ist für uns noch nicht zum Greifen nah, doch ein besseres Verständnis (unter anderem) unserer Hormone könnte das ändern. Im vorangegangenen Kapitel haben wir gesehen, dass das einfache Wiederaufstocken hormoneller Defizite zu kurz gesprungen ist. Aber es wird emsig geforscht, Hypothesen werden getestet und die Ergebnisse nach und nach besser. Wissenschaftler verstehen immer besser, was hormonell im Alter geschieht. Es scheint, dass in dieser Phase eine Reorganisation in der hormonellen Zentrale stattfindet. Und der Chefdirigent all dessen sitzt, wie Sie inzwischen wissen, tief verborgen in unserem Gehirn.

Der Hypothalamus als Taktgeber des Lebens

Der US-amerikanische Neurochirurg Harvey Cushing sagte schon 1929 über den Hypothalamus, dass sich dort, an diesem gut verborgenen Ort, der Quell unseres Lebens befinde.[19] Und so ist es nicht verwunderlich, dass dort ganz in der Nähe auch die Epiphyse, die Zirbeldrüse, liegt, von der schon Descartes sagte, dass sie den Sitz unserer Seele darstelle.[20] Im vorigen Kapitel ist uns der Hypothalamus schon ein paarmal begegnet. Er ist so klein wie ein Daumennagel, aber furchtbar einflussreich. Wie eine Art Verkehrslotse sorgt er für eine gute hormonelle Gesundheit. So steuert er unser Verhalten, damit wir überleben: Er kümmert sich (über Hunger-, Durst-

und Sättigungsreize) darum, dass wir genügend essen und trinken, um über ausreichend Energie zu verfügen, dass wir uns bei Gefahr wehren oder flüchten (indem der Körper auf eine Aktion vorbereitet wird) und dass wir Sex haben, um uns fortzupflanzen. Ebenfalls regelt der Hypothalamus unsere biologische Uhr (den Tag-Nacht-Rhythmus) und unsere Körpertemperatur.

Es fällt auf, dass die Körperfunktionen, die der Hypothalamus regelt, im Alter oft durcheinandergeraten. Das hat Wissenschaftler dazu gebracht, sich zu fragen, ob der Hypothalamus neben dem 24-Stunden-Rhythmus auch das Timing der Lebensphasen beeinflusst, wie eine Schatztruhe, gefüllt mit Lebensenergie. Cushing schien recht gehabt zu haben, denn jetzt, knapp hundert Jahre nach seiner Eingebung, präsentieren Forscher Beweise, die auffallend gut dazu passen, dass der Hypothalamus eine prominente Rolle beim Einsetzen der Alterungsprozesse im Körper spielt.

Die »Juwelen« aus der Schatztruhe (der »Quell« laut Cushing) könnten womöglich unsere Stammzellen sein: spezielle Basiszellen, die in der Lage sind, sich zu fast jedem Zelltyp weiterzuentwickeln, aus denen unser Körper besteht: Haut, Blut, Muskeln, Gehirn. Es war schon länger bekannt, dass das Knochenmark Stammzellen enthält, doch jetzt zeigen Untersuchungen, dass auch der Hypothalamus einen Vorrat davon besitzt. Die Stammzellen im Hypothalamus scheinen, zumindest bei Mäusen, der Schlüssel zur Verursachung der Alterung zu sein, denn im Hypothalamus zwei Jahre alter Mäuse (was einem siebzig- bis achtzigjährigen Menschen entspricht) ist keine Stammzelle mehr zu finden. Eine zusätzliche Dosis kann die Lebensdauer um (umgerechnet) gut elf Menschenjahre verlängern.[21]

Das alles hat mit Zellteilung zu tun. Unsere Körperzellen werden am laufenden Band aufgefrischt, eine Art kontinuierliche Wartungstätigkeit, bei der verschlissene Teile ersetzt werden. So hält der

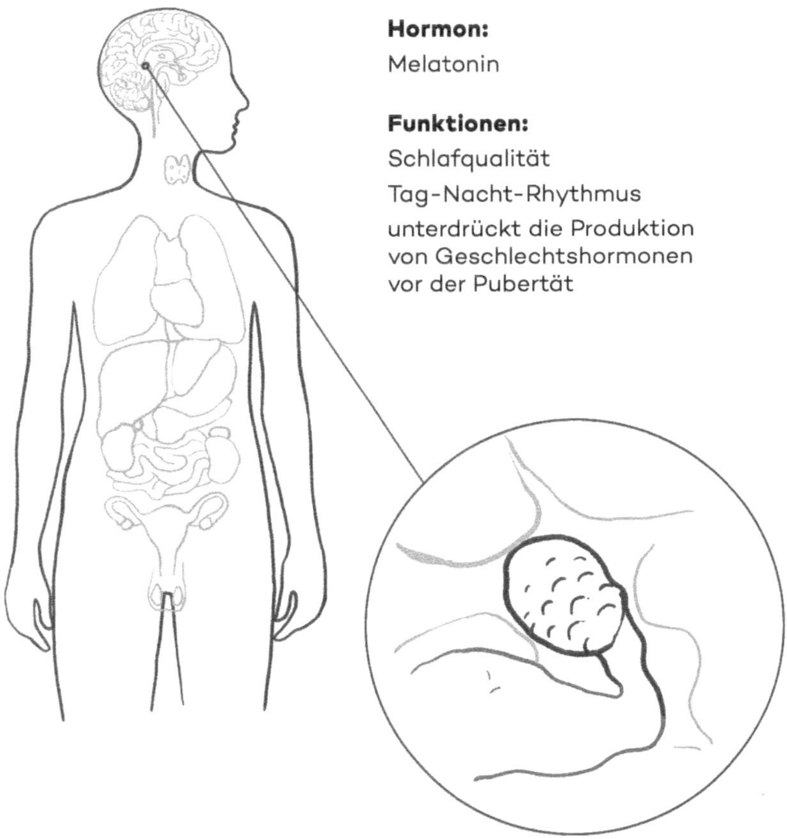

ZIRBELDRÜSE
(Epiphyse)

Hormon:
Melatonin

Funktionen:
Schlafqualität
Tag-Nacht-Rhythmus
unterdrückt die Produktion von Geschlechtshormonen vor der Pubertät

Körper das Gewebe gesund. Überalterte und beschädigte Zellen werden vom Immunsystem weggeräumt, und gesunde Zellen teilen sich anschließend, um die volle Stärke wiederherzustellen. Die Zellen mancher Organe müssen schneller ersetzt werden als andere, doch im Allgemeinen wird durch diesen Vorgang beim Menschen etwa alle sieben bis zehn Jahre ein Großteil seines Körpers (darunter das gesamte Fettgewebe) ausgetauscht.[22]

Ist man jung, findet eine kontinuierliche Zellerneuerung statt, und dieser Prozess gewinnt umso mehr an Bedeutung, je älter man wird. Stammzellen befinden sich in Organen unseres gesamten Körpers, in der Haut, im Gehirn, in der Leber, im Blut und vor allem im Knochenmark. Sie sorgen für den Erneuerungsimpuls und können beispielsweise einen Großteil der Leber erneut wachsen lassen. Der Vorrat scheint vielleicht unendlich zu sein – eine Stammzelle kann auch neue Stammzellen hervorbringen –, ist es aber nicht. Denn auch wenn eine stete Substitution von Stammzellen bei Altersleiden äußerst wünschenswert ist, lassen leider auch beim Wartungsteam der Stammzellen die Kräfte nach. Und das könnte den Anfang vom Ende unserer Existenz bedeuten.

Stammzellen, Hormone und der Prozess des Alterns

Wenn man älter wird, nimmt also der Vorrat an Stammzellen ab, und mit dem Schicksal der Stammzellen im Hypothalamus verhält es sich nicht viel anders. Je kleiner der Vorrat, desto mehr nähert man sich seinem Ende – würde man denken. Die oben angeführte Mäusestudie hat jedoch gezeigt, dass die Substitution von Stammzellen auf irgendeine Weise das körperliche Altern aufhält. Dabei scheint es einen Zusammenhang mit Hormonen zu geben. Denn diese Stammzellen haben ihren Sitz vor allem an den Stellen im Hypothalamus, die an der Hormonproduktion beteiligt sind, mit der unsere biologische Uhr reguliert wird. Das lässt vermuten, dass hormonelle Faktoren einen Einfluss aufs Altern haben können, und umgekehrt: dass das Altern hormonelle Anpassungen in Gang setzt.

Auch das wurde an Mäusen untersucht. Dieselben Forscher stellten fest, dass die winzig kleine Hirnanhangdrüse dem Körper über sogenannte Signalmoleküle den Beginn des Alterungsprozesses mitteilt. Mittels dieser Botenstoffe beeinflusst die »Lebensuhr« die biologischen Rhythmen bestimmter Organe. Einer dieser Signalstoffe ist uns schon einmal begegnet: das GnRH (Gonadotropin-Releasing-Hormon), produziert vom Hypothalamus selbst (siehe Kapitel 1). Die klassische Funktion dieses Hormons besteht darin, die Geschlechtsorgane dazu zu bringen, Sexualhormone zu erzeugen. Ein schwindender Vorrat Stammzellen geht jedoch mit einer verminderten Freisetzung von GnRH einher, da es mit zunehmendem Alter zu einer Abnahme dieses Hormons kommt.[23] Mäuse mit einem angehobenen GnRH-Niveau verloren nicht nur weniger Gehirnzellen und wiesen bessere kognitive Leistungen auf, sie blieben auch auf anderen Gebieten – wie Muskelkraft, Knochenmasse und Bindegewebe – jung. Ebenfalls sorgte die Verjüngungsstrategie bei diesen Mäusen für einen Anstieg der Geschlechtshormonwerte. Das könnte erklären, weshalb wir beschleunigt altern, sobald unsere Fruchtbarkeit zum Stillstand kommt.

GnRH ist jedoch nicht der einzige Botenstoff, der vom Hypothalamus erzeugt wird. Auch die Stammzellen selbst produzieren bestimmte Signalproteine, die das Ganze im Gleichgewicht halten: Eine kleinere Menge an Stammzellen resultiert aber auch in weniger Signalproteinen, mit der Folge, dass sich das Altern im gesamten Körper abspielt.[24] Das kann im weiteren Verlauf dann zu den oben genannten Veränderungen in den täglichen Niveauständen der Hormone führen.

Das biologische Alter

Sprechen wir über das Altern, geht es meist um das Lebensalter einer Person, das heißt die Zeit, die seit der Geburt vergangen ist. Diese Zahl stimmt jedoch nicht immer mit dem *biologischen* Alter überein, das angibt, ob jemand gesund altert. So können zwei über Achtzigjährige ein vergleichbares kalendarisches Alter haben, sich jedoch im Hinblick auf ihre Fitness (und damit ihre Lebenserwartung) stark voneinander unterscheiden.[25] Mit dem Ruf »*Je echte leeftijd*«, »Dein wirkliches Alter«, wurde dieser Unterschied über Fernsehspots und -sendungen oder auch Bücher vor ein paar Jahren an den Niederländer beziehungsweise die Niederländerin gebracht. Auf speziellen Websites konnte man mithilfe eines Fragebogens ausrechnen, wie weit das eigene Lebens- und das biologische Alter auseinanderklaffen.[26] Die Angaben zur Lebensweise (Bewegung, Nahrung, Rauch- und Trinkgewohnheiten) sowie zu Stressfaktoren und zum Körpergewicht führten dann zu einem Ergebnis, das entweder positiv (ein niedrigeres biologisches Alter im Vergleich zum Lebensalter), übereinstimmend oder negativ ausfiel. Dazu gab es gut gemeinte Ratschläge. Obwohl diese Parameter einen Eindruck vom Gesundheits*verhalten* geben können, ist die körperliche Fitness mit einem solchen Fragebogen allerdings nicht wirklich genau zu bestimmen.

Wie soll man das biologische Alter einer Person denn dann ermitteln? Aktuell benutzen wir dafür messbare Indikatoren wie die Stärke der Augenlinse und die Greifkraft der Hand, die das biologische Alter gut widerspiegeln.[27] Doch die Suche nach objektiven biologischen Werten (sogenannten Biomarkern), um die Fitness einzuschätzen, ist nicht leicht. Schon seit den sechziger Jahren suchen Wissenschaftler nach den Puzzleteilen, mit denen sich das biologische Alter eines Menschen bestimmen lässt. Dazu werden auch Hormone untersucht, etwa das DHEA, das im vorangegangenen Kapitel bereits im Zusammenhang mit den so fit alternden japanischen Senioren in Okinawa zu Sprache kam.[28] Dieses Nebennierenhormon, auch »die Mutter aller Hormone« genannt, weil es im Körper in Sexualhormone umgewandelt werden kann, hat lange im Zentrum des Interesses gestanden, weil die Forscher glaubten, dass höhere Konzentrationen im Blut möglicherweise mit einer guten Gesundheit in höherem Alter zusammenhingen. Doch leider zeigten Behandlungen mit dem Hormon keine günstigen Resultate.[29]

Hilfe für das Sandmännchen

Die Bedeutung, die Schlaf, Ernährung und Bewegung für den gesunden Körper haben, wurde bereits in Kapitel 3 im Zusammenhang mit der hormonellen Gesundheit des Pubertierenden beschrieben. Nicht ganz zufällig gelten diese Faktoren auch für den betagten Mitmenschen im letzten Abschnitt seines Lebens. Im hormonellen Verkehr herrscht nachts, wie gesagt, Hochbetrieb. Vor allem in der Tiefschlafphase wird viel Wachstumshormon ans Blut abgegeben. Ebenso wie bei Pubertierenden mangelt es älteren Menschen an einer guten Schlafqualität, die für die Regeneration und den Aufbau von Muskel- und Knochengewebe erforderlich ist. Doch die biologische Uhr tickt bei den Senioren anders, weil sie einen weniger effizienten (kürzeren und leichteren) Schlaf mit weniger tiefen Delta-Wellen-Schlafphasen haben.[30] Bei älteren Menschen funktioniert auch die Nervenbahn zwischen der Netzhaut und dem Hypothalamus (sprich: der Tractus retinohypothalamicus), deren Aufgabe es ist, die Melatoninausschüttung in der Epiphyse zu regeln, weniger gut, sodass der Tag-Nacht-Rhythmus weiter gestört wird.[31] Dadurch gerät beim älteren Menschen auch das Produktions- und Freisetzungsmuster des Schlafhormons Melatonin durcheinander.[32] Ebenso übrigens wie bei Blinden, die ihr ganzes Leben von einem gestörten Tag-Nacht-Rhythmus geplagt zu werden scheinen, weil die Nervenbahn nicht mehr funktioniert.[33]

Eine große niederländische Schlafstudie, durchgeführt unter anderem von Eus van Someren, Professor für Neurophysiologie an der Vrije Universiteit Amsterdam, ergab, dass Ältere zudem vor allem unter Insomnie leiden, also nicht einschlafen können.[34] Möchte man jedoch hundert Jahre alt werden, ist es, wie Untersuchungen zeigen, wichtig, eine Nachtruhe von mindestens acht Stunden einzuhalten – ein Mittagsschläfchen ist da sicher keine Lösung.[35] So ein günstiges Schlafmuster ist allerdings bei den meisten Älteren nicht (mehr) zu finden, und gerade ein gestörter Schlaf-wach-Rhythmus hat, wie beim Pubertierenden, unmittelbaren Einfluss auf die (ohnehin schon angegriffene) Produktion von Wachstums- und Stresshormonen. Das resultiert letztendlich in erhöhten Cholesterin- und Blutzuckerwerten, wodurch das regenerative Vermögen des Körpers weiter abnimmt.

Dennoch scheint es für schlecht schlafende Senioren einen Hoffnungsstreif am Horizont zu geben, denn tägliche Melatoningaben in Form niedrigdosierter Tabletten scheinen einen kleinen Effekt zu haben.[36] Sehr viel effektiver als die Medikation ist jedoch ein gesunder Lebensstil, auch für Ältere: also nicht zu viel sitzen, sondern sich schön bewegen, im Freien und bei Sonnenlicht. Das ist gut für die Melatoninproduktion und führt zu einer besseren Schlafqualität.[37] Empfohlen wird auch, eine Stunde vor dem Zubettgehen das blaue Licht des Smartphone-Displays zu meiden[38] und üppige Mahlzeiten mit Speis und Trank vor allem auf die Nachmittagsstunden zu verlegen.[39] Kurzum, auch für Ältere gilt, dass man dem Sandmännchen durch einen gesunden Lifestyle unter die Arme greifen muss.

Körperliche Betätigung regt auf natürliche Weise die Produktion und Freisetzung von Hormonen wie Melatonin,[40] aber vor allem auch des Wachstumshormons an.[41] Wenn man älter wird, nehmen die Niveaus der muskelaufbauenden (anabolen) Hormone wie Testosteron und des Wachstumshormons ab. Körperliche Betätigung kann bei Älteren die hormonellen Niveaus steigen lassen. Mehr Muskelmasse vermindert auch das Risiko zu stürzen und führt (wie bei meinem Patienten Ludo) zudem zu einem günstigen Stoffwechsel.[42] Im Schnitt hat ein Achtzigjähriger im Laufe seines Lebens bereits ungefähr die Hälfte seiner aufgebauten Muskelmasse verloren.[43] Je größer der Verlust an Muskelmasse, desto höher ist die Wahrscheinlichkeit für Alterserkrankungen sowie das Sterberisiko.[44] Daher wird es mit zunehmendem Alter immer wichtiger, regelmäßig Ausdauer- und Kraftsport zu treiben. Mehr noch, eine aktuelle kanadische Studie zeigt, dass allein das kalendarische Lebensalter kaum etwas über das Risiko auf Alterserkrankungen und Versterben aussagt, die Muskelmasse dagegen schon.[45] Es geht also um das biologische Alter und darum, wie alt man sich tatsächlich fühlt.

Fauja Singh – auch als der »Sikh Superman« bekannt, ein Brite indischer Abstammung – ist das Superlativ von Ludo. Als ältester Marathonläufer der Welt, der erst 2013, im Alter von 102 Jahren seine Laufkarriere beendete, beweist er, dass das kalendarische Lebensalter nichts über das biologische Alter aussagt.[46] Und obwohl er ein extremes Beispiel für einen gesunden Senior ist, zeigt sein Alter doch, dass regelmäßige sportliche Betätigung der Schlüssel zu gesundem Altern ist. Dasselbe gilt für die hochbetagten Alten im Dokumentarfilm *Herbstgold*, die täglich für eine Medaille bei der Leichtathletik-Weltmeisterschaft der Senioren trainieren.[47] Denn trotz der Tatsache, dass basale Werte sowohl beim Testosteron als auch beim Wachstumshormon im Laufe der Jahre abnehmen, zeigen Untersuchungen, dass regelmäßiger Sport bei Männern über achtzig noch immer zu einem günstigen Anstieg des Wachstumshormons führt. Bei Frauen ist dieser Effekt weniger gut erforscht, doch wir können sicher behaupten, dass auch bei ihnen eine tägliche dreißigminütige sportliche Betätigung effektiv ist, um der Abnahme der Muskel- und Knochenqualität vorzubeugen (ergänzt um eine halbe Stunde Denksport wie etwa das Lösen von Kreuzworträtseln).[48]

Über Menschen und ihren Geruch

Das Einzige, worüber Ludo klagt, ist, dass ihn sein Umfeld wissen lasse, dass er nach seiner sportlichen Betätigung nicht besonders angenehm rieche. »Können Sie dagegen nicht etwas unternehmen, Doktor?«

Der Geruch sagt etwas darüber aus, wie gesund beziehungsweise krank ein Körper ist – unsere Nase kann uns darauf aufmerksam machen. So kennen wir alle sicherlich jemanden, der immer ein wenig nach Moschus riecht, während andere eher der Duft ranziger Butter umgibt. Doch auch in der Medizin benutzen wir fast täglich unsere Nase: Jeder Arzt weiß um den scharfen Geruch im Atem eines leberkranken Patienten in der letzten Krankheitsphase. Und welcher Mediziner kennt nicht den penetranten Geruch, der zu einer beginnenden Harnwegsinfektion gehört, oder auch den süßlichen Uringeruch, mit dem Ärzte früher die Hormonkrankheit Diabetes mellitus feststellen konnten (ohne dass sie dafür im Weiteren allerdings eine Behandlung hatten)? Ich selbst benutze meine Nase vor allem in der Fußwundenambulanz, wenn ich auf der Basis eines eklig-süßen Geruchs zu erraten versuche, zu welcher bakteriellen Infektion eine Wunde passen könnte (auch wenn mir die Bakterienkultur natürlich erst nach ein paar Tagen die definitive Antwort gibt).

Auch im täglichen Leben faszinieren uns Gerüche. Schon Aristoteles versuchte festzustellen, weshalb wir unter unseren Achseln schwitzen. Seine Antwort: Weil es an der Stelle des Körpers kaum Belüftung und Abkühlung gibt. Und warum fängt unser Körper nicht an zu stinken, wenn wir etwas essen, das eklig riecht? Dem griechischen Philosophen zufolge wird, sobald man etwas Übelriechendes hinunterschluckt, dessen Geruch durch den eigenen ersetzt!

Neben den Pheromonen sondern wir über den Kot, den Atem, den Urin, das Blut, den Speichel, die Vaginalflüssigkeiten und natürlich unsere Haut Gerüche ab. In der Haut haben wir nämlich zwei Typen von Drüsen, die Flüssigkeit ausscheiden: exokrine Drüsen für die wässerige Schweißlösung aus der Haut und holokrine Drüsen in den Haarfollikeln für die Talgausscheidung. Und es ist vor allem diese letztgenannte Drüse, die uns einen üblen Geruch besorgt. Das geschieht im Zusammenspiel mit Hautbakterien und UV-Sonnenlicht. Denn riechen die frisch hergestellten Hautfette (Lipide) noch herrlich nach süßer Zitrone, ändert sich das nach dem Kontakt mit Luft und Sonnenlicht, und wir nehmen einen scharfen, durchdringenden, moschusartigen Geruch wahr. Außerdem unterscheidet sich die Art der Talgabsonderung bei Menschen europäischer und afrikanischer Herkunft von denen bei Asiaten. So produzieren die apokrinen Schweißdrüsen bei Afrikanern und Europäern einen klebrigen Hauttalg, der einen käsigen Körpergeruch erzeugt, während Asiaten diese Transporter nicht haben und dadurch einen trockenen, bröckeligen Hauttalg produzieren.[49] Unsere Geschlechtshormone haben über diese Transporter ebenfalls Einfluss auf unsere Hauttalgproduktion.[50]

Unsere Ernährung und unser Darmmikrobiom (siehe Kapitel 6) bestimmen, wie unser Kot riecht: eklig-süß oder sauer, wenn wir viele Milchprodukte gegessen haben, und ammoniak- oder schwefelähnlich nach dem Verzehr von Eiweißen und Kohl. Die Frage ist, ob die Ernährung auch Einfluss auf den Geruch hat, den unsere Haut abgibt. Denn die abgebauten Substanzen bleiben natürlich nicht nur in unserem Kot zurück, sondern schwirren durch unseren ganzen Körper und können dort sowohl angenehme als auch unangenehme Geruchseffekte erzeugen, wie Studien zeigen. So spürten sowohl Mütter, die frisch entbunden hatten, als auch Frauen, die noch kein Kind bekommen hatten, einen angenehmen Effekt beim Geruch eines gestillten Babys. Auf Gehirnscans war deutlich zu erkennen, dass ihr (dopaminerges, das heißt auf Dopamin reagierendes) Belohnungssystem aktiviert wurde.[51] Und umgekehrt galt, dass Mütter mit mehr Cortisol (Stresshormonen) im Speichel – die also mehr »eingeschaltet« sind –, den Geruch ihres eigenen Babys besser erkennen können und dadurch anschließend ruhiger werden.[52] Das ist übrigens auch bei Männern der Fall, wie ich aus eigener Erfahrung weiß. Als mein Sohn monatelang wegen seiner Krebsbehandlung im Krankenhaus lag, habe ich häufig »Geruchstrost« gesucht, indem ich zu Hause kurz an seinen Pyjamas schnüffelte, um so das stressige Gefühl loswerden zu können.

TMAO (Trimethylaminoxid) ist einer der bekanntesten Duftstoffe aus unserem Kot und kann uns etwas über unsere Gesundheit als Erwachsene verraten. Dieser Stoff riecht nach verfaultem Fisch und wird von unserem Darmmikrobiom aus Eiweißen freigesetzt.[53] Der Geruch ist ein wichtiger Indikator sowohl für Herz- und Gefäßkrankheiten als auch für Nierenschäden. Aus Stuhltransplantationsstudien wissen wir, dass auch Kresole (die nach Pferdestall riechen) ein Signal für diese Erkrankungen sein können und wir ebenfalls gewarnt sein sollten, wenn Blutwerte eine niedrigere Anwesenheit von Butter- und Essigsäure aufweisen.[54,55] Denn Butter- und Essigsäure haben einen günstigen Effekt auf unsere Nahrungsaufnahme, den Energiehaushalt und das Immunsystem.[56] Und wer kennt nicht den fauligen Atem, den man nach einem ausgedehnten Zug durch die Kneipen am Morgen danach verströmt – er sagt eine ganze Menge darüber aus, wie es in dem Moment um den Metabolismus des Körpers bestellt ist … Derzeit befindet sich sogar eine medizinische Technologie in Entwicklung, eine Art elektronische »Nase«, mit der sich über die Gerüche in der ausgeatmeten Luft Krebserkrankungen sowie Magen-Darm- und Lungenkrankheiten in einem frühen Stadium feststellen lassen.[57]

Doch zurück zu Ludo und der Besorgnis über seinen üblen Körpergeruch. In der Tat ist es so, dass Ältere einen anderen Körpergeruch haben als jüngere Menschen.[58] So riechen ältere Amerikaner offenbar nach würzigem Bienenwachs und ältere Japaner nach Gurke.[59] In beiden Fällen finden Jüngere den Geruch älterer Menschen weniger angenehm als den eigenen, der wiederum an Butter erinnert.[60] Die Japaner bezeichnen den Körpergeruch alter Menschen als *kareishu*, was so viel wie »Altmännergeruch« heißt, wie es Harold McGee so herrlich in seinem Buch *Duftreich* beschreibt.[61]

Nun höre ich Sie sagen: Habe ich dazu nicht vorher schon was gelesen? Und tatsächlich, diese Duftstoffe könnten sehr gut Pheromone sein, die uns etwas über das Alter und die Intention einer Person in unserer Nähe erzählen, noch bevor wir mit ihr gesprochen haben. So sind wir in der Lage, auf der Grundlage von Körpergerüchen das Alter einer Person ziemlich zuverlässig einzuschätzen. Und so wie Pheromone können manche (von Hautbakterien produzierte) Körperduftstoffe Signale an unseren Hypothalamus senden, um die Hormonproduktion zu regulieren.[62,63]

Das Obenstehende löst zwar Ludos Problem noch nicht, macht aber deutlich, weshalb er für die Außenwelt nicht mehr so angenehm riecht. Glück im Unglück ist es dabei, dass unser Geruchsvermögen mit zunehmendem Alter immer mehr nachlässt, sodass wenigstens die betagte Person selbst immer weniger darunter leidet.[64]

Verdauung und Appetit: ein Kompliment an die Hormone

Auch im Essverhalten älterer Menschen sind die Effekte hormoneller Veränderungen zu erkennen. Viele über Achtzigjährige beginnen aufgrund ihres Alters, aber auch wegen ihrer verminderten Fitness, anders zu essen. Während Pubertierende im Vorfeld zum Erwachsensein bis zum Umfallen reinhauen können und dabei häufig kaum ein Sättigungsgefühl verspüren, senden ältere Körper demgegenüber oftmals weniger Hungersignale aus.[65] Senioren haben weniger Appetit und nehmen deshalb zwischendurch weniger häufig einen Snack ein.[66] Auch verlangen sie weniger zwanghaft nach einem bestimmten Essen, so wie manchen von uns schon beim Gedanken an eine Currywurst das Wasser im Munde zusammenläuft.[67] Das hängt vielleicht mit den veränderten Werten von Verdauungshormonen wie Cholecystokinin (CCK)[68] und dem Sättigungshormon Leptin zusammen.[69] In Kombination mit den leicht erhöhten Ghrelin-Werten führt dies dazu, dass Ältere weniger Lust zum Essen verspüren.[70]

Dass Verdauungsvorgänge bei älteren Menschen anders verlaufen, ist eine jüngste wichtige Entdeckung, da es bei dieser Gruppe häufig zu einer Unterernährung kommt und dies noch durch ein anderes Altersleiden verstärkt wird, das zu diesem Essverhalten beiträgt: einen trockenen Mund und ein gestörtes Geschmacksempfinden.[71] In allen Fällen sind diese Prozesse die Folge hormoneller Veränderungen.

Der komplexe Vorgang der Verdauung fängt im Mund an, wo die Nahrung durch den Speichel buchstäblich »vorbereitet« wird. In Kapitel 3 wurde bereits dargelegt, dass diese schleimige Masse wichtige Hormone enthält, mit denen man schmeckt, ob jemand der richtige Partner für einen sein könnte. In höherem Alter produziert man weniger Speichel, wodurch das Kauen und Hinunterschlucken schwieriger werden.[72] Doch auch das Geschmacksempfinden selbst wird über Rezeptoren auf der Zunge durch Hormone reguliert – so sorgt beispielsweise Leptin dafür, dass man weniger Appetit auf Süßes hat.[73]

Die Kombination aus einem trockenen Mund mit einem veränderten Geschmacksempfinden infolge sich ändernder Verdauungshormone hat also direkten Einfluss auf die Menge und die Qualität unserer Nahrungszufuhr und unseres Appetits. Eines der bekanntesten Beispiele hierfür ist ein »gestörtes Geschmacksempfinden« in der Schwangerschaft, wenn die werdende Mutter plötzlich ihr Lieblingsessen nicht mehr mag (siehe Kapitel 1). Wahrscheinlich handelt es sich auch bei dem gestörten Geschmacksempfinden älterer Menschen um einen evolutionären Anpassungsmechanismus, der Säugetiere instinktiv zu fester oder flüssiger Nahrung mit solchen Nährstoffen greifen lässt, die zu einem bestimmten Lebensabschnitt passen. Es ist deshalb nicht so verwunderlich, dass kleine Kinder nicht besonders wild auf Großmutters viel zu salzige Eintöpfe sind, wobei das viele Salz bei Oma für einen höheren Blutdruck sorgt, was wiederum ihr Risiko senkt, zu stürzen oder ohnmächtig zu werden.[74]

Ältere Menschen, die ihr Geschmacksempfinden (teilweise) verlieren, können sowohl unter- als auch übergewichtig werden. Isst man weniger oder ernährt man sich sehr einseitig, weil man bestimmte Geschmacksrichtungen nicht mehr richtig wahrnimmt, droht Gewichtsverlust. Das gilt vor allem für Menschen über achtzig, die allein schon aufgrund ihres Alters über weniger Reserven verfügen und ein höheres Risiko haben, bei Gewichtsverlust zu erkranken.[75] Natürlich erhebt sich dann die Frage, ob der Hypothalamus auch hier der Antriebsmotor für die Wahrung eines gesunden Gewichts bei Senioren sein kann. Das macht aus dieser hormonellen Schaltzentrale eine interessante Zielscheibe von Anti-Aging-Strategien.

Der Hypothalamus scheint sowohl an der Freisetzung von Hormonen durch die Hormondrüsen als auch an der Qualität der Knochen- und Muskelmasse sowie am Hunger- und Geschmacksempfinden beteiligt zu sein.[76] Es erstaunt also nicht, dass Wissenschaftler aus der ganzen Welt glauben, dass es über den Hypothalamus möglich sein müsste, die persönliche Lebensuhr verschiedener Organe neu einzustellen, und sogar versuchen, das biologische Alter zurückzudrehen, indem sie Blut von jungen Tieren auf alte Tiere übertragen.[77] Offenbar enthält das Blut junger Tiere Stoffe, die der Alterung entgegenwirken. Leider wissen wir beim Menschen immer noch nicht, um welche Stoffe es sich dabei handeln könnte. Auf der Suche nach einem Lebenselixier dürften Bluttransfusionen daher auch nicht als eine wirkliche Option infrage kommen. So viel zum modernen Dracula-Mythos.

Großreinemachen

Warum sollte nicht jeder, der es sich leisten kann, Geld in die Forschung nach der ewigen Jugend stecken wollen? Für den Amazon-Multimilliardär Jeff Bezos war es zumindest keine Frage, er hat bereits Millionen Dollar in ein Start-up-Unternehmen namens Unity Biotechnology investiert, das sich mit der Entwicklung von Medikamenten beschäftigt, die das Altern aufhalten.[78] Höchstwahrscheinlich sind es finanzielle Triebfedern, die ihn leiten, oder es hat mit seiner ewigen Konkurrenz gegen die Gründer von Google zu tun, die 2013 Calico ins Leben gerufen haben, ein Unternehmen, das dasselbe Ziel verfolgt.[79] Doch angesichts der jüngsten Raumfahrteskapaden von Bezos kann es auch gut sein, dass er sein Scherflein zur eigenen Unsterblichkeit beitragen möchte.[80] Denn wollen wir, wie die unsterbliche Qualle, unsere gesamte biologische Altersuhr zurückdrehen, scheint es ratsam, nicht nur eine Reihe von Hormonwerten aufzupolieren, sondern vor allem dem natürlichen Verfall der oben bereits erwähnten Stammzellen entgegenzuwirken.

Einer der körperlichen Vorgänge, die den Vorrat an Stammzellen rasch schwinden lassen, ist die Bildung sogenannter Zombiezellen. Dazu müssen wir noch einmal kurz zurück zur Zellteilung. Diese lässt sich nicht bis in alle Ewigkeit fortsetzen. Es gibt hinsichtlich der Anzahl an Zellteilungen ein Limit, bis zu dem hin sie ohne Beschädigung unserer DNA stattfinden kann. Die Chromosomen unserer DNA haben nämlich beschützende Enden – Telomere –, die bei jeder Teilung ein Stückchen kürzer werden. Von dem Moment an, in dem diese Telomere zu kurz sind, um noch eine Zellteilung zu gestatten, ohne dass wichtige DNA-Informationen verloren gehen, befindet sich eine Zelle in einer Art Zombie-Modus: Eine Teilung ist nicht mehr möglich, doch die »Selbstvernichtung« bleibt aus.[81]

Diese Zombiezellen sind unsere Alterszellen. Sie befinden sich überall in unserem Körper, in allen Geweben tauchen sie früher oder später auf. Sie lassen unsere Haut faltig werden und machen unsere Organe weniger fit. Und so inaktiv das Wort »Zombie« auch klingen mag, auf einem Gebiet bleiben diese Zellen leider sehr aktiv: beim Produzieren von Entzündungen. Je mehr sich solche Zellen ansammeln, desto leichter kommt es in unserem Körper zu einer chronischen Entzündungsreaktion, auch im Hypothalamus.[82] Stammzellen sind sehr anfällig für eine solche inflammatorische Umgebung, wodurch sie in raschem Tempo verschwinden können. Die Regeneration des Organs bleibt dann aus, und wir bauen zusehends ab.

In der Forschung auf dem Gebiet der Verlängerung des Lebens beim Menschen wird mit Medikamenten experimentiert, die die Zombiezellen selektiv beseitigen. Das lässt sich mit einem großen Frühjahrsputz vergleichen. Diese sich noch im Experimentierstadium befindenden Mittel werden Senolytika genannt, wörtlich »der

Abbruch des Alterns«. Einer der Pioniere auf dem Gebiet ist der niederländische Zellbiologe Jan van Deursen, der erstmals 2011, gemeinsam mit seinem US-amerikanischen Forschungsteam, Mäusen ein Senolytikum verabreichte.[83] Das Mittel befreite die Tiere von ihren Alterszellen und den damit verbundenen Leiden, indem es die Anzahl der Zombiezellen um ungefähr 30 Prozent verringerte. Als hübscher Nebeneffekt verbesserten sich die Knochenqualität und der Hormonhaushalt dieser glücklichen Mäuse in gleichem Maße. Der Ansatz beruhte auf einem früheren Experiment, das denselben Aufräumeffekt in Fettzellen hatte.[84] Dabei stellte sich heraus, dass es einen speziellen Botenstoff gibt, der sowohl unseren Stoffwechsel als auch unsere Lebensdauer beeinflusst: das menschliche Wachstumshormon. Dass unser Wachstumshormon ein wichtiger Akteur in unserem Stoffwechsel und damit bei der Fetteinlagerung ist, war uns bereits aus den Vorgängen in der Pubertät bekannt. Doch das Hormon wird nun auch immer öfter mit einer längeren und vor allem gesunden Lebensdauer in Verbindung gebracht.

Solche Ergebnisse brachten Aubrey de Grey dazu, über das ewige Leben durch hormonelle Interventionen nachzusinnen.[85] Einige wenige, wie etwa der US-amerikanische Immobilienmillionär Darren Moore, wollen jedoch nicht auf die Ergebnisse der zu Amazon und Google gehörenden Unternehmen warten, sondern bieten sich bereits jetzt als menschliches Versuchskaninchen an: Moore injiziert sich reichlich FOXO1, die Substanz, die möglicherweise bei der Qualle für ihre Unsterblichkeit sorgt, und nimmt täglich Senolytika zu sich.[86] Er hofft, dass der Alterungsprozess zum Stillstand kommt, oder besser noch, dass sich sein biologisches Alter verjüngt, sagt er selbst …

Doch Wissenschaftler wie van Deursen warnen vor einer allzu rosigen Interpretation der aktuellen Faktenlage.[87] Senolytika sind zwar vielversprechende Medikamente, um unseren hormonellen Haushalt in Schuss zu halten, aber sie sind bisher vorwiegend an

Mäusen getestet worden. Ob sie auch bei Menschen wirksam sind, ist nicht bewiesen. Senolytika vorschnell Menschen zu verabreichen könnte bei ihnen zu Gesundheitsproblemen führen.

Es existiert also noch keine hormonelle Wunderpille gegen unseren gefürchteten zellulären Niedergang. Doch solange es Leben gibt, gibt es auch Hoffnung. Und unter dem Motto »Vorbeugen ist besser als heilen« bietet sich vielleicht noch eine andere Möglichkeit, um Hormone gegen das Altern einzusetzen.

Die erste unsterbliche Frau

Henrietta Lacks wurde 1920 im US-Bundesstaat Virginia geboren, wo sie als Tabakarbeiterin tätig war. Im Alter von einunddreißig Jahren begab sie sich mit heftigen Bauchschmerzen ins Johns-Hopkins-Krankenhaus in Baltimore. Dort wurde bei ihr metastasierter Gebärmutterhalskrebs diagnostiziert, an dem sie einige Zeit später starb. Technisch gesehen lebt Henrietta Lacks allerdings noch immer, und das nicht nur im Buch von Rebecca Skloot.[88]

Ohne dass sie davon wusste, hatten ihr die behandelnden Ärzte während ihres Krankenhausaufenthalts Tumorzellen für die Untersuchung auf mögliche Behandlungen entnommen – etwas, das bei den heute geltenden medizinisch-ethischen Regeln nicht mehr gestattet wäre. Oft ist menschliches Material nur begrenzt haltbar, doch Henriettas Zellen, inzwischen besser bekannt als HeLa-Zellen, überlebten ungewöhnlich lange. Mehr noch, sie wollten einfach nicht sterben. Die wundersame Unsterblichkeit ihrer Zellen ermöglichte eine Arzneimittelforschung in großem Stil: Ich selbst habe im Laboratorium in San Diego noch damit gearbeitet, sie wachsen tatsächlich wie verrückt! Die Forschung mit diesen Zellen führte zu wertvollen Durchbrüchen in der Medizin, etwa zu einem wirksamen Impfstoff gegen Polio und Erkenntnissen zu Krankheiten wie Aids und zu bestimmten Krebsarten. Inzwischen sind auf der

Grundlage der noch immer lebenden Zellen, deren Gesamtgewicht das von gut hundert Empire State Buildings zusammengenommen übersteigt, Zehntausende Patente vergeben worden. Kein Wunder, dass Henrietta Lacks' Familie das Unternehmen, das Millionen an den HeLa-Zellen verdient hat, sowie die Krankenhäuser, die die Zellen zu Forschungszwecken in ihren Laboratorien benutzen, verklagt hat.[89]

Weshalb die HeLa-Zellen unsterblich blieben, war lange Zeit ein Rätsel, bis ein Wissenschaftlertrio im Jahr 1984 das Enzym Telomerase entdeckte. Es erwies sich als ein Fund von vitaler Bedeutung – buchstäblich –, für den Elizabeth Blackburn, Carol Greider und Jack Szostak 2009 den Nobelpreis für Physiologie oder Medizin erhielten.[90] Telomerase ist ein Eiweiß, das von Natur aus in unseren Stammzellen vorkommt und dafür sorgt, dass deren Telomere verlängert werden, wodurch der bereits erwähnte Zombie-Modus verhindert wird und die Zelle länger überleben kann. Und zwar unendlich lange, wenn, wie bei Henrietta, das Eiweiß aktiv bleibt. Bei ihr gab es eine Mutation im genetischen Code, der auch die Nicht-Stammzellen anregte, Telomerase zu produzieren. Dadurch kam es zu einem unkontrollierten Wachstum von Gewebe, das zu Tumorbildung und Krebs führte. Henrietta starb daher zwar an dieser Krankheit, doch zugleich verlieh die genetische Anomalie ihren *Zellen* das ewige Leben.

Und das macht die Telomerase äußerst interessant für die Suche nach einem längeren Leben.[91] Unsere Telomere werden mit zunehmendem Alter nämlich nicht nur kürzer, verkürzte Telomere werden auch in Zusammenhang mit Alterserkrankungen wie Herz- und Gefäßkrankheiten, Krebs, Diabetes und verminderte Muskelkraft gebracht.[92] Würden wir einen Weg finden, die Aktivität der Telomerase zu kontrollieren – beispielsweise, indem sich die Produktion gezielt an-, aber auch wieder abschalten lässt –, könnten wir, falls es erforderlich sein sollte, unsere Zellen verjüngen. Ehre dem Wunderstoff, der das fertigbrächte, höre ich Sie sagen. Die gute Nachricht ist: Diese Stoffe hat man bereits entdeckt: Hormone. Denn während Cortisol und chronischer Stress die Telomere schrumpfen lassen,[93] hat ein höherer Gehalt an Wachstumshormon im Blut eine größere Telomerlänge zur Folge.[94] Indirekt helfen Bewegung und Schlaf also auch! Und dann gibt es da noch den Effekt der Ernährung.

Ein Geben und Nehmen

Trauben und der daraus hergestellte Rotwein, grüner Tee und nur schwer auszusprechende Nahrungsergänzungsmittel, die freie Sauerstoffradikale in unserem Körper beseitigen sollen: Das sind einige der jüngsten Ernährungsratschläge, die ein längeres und gesünderes Leben versprechen. Vor einigen Jahren gelang es dem Buch *De voedselzandloper* (auf Deutsch: *Die Ernährungs-Sanduhr*) des belgischen Arztes und Wissenschaftlers Kris Verburgh, in den Niederlanden die öffentliche Aufmerksamkeit darauf zu lenken, welchen Einfluss unsere Essgewohnheiten auf das Altern haben.[95] Verburgh plädiert darin für einen neuen Zweig in den medizinischen Spezialdisziplinen: die Nutrigerontologie, eine Kreuzung aus Geriatrie und Ernährungswissenschaft. Er ist zwar nicht der erste Arzt, der die Bedeutung einer gesunden Ernährung für eine dauerhafte Gesundheit erkennt, aber er ist einer der ersten, die die Schuld daran, dass man weniger alt wird, zu einem Teil unserem Zuckerstoffwechsel in die Schuhe schiebt.

Die großen Bösewichte in dieser Geschichte sind ihm zufolge die vielfach in unserer Ernährung vorkommenden hochkalorischen Zucker, wie zum Beispiel Fruktose, die unseren Körper altern lassen. Die wissenschaftlichen Beweise dafür sind noch immer nicht eindeutig, doch jüngste Studien zeigen, dass die hormonellen Mechanismen, die in Gang gesetzt werden, um Zucker verdauen zu können, nicht nur unsere Lebensdauer verkürzen, sondern auch dafür sorgen, dass wir eine Reihe unserer Lebensjahre in schlechterer Gesundheit verbringen.[96] So ist Fruktose bei Versuchstieren ein bekannter Störsender für ein längeres Leben.[97] Aber auch bei Menschen scheint eine Diät mit einem niedrigen Fruktosegehalt auf die alten Tage wichtig für eine gute Gesundheit zu sein, weil unsere Telomere durch die Einnahme von Fruktose verkürzt werden.[98,99] Dieser hochkalorische Zucker scheint wiederum, über die Substanz FOXO1, einen direkten Effekt auf die hormonregulierende Funktion bei Versuchstieren zu haben.[100] Schlechte Ernährung und wenig Bewegung führen zu einer Abnahme dieser Substanz in den Organen, während gute Ernährung und mehr Bewegung dafür sorgen, dass ihre Menge zunimmt.[101,102] Und das ist genau derselbe FOXO1-Mechanismus, mit dem auch die Qualle ihren Unsterblichkeitstrick in Gang setzt.[103] Großangelegte klinische Studien an alten Menschen fehlen noch. Doch das hat, wie wir bereits sahen, Immobilienmillionär Darren Moore nicht davon abhalten können, das Mittel schon mal zu nehmen.

Womöglich elf Jahre länger leben, weil gesunde (zuckerfreie) Nahrung zu einem durch das Wachstumshormon gut eingestellten Hypothalamus führt, oder 40 Prozent Lebensverlängerung durch das Schlucken bestimmter Senolytika: Das sind Zahlen, die sich sehen lassen können. Aber wenn man das schon für ein beeindruckendes Beispiel hormoneller Power hält, gibt es gute Nachrichten: Es geht *noch* besser!

Kurz vor der Jahrtausendwende veröffentlichte die Zeitschrift *Nature* die Befunde US-amerikanischer Wissenschaftler, die entdeckt hatten, dass ein Wurm, der sich noch nicht fortgepflanzt hatte, länger am Leben blieb als sein Artgenosse, der bereits Nachwuchs bekommen hatte.[104] Der Mechanismus verlief auch hier wieder über die Wachstumshormonachse. Und tatsächlich scheint das beim

Menschen ebenfalls so zu sein – auch wenn dabei vor allem die Mutter den Kürzeren zieht und weniger lange lebt,[105] wahrscheinlich aufgrund all der Energie und des körperlichen Tributs, die eine Schwangerschaft vom Körper der Mutter fordert.[106] Der Vater erreicht dagegen ein höheres Alter, nachdem ihm Töchter geboren wurden (auffallenderweise machen Söhne keinen Unterschied). Was der Grund dafür ist, bleibt Kaffeesatzleserei, aber möglicherweise sind die stereotype Rollenverteilung zwischen Mann und Frau und die chronischen Stressniveaus, die diese in der Erziehung mit sich bringen, ein kleiner Faktor.[107] Es wird nur wenige junge Menschen geben, die ihre möglichen Nachkommen von vornherein gegen ein längeres Leben eintauschen möchten. Das ist für viele ein zu hoher Preis. Nichtsdestotrotz wird das erfolgreichste Ergebnis dieser ultimativen Suche nach einem längeren Leben erzielt, indem man sowohl die Fortpflanzung als auch den Zuckermetabolismus sabotiert.[108] Bei Untersuchungen lebten Würmer mit diesem Lebensstil gut sechsmal so lange, statt zwanzig bis zu 124 Tage. Und auch bei diesem Experiment sind Wissenschaftler vorsichtig optimistisch, vergleichbare Mechanismen beim Menschen zu finden.

Und ich?

Zum Schluss bleibt die Frage: Was kann man, jenseits all der schönen Zukunftsversprechen, die uns vorgegaukelt werden, selbst tun, um gesund alt zu werden? Die Antwort ist einfacher als gedacht: Wie alt man sich fühlt, sagt etwas darüber aus, wie gesund man sich fühlt.[109] Und so schwer es sich auch im Sprechzimmer messen lässt: Ältere Menschen, die positiv im Leben stehen und/oder gläubig sind, verfügen meist über eine bessere Gesundheit und leben tatsächlich einige Jahre länger.[110]

Untersuchungen zeigen, dass positiv gestimmte über Fünfundachtzigjährige gut und gern um 10 bis 15 Prozent länger leben als ihre trübsinniger eingestellten Altersgenossen.[111] Trübsinnigkeit und ein schlechtes Gedächtnis in höherem Alter gehen mit zu niedrigen Konzentrationen männlicher und weiblicher Sexualhormone einher.[112,113] Aber Sie raten es sicher schon: Eine Behandlung mit Geschlechtshormonen lässt Trübsinn und Depressionen leider nicht wie Schnee in der Sonne schmilzen.[114,115]

Wenn Tabletten also nicht die Lösung sind, was kann man dann selbst noch tun? Täglich aufschreiben, worüber man froh und dankbar ist, und dies mehrmals laut wiederholen (positive Affirmation), ausschließlicher Umgang mit positiv eingestellten Menschen (unter Befolgung des bereits erwähnten Mottos: »Sag mir, mit wem du Umgang pflegst, und ich sage dir, wer dich ansteckt«) und ein Ziel im Leben haben (variierend von Glaubenserfahrungen bis hin zu einem Leben mit den Enkeln und für sie). So kommt man schon ein ganzes Stück weit! Achtsamkeit könnte, wie eine Studie belegt, ebenfalls zu einer langsameren Alterung unseres Körpers beitragen.[116] Kurzum, es gibt noch keine Pillen, die unsere Lebensdauer verlängern, aber es gibt immer mehr Hoffnung für den modernen und positiv eingestellten Gilgamesch.

Hier also nun »auf Arztrezept« der Rat, Ihr hormonelles Gleichgewicht schon so früh wie möglich im Leben so gut es geht durch gesunde Ernährung und viel Bewegung instand zu halten. Außerdem sollten Sie einen guten Tag-Nacht-Rhythmus bewahren. Denn an dem alten niederländischen Sprichwort »Was man in der Jugend lernt, lernt man fürs Leben« ist eben doch was dran!

Epilog

Ich hoffe, dass ich in diesem Buch meiner Faszination für die Biologie unseres hormonellen Systems Ausdruck verleihen konnte. In den letzten hundert Jahren wurden enorm viele Mysterien über die Interaktion zwischen Hormonen und Menschen bis hin zu gesellschaftlichen Fragen aufgelöst. Die Forschung zu Hormondrüsen und die Behandlung hormoneller Erkrankungen sind jedoch noch weit davon entfernt, abgeschlossen zu sein, und das ist für einen Arzt frustrierend.

Es mag zwar so aussehen, als könnten wir hormonell bedingte Krankheiten leicht aufspüren und behandeln, doch ehrlich gesagt tappen wir bei vielem noch immer im Dunkeln. So können wir die Hormonausschüttung einer Drüse bei gesunden Menschen noch immer nicht gut im Blick behalten, ganz davon zu schweigen, dass es uns bei Anomalien einer *kranken* Hormondrüse gelingen würde. Als behandelnde Ärzte und als Patienten bleibt uns lediglich ein Bluttest, der jedoch immer nur eine Momentaufnahme darstellt, um den Status einer Hormondrüse einzuschätzen. Und wenn wir dann mit einer Behandlung beginnen, machen wir dies nicht sehr viel anders als vor fünfzig Jahren. Seitdem wir Hormone künstlich herstellen können, geben wir unseren Patienten Medikamente, die man täglich einnehmen oder injizieren muss. Und obwohl diese Behandlungen oft zu einem Gleichgewicht des Hormonspiegels führen, ist es nicht so, dass wir damit die geniale Art und Weise kopieren können, in der eine Drüse in unserem Körper Hormone freisetzt.[1] Es ist, kurz gesagt, eine noch immer etwas grobe Form der Behandlung, und das ist wahrscheinlich auch der Grund, weshalb so viele Patienten ihre Beschwerden nicht loswerden.

Ich erwarte viel von der Behandlung von Diabetespatienten, bei der Insulin und Glucagon mithilfe einer kleinen Pumpe in den Körper injiziert werden. Die neueste Version dieser Insulinpumpen verfügt über einen Sensor, der den Effekt auf die Glukosewerte direkt im Blut misst. Da diese Messsonde über einen selbstlernenden Algorithmus verfügt, wird eine solche Insulinpumpe stets mehr zum Teil des Körpers eines Diabetespatienten und ahmt die Funktion seiner Bauchspeicheldrüse immer besser nach. So kann die Apparatur etwa erkennen, wie viel Insulin der Körper benötigt, um den Blutzuckerspiegel so normal wie möglich zu halten.[2] Das ist natürlich sehr viel besser, als sich viermal am Tag Insulin zu spritzen. Wie schön wäre es, wenn es derart intelligente Apparaturen auch für Menschen mit einer trägen Schilddrüse oder einer defekten Nebenniere oder wenn es sie für die Wachstumshormonproduktion geben würde!

Meines Erachtens gibt es daher in den nächsten zehn Jahren viel zu tun. Wie hormonelle Erkrankungen wirklich entstehen und welche Zusammenhänge es zwischen Erblichkeit, der Umwelt und dem Darmmikrobiom gibt, ist noch immer schwer zu bestimmen, geschweige denn, dass wir überhaupt einen zuverlässigen Test hätten, der die richtigen Personen in unserer Bevölkerung identifizieren könnte, die das Risiko in sich tragen, bestimmte Krankheiten zu entwickeln. Ziel muss es sein, diesen Menschen eine Behandlung zu bieten, die ihr Leiden lindern oder besser noch bekämpfen kann. Ob das gelingt, muss die Zukunft erweisen – es wird auf jeden Fall sehr spannend.

Das Schreiben dieses Buchs war ein Prozess von Blut, Schweiß und Tränen. Ich habe unterschätzt, wie viel Zeit es kostet, meine Gedanken dem Papier anzuvertrauen. Vor allem weil wir als Wissenschaftler darauf trainiert werden, Forschungsergebnisse kurz und knapp zu präsentieren, musste ich bei diesem Buch gerade den umgekehrten Weg beschreiten und lernen, wie ich meine Botschaft erzählend aufschreiben konnte. Ein lehrreicher Prozess, auch weil ich immer wieder zu der ernüchternden Schlussfolgerung zurückkehrte, wie wenig wir eigentlich noch über die Ursachen unserer Krankheiten wissen.

Wir leben im Zusammenklang mit der Welt um uns herum. Es ist faszinierend zu sehen, dass schon die Menschen im Altertum dies erkannt und sich inspiriert gefühlt haben, immer wieder nach neuen Behandlungsmethoden zu suchen, die das Leiden des Mitmenschen lindern. In dem Eid, den jeder Arzt zum Abschluss seines Studiums ablegen muss, heißt es schließlich, dass man »das eigene medizinische Wissen und das anderer mehren« werde.[3] Ich hoffe, dass mein Buch dazu beigetragen hat.

Dank

Meinem Vater und Diederik van Geel, Hausärzte in Brunssum, wo ich als Kind aufgewachsen bin: Ihr wart beide auf eure jeweils eigene Weise ein Vorbild dafür, wie ich momentan als Arzt arbeite.

Lieber Papa, als Hausarzt warst du ein echter Menschendoktor. Ich durfte als Junge mit dir mit, wenn wir auf Hausbesuch zu alten Bauernhöfen fuhren, auf denen die Bewohner manchmal nur Limburger Dialekt oder Deutsch sprachen. Dort habe ich gesehen, mit wie viel Ruhe und ohne Apparate du deine Diagnosen stelltest und die Patienten behandelt hast.

Diederik †, als Vater von Roderik hast du mir beigebracht, dass man die Dinge unabhängig und manchmal etwas sachlicher betrachten muss, und wie schön es ist, mit Worten und Sprache zu spielen. Es ist schade, dass du nicht mehr da bist, um die Veröffentlichung dieses Buchs erleben zu können.

Liebe Mama, danke, dass du mir all deine Erfahrungen in der Pflege Ende der sechziger Jahre vermittelt hast, von denen du an unserem Esstisch so genüsslich erzählen konntest (wie du arroganten Ärzten eine Lektion erteilt hast). Deine Geschichten haben mich gelehrt, dass ich Menschen stets mit Liebe und Respekt behandeln muss, sie aber auch an ihre Verantwortung erinnern darf.

Liebe Schwestern Ilse und Sabine samt euren Partnern Gijsjan und Joeri: Ich danke euch für eure menschliche Wärme und dafür, dass ich mich bei euch stets behaglich fühlen kann.

Utrecht hat mir neben dem Arztdiplom drei Dinge gebracht: Freundschaften fürs Leben, die Liebe meines Lebens und meine Schwiegerfamilie Speelman, die mir dabei geholfen hat, mein Wissen über die Bibel zu erweitern.

Frau Nolet, meine Griechisch- und Lateinlehrerin: Sie rieten mir schon in der Mittelstufe, dass ich nach der Schule lieber eine geistes- statt einer naturwissenschaftlichen Richtung einschlagen sollte. Es wurde dann doch ein komplettes naturwissenschaftliches Paket, doch ich hoffe, dass ich mit diesem Buch meine Studienpunkte für die sprachliche Seite meiner Ausbildung erbracht habe.

Lieber Paul Bouter, vor zweiundzwanzig Jahren saß ich als Arzt im praktischen Jahr auf einem Hocker neben dir und hospitierte bei dir in einer deiner Sprechstunden. Meine Faszination für Endokrinologie und Diabetes ist in ’s-Hertogenbosch entstanden.

Liebe Marije und Huib de Goeij, gemeinsam haben wir uns 2011 wegen der Behandlung von Matthias und Faas monatelang auf der Kinderonkologie-Station des Amsterdam UMC aufgehalten. Wir haben Freud und Leid miteinander geteilt. Willemijn und ich sind euch dankbar für die wertvolle Freundschaft, die daraus erwachsen ist.

Zum Schluss möchte ich – in willkürlicher Reihenfolge – gern auch noch folgenden Personen danken:

Hans Sauerwein, Manon Schreuder, Joost Hoekstra, Paul Lips, Tessa Busch-Westbroek, Martin den Heijer, Mieke Godfried, Frits Holleman, Hans de Vries, Daniël van Raalte, Mark Kramer, Marleen Kemper, Carla Hollak, Michaela Diamant †, Robert Heine, Paul van Trotsenburg, Gabor Linthorst, Peter Bisschop, Bart Roep und Mireille Serlie: meine Ausbilder(innen) in der Endokrinologie.

Fredrik Bäckhed, Martin Blaser und Willem de Vos: meine Ausbilder im Darmmikrobiom. Erik Stroes, Harry Büller, John Kastelein, Peter Speelman, Marcel Levi, Joost Hoekstra und Jeff Esko: meine wissenschaftlichen Ausbilder.

Roderik van Geel, Sander Schouten, Rogier van Tooren, Jeroen van Eendenburg, Victor Gerdes, Bert Groen, Pieter Speelman, Jan-Jaap Bakker, Peter Balk, Johan Esselink, Boaz Klein Haneveld, Celeste Snoek, Friso Verschoor, Mirjam Abdulrahman, Michiel und Marit van de Sande, Pascalle Rademaekers sowie Suthesh Sivapalaratnam danke ich für die interessanten Diskussionen und die wertvollen Freundschaften.

Den Utrechter Jahresclubkameraden meiner Studentenvereinigung sowie den Mitgliedern der Amsterdamer Tastevin, weil ich dank ihrer nicht *nur* ein Bücherwurm geblieben und ebenso wenig zum Workaholic geworden bin.

Hans Romijn, Eric Fliers, Maarten Soeters und Frida van den Maagdenberg für die kritische Lektüre des Manuskripts. Alex Bakker für sein Feedback auf Kapitel 4.

Myrthe Frissen: Vielen Dank für all die Hilfe bei der Quellenrecherche.

Anne Kramer: Ohne dich hätte es das Buch niemals gegeben. Haye Koningsveld, Mariska Kortie und Jacqueline de Jong vom Verlag De Bezige Bij ebenso wie Catharina Schilder.

Arnold van de Laar, Jet Hopster, Lara Bresser: Vielen Dank für die Hilfe beim Schreiben.

Meinen Patient(inn)en und Doktorand(inn)en für alle Anregungen.

Willemijn und meinen Kindern. Mit euch ist das Leben ein Fest. Das Glas ist und bleibt bis in alle Ewigkeit halb voll!

Liste der Hormone

Adrenalin
Adrenocorticotropes Hormon (ACTH)
AFSH
Aldosteron
Antidiuretisches Hormon (ADH)
Anti-Müller-Hormon (AMH)
Bacteriocine (entzündungshemmende Hormone)
Cholecystokinin (CCK)
Cortisol (Stresshormon)
CRH
Dehydroepiandrosteron (DHEA)
Dopamin
Epo
Estradiol
follikelstimulierendes Hormon (FSH)
Gastrin
Geschlechtshormone (Sexualhormone)
Ghrelin (Hungerhormon)
GLP-1 (Glucagon-like Peptide 1)
Glucagon
GnRH (Gonadotropin-Releasing-Hormon)
Growth hormone-releasing peptide: siehe auch Ghrelin
humanes Choriongonadotropin (hCG)

IGF-1
Inhibin B
Insulin
Leptin (Sättigungshormon)
LH (luteinisierendes Hormon)
Melatonin (Schlafhormon)
Nebennierenhormon: siehe DHEA
Nebenschilddrüsenhormon: siehe PTH
Noradrenalin
Östrogen
Oxytocin (Kuschelhormon)
Parathormon (PTH)
Pheromone
Phytohormone
Progesteron
Prolaktin
Schilddrüsenhormon: siehe T4
Schwangerschaftshormon: siehe hCG
Sekretin
Serotonin (Stimmungshormon)
Sexualhormone (Geschlechtshormone)
Somatostatin
Testosteron
T3 (freies Triiodthyronin)
T4 (Thyroxin, Schilddrüsenhormon)
TRH
TSH
Vasopressin (siehe ADH)
Verdauungshormon: siehe GLP-1, Ptyalin
Wachstumshormon (Human Growth Hormone oder HGH)

Anmerkungen

VORWORT UND EINLEITUNG

1 Mantel, H. (2015). *Von Geist und Geistern.* Köln: DuMont, S. 210.
2 https://www.trouw.nl/nieuws/professor-galjaard-neemt-afscheid~b513d97e.
3 Bayliss, W. M. & E. H. Starling (1902). »On the causation of the so-called ›Peripheral Reflex Secretion‹ of the pancreas«. In: *Proc Roy Soc*, 69: 352–3.
4 Bayliss, W. M. & E. H. Starling (1902). »The mechanism of pancreatic secretion«. In: *J Physiol*, 28: 325–3.
5 https://www.nobelprize.org/prizes/medicine/1904/summary.
6 Berthold, A. A. (1849). »Transplantation der Hoden«. In: *Archiv für Anatomie, Physiologie und Wissenschaftliche Medicin.* Berlin: J. Müller, Veit & Co.
7 https://de.wikipedia.org/wiki/Hundeherz.
8 Cussons, A. J., Bhagat, C. I., Fletcher, S. J. & J. P. Walsh (2002). »Brown-Séquard Revisited: A Lesson from History on The Placebo Effect of Androgen Treatment«. In: *J Aust*, Dec 2–16; 177(11–12): 678–9.
9 Knegtmans, P. J. (2014). *Geld, ijdelheid en hormonen. Ernst Lacqueur (1880–1947), hoogleraar en ondernemer.* Amsterdam: Boom.
10 Carson, R. (1962). *Der stumme Frühling.* München: Biederstein.
11 Rikken, B. et al. (1996). »Hypofysair groeihormoon en de ziekte van Creutzfeldt-Jakob in Nederland«. In: *Ned Tijdschr Geneeskd.* 1996; 140: 1163–5.
12 https://www.descentrum.nl/voor-des-dochters.

KAPITEL 1

1 Stockley, P. (2011). »Female Competition and Its Evolutionary Consequences in Mammals«. In: *Biological Reviews*, 86(2); 341–66.
2 Van Schaik, C. & J. B. Silk (2013). »Contributions of Sarah Blaffer Hrdy«. In: *Evol Anthropol*, 22(5): 200–1.
3 https://www.bbc.co.uk/mediacentre/mediapacks/planet-earth-ii/cities.
4 Bethmann, D. et al. (2009). »Why are More Boys Born During War?

Evidence from Germany at Mid Century«. In: *Ruhr Economic Paper*, No. 154; 14 Pages Posted: 12 Dec.
5 Abreu, A. P. & U. B. Kaiser (2016). »Pubertal development and regulation«. In: *Lancet Diabetes Endocrinol*, Mar; 4(3): 254–64.
6 Carson, R. (1962). *Der stumme Frühling*. München: Biederstein.
7 Kasteren, J. van (1996). »De kwaliteit van het mannelijk zaad«. Nemokennislink.nl.
8 Carlsen, E. & N. E. Skakkebaek (1992). »Evidence for decreasing quality of semen during past 50 years«. In: *BMJ*, Sep 12; 305(6854): 609–13. doi: 10.1136/bmj.305.6854.609.
9 Tiegs, A. W. et al. (2019). »Total Motile Sperm Count Trend Over Time: Evaluation of Semen Analyses From 119,972 Men From Subfertile Couples«. In: *Urology*, Oct; 132: 109–116.
10 Mammi, C. et al. (2012). »Androgens and adipose tissue in males: a complex and reciprocal interplay«. In: *Int J Endocrinol*, 2012: 789653.
11 Levine H. et al. (2017). »Temporal trends in sperm count: a systematic review and meta-regression analysis«. In: *Hum Reprod Update*, Nov 1; 23(6): 646–59.
12 Zerjal, T. et al. (2003). »Genetic Legacy of The Mongols«. In: *Am J Hum Genet*, Mar; 72(3): 717–21.
13 Barker, D. J. P., Lampl, M., Roseboom, T. & N. Winder (2012). »Resource Allocation in Utero and Health in Later Life«. In: *Placenta*, Nov; 33 Suppl 2: e30–4.
14 Lumey, L. H. & A. D. Stein (1997). »Offspring Birth Weights after Maternal Intrauterine Undernutrition: a Comparison within Sibships«. In: *Am J Epidemiol*, 146(10): 810–9.
15 Ward, Z. J. et al. (2019). »Projected U. S. State-Level Prevalence of Adult Obesity and Severe Obesity«. In: *N Engl J Med*, Dec 19; 381(25): 2440–50.
16 Han, J. et al. (2005). »Long-Term Effect of Maternal Obesity on Pancreatic Beta Cells of Offspring: Reduced Beta Cell Adaptation to High Glucose and High-Fat Diet Challenges in Adult Female Mouse Offspring«. In: *Diabetologia*, Vol. 48, 1810–18.
17 Gaspar, R. S. et al. (2021). »Maternal and offspring high-fat diet leads to platelet hyperactivation in male mice offspring«. In: *Scientific Reports*, Vol. 11, Article number: 1473.
18 Rodríguez-González, G. L. et al. (2015). »Maternal Obesity and Overnutrition Increase Oxidative Stress in Male Rat Offspring Reproductive System and Decrease Fertility«. In: *International Journal of Obesity*, Vol. 39, 549–56.
19 Beemsterboer, S. N. (2006). »The Paradox of Declining Fertility but Increa-

sing Twinning Rates with Advance Maternal Age«. In: *Human Reproduction*, 21(6): 1531–2.
20 Azziz, R., Dumesic, D. A. & M. O. Goodarzi (2011). »Polycystic ovary syndrome: an ancient disorder?«. In: *Fertil Steril*, 95(5).
21 Kumar, P. et al. (2011). »Ovarian Hyperstimulation Syndrome«. In: *J Hum Reprod Sci*, May-Aug; 4(2): 70–75.
22 Taguchi, O. et al. (1984). »Timing and Irreversibility of Müllerian Duct Inhibition in the Embryonic Reproductive Tract of the Human Male«. In: *Developmental Biology*, 106 (2): 394–8.
23 Mauro, S. et al. (2021). »New Insights into Anti-Müllerian Hormone Role in the Hypothalamic-Pituitary-Gonadal Axis and Neuroendocrine Development«. In: *Cellular and Molecular Life Sciences*, Vol. 78, 1–16.
24 Wiweko, B. et al. (2014). »Anti-Mullerian Hormone as a Diagnostic and Prognostic Tool for PCOS Patients«. In: *J Assist Reprod Genet*, Oct; 31(10): 1311–1316.
25 Oncul, M. (2014). »May AMH levels distinguish LOCAH from PCOS among hirsute women?«. In: *Eur Journal of Obstetric Gynecol Reprod Biol*, Jul; 178: 183–7.
26 Pardoe, R. (1988). *The Female Pope; the Mystery of Pope Joan; the First Complete Documentation of the Facts Behind the Legend*. Crucible Publishers, Thorsons Publishing group. Wellingborough, UK.
27 New, M. I., Kitzinger, E. S. (1993). »Pope Joan: a recognizable syndrome«. In: *J Clin Endocrinol Metab*, Jan; 76(1): 3–13.
28 Speiser, P. W. (1985). »High frequency of nonclassical steroid 21-hydroxylase deficiency«. In: *Am J Hum Genet*, Jul; 37(4): 650–67.
29 Yaron, Y. et al. (2002). »Maternal Serum HCG is Higher in the Presence of a Female Fetus as Early as Week 3 Post-Fertilization«. In: *Human Reprod*, Feb; 17(2): 485–9.
30 Lee, N. et al. (2011). »Nausea and Vomiting of Pregnancy«. In: *Gastroenterol Clin North Am*, Jun; 40(2): 309-VII.
31 Buckwalter, J. G. (1999). »Pregnancy, the Postpartum, and Steroid Hormones: Effects on Cognition and Mood«. In: *Psychoneuroendocrinology*. 1999 Jan; 24(1): 69–84.
32 https://en.wikipedia.org/wiki/The_Distaff_Gospels.
33 McFadzen, M. et al. (2017). »Maternal Intuition of Fetal Gender«. In: *J Patient Cent Res Rev*, Summer; 4(3): 125–30.
34 https://www.sciencedirect.com/topics/veterinary-science-and-veterinary-medicine/human-placental-lactogen.
35 Abu-Raya, B. et al. (2020). »Maternal Immunological Adaptation During Normal Pregnancy«. In: *Front Immunol*, 07 October: 11: 575197.

36 https://www.sciencedirect.com/science/article/pii/S0301211520304334.

37 Keynes, M. (2000). »The aching head and increasing blindness of Queen Mary I«. In: *Med Biogr*, May; 8(2): 102–9.

38 Deelen, M. (2020). »Melk van allebei je moeders, dat kan dus ook«. In: *de Volkskrant*, 5. Juni 2020.

39 Guastellaa, A. J. et al. (2010). »Intranasal Oxytocin Improves Emotion Recognition for Youth with Autism Spectrum Disorders«. In: *Biological Psychiatry*, Vol. 67, Issue 7, 692–94.

40 Swaab, D. F., Boer, G. J., Boer, K., Dogterom, J., Van Leeuwen, F. W. & M. Visser (1978). »Fetal neuroendocrine mechanisms in development and parturition«. In: *Prog Brain Res*, 48: 277–90.

41 Bell, A. F. et al. (2014). »Beyond labor: the Role of Natural and Synthetic Oxytocin in the Transition to Motherhood«. In: *J Midwifery Womens Health*, Jan-Feb; 59(1): 35–42.

42 Carvalho, B. et al. (2006). »Experimental heat pain for detecting pregnancy-induced analgesia in humans«. In: *Anesthesia & Analgesia*, Vol. 103(5), 1283–87.

43 Knechtle, B. et al. (2018). »Physiology and Pathophysiology in Ultra-Marathon Running«. In: *Front Physiol*, Jun 1; 9: 634.

44 https://de.wikipedia.org/wiki/Papyrus_Ebers.

45 https://www.ncbi.nlm.nih.gov/books/NBK53528.

46 Strandwitz, P. (2018). »Neurotransmitter Modulation by the Gut Microbiota«. In: *Brain Res*, Aug 15; 1693(Pt B): 128–33.

47 Schulte, E. M. et al. (2015). »Which Foods May Be Addictive? The Roles of Processing, Fat Content, and Glycemic Load«. In: *PLoS One*, Feb 18; 10(2): e0117959.

48 Tasca, C. et al. (2012). »Women And Hysteria In The History Of Mental Health«. In: *Clin Pract Epidemiol Ment Health* 8: 110–9.

49 Maines, R. P. (1998). *The Technology of Orgasm: »Hysteria«, the Vibrator, and Women's Sexual Satisfaction*. Baltimore: The Johns Hopkins University Press.

50 Anders, S. M. van (2009). »Associations among physiological and subjective sexual response, sexual desire, and salivary steroid hormones in healthy premenopausal women«. In: *J Sex Med*, Mar; 6(3): 739–51.

51 Stevenson, S., Thornton, J. (2007). »Effect of estrogens on skin aging and the potential role of serms«. In: *Clin Interv Aging*, Sep; 2(3): 283–97.

52 Munn, D. H. et al. (1998). »Prevention of Allogeneic Fetal Rejection by Tryptophan Catabolism«. In: *Science*, Aug 21; 281(5380): 1191–3.

53 Russo, S. et al. (2009). »Tryptophan as an Evolutionarily Conserved Signal

to Brain Serotonin: Molecular Evidence and Psychiatric Implications«. In: *World J Biol Psychiatry*, 10(4): 258–68.

54 Høgh, S., Hegaard, H. K., Renault, K. M. et al. (2021). »Short-Term Oestrogen as a Strategy to Prevent Postpartum Depression in High-Risk Women: Protocol for the Double-Blind, Randomised, Placebo-Controlled MAMA Clinical Trial«. In: *BMJ Open*, 11: e052922.

55 Edelstein, R. S. et al. (2015). »Prenatal hormones in first-time expectant parents: Longitudinal changes and within-couple correlations«. In: *Am J Hum Biol*, May-Jun; 27(3): 317–25.

56 Li, T. et al. (2017). »Intranasal oxytocin, but not vasopressin, augments neural responses to toddlers in human fathers«. In: *Horm Behav*, Jul; 93: 193–202.

57 Mascaro, J. S., Hackett, P. D. & J. K. Rilling (2014). »Differential neural responses to child and sexual stimuli in human fathers and non-fathers and their hormonal correlates«. In: *Psychoneuroendocrinology*, Aug; 46: 153–63.

58 Gettler, L. T. et al. (2011). »Longitudinal evidence that fatherhood decreases testosterone in human males«. In: *PNAS*, 108 (39): 16194–9.

59 Fleming, A. S. et al. (2002). »Testosterone and prolactin are associated with emotional responses to infant cries in new fathers«. In: *Hormones and Behavior*, 42(4): 399–413. Siehe auch: https://pubmed.ncbi.nlm.nih.gov/25504668.

60 Masoni, S. et al. (1994). »The couvade syndrome«. In: *Psychosom Obstet Gynaecol*, Sep; 15(3): 125–31.

61 Miller, S. L. & J. K. Maner (2010). »Scent of a woman: men's testosterone responses to olfactory ovulation cues«. In: *Psychol Sci*, 21(2): 276–83.

62 http://www.antiquitatem.com/en/couvade-matriarchy-gynecocracy-apolloniu und https://de.wikipedia.org/wiki/M%C3%A4nnerkindbett.

63 Cohn, B. A. (1994). »In search of human skin pheromones«. In: *Arch Dermatol*, 130 (8): 1048–51.

64 Trotier, D. (2011). »Vomeronasal organ and human pheromones«. In: *Eur Ann Otorhinolaryngol Head Neck Dis*. Sep; 128(4): 184–90.

65 Keverne, E. B. (1999). »The vomeronasal organ«. In: *Science*, Oct 22; 286(5440): 716–20.

66 Stoyanov, G., Moneva, K., Sapundzhiev, N. & A. B. Tonchev (2016). »The vomeronasal organ – incidence in a Bulgarian population«. In: *The Journal of Laryngology and Otology*, 130 (4): 344–7.

67 Verhaeghe, J. et al. (2013). »Pheromones and their effect on women's mood and sexuality«. In: *Facts Views. Vis Obgyn*, 5(3): 189–95.

68 Miller, G. (2007). »Ovulatory cycle effects on tip earnings by lap dancers:

Economic evidence for human estrus?«. In: *Evolution and Human Behavior*, (28). 375–81.
69 http://healthland.time.com/2011/09/13/why-do-dads-have-lower-levels-of-testosterone.
70 https://de.wikipedia.org/wiki/Coolidge-Effekt.
71 Pizzari, T. et al. (2003). »Sophisticated Sperm Allocation in Male Fowl«. In: *Nature*, 426: 70–74. doi: 10.1038/nature02004.
72 Fiorino, D. F., Coury, A. & Phillips, A. G. (1997). »Dynamic Changes in Nucleus Accumbens Dopamine Efflux During the Coolidge Effect in Male Rats«. In: *Journal of Neuroscience*, 17(12): 4849–55.

KAPITEL 2

1 Hompes, T. et al. (2013). »Investigating the influence of maternal cortisol and emotional state during pregnancy on the dna methylation status of the glucocorticoid receptor gene (NR3C1) promoter region in cord blood«. In: *Journal of Psychiatric Research*, Vol. 47, Issue 7, Jul; 880–91.
2 Radtke, K. M. et al. (2015). »Epigenetic Modifications of the Glucocorticoid Receptor Gene Are Associated with the Vulnerability to Psychopathology in Childhood Maltreatment«. In: *Translational Psychiatry*, Vol. 5, e571.
3 Hansen, D. et al. (2000). »Serious Life Events and Congenital Malformations: a National Study with Complete Follow-Up«. In: *Lancet*. Sep 9; 356(9233): 875–80. doi: 10.1016/S0140-6736(00)02676-3.
4 Laplante, D. P. et al. (2004). »Stress During Pregnancy Affects General Intellectual and Language Functioning in Human Toddlers«. In: *Pediatric Research*, Vol. 56, 400–10.
5 https://www.nobelprize.org/prizes/medicine/1977/summary/.
6 Forest, M. G. et al. (1973). »Total and Unbound Testosterone Levels in The Newborn and in Normal and Hypogonadal Children: Use of a Sensitive Radioimmunoassay for Testosterone«. In: *J Clin Endocrinol Metab*, Jun; 36(6): 1132–42.
7 Forest, M. G., Sizonenko, P. C., Cathiard, A. M. & Bertrand, J. (1974). »Hypophyso-Gonadal Function in Humans During the First Year of Life. 1. Evidence for Testicular Activity in Early Infancy«. In: *J Clin Invest*, Mar; 53(3): 819–28.
8 Andersson, A. M. et al. (1998). »Longitudinal Reproductive Hormone Profiles in Infants: Peak of Inhibin B Levels in Infant Boys Exceeds Levels in Adult Men«. In: *J Clin Endocrinol Metab*. Feb; 83(2): 675–81.
9 François, C. M. et al. (2017). »A Novel Action of Follicle-Stimulating Hormone in the Ovary Promotes Estradiol Production Without Inducing Excessive Follicular Growth Before Puberty«. In: *Sci Rep*, Apr 11; 7: 46222.

10 https://www.jgzrichtlijnen.nl/alle-richtlijnen/richtlijn/?richtlijn=2&rlpag=378.
11 Sømod, M. E. et al. (2016). *Pediatric Endocrinology*, Vol. 2016, Article number: 4.
12 Kinson, G. A. (1976). »Pineal factors in the control of testicular function«. In: *Adv Sex Horm Res*. 2: 87–139.
13 Descartes, R. (1664). *Traité de l'homme*. Paris: chez Charles Angot.
14 Partsch, C. J. & W. G. Sippell (2001). »Pathogenesis and epidemiology of precocious puberty. Effects of exogenous oestrogens«. In: *Hum Reprod Update*. May-Jun; 7(3): 292–302.
15 https://www.dailymail.co.uk/femail/article-508020/The-girls-started-going-puberty-three.html.
16 Okdemir, D. et al. (2014). »Premature thelarche related to fennel tea consumption?«. In: *J Pediatr Endocr Met*, 27(1–2): 175–9.
17 https://onlinelibrary.wiley.com/doi/full/10.1111/jpc.12837.
18 Zung, A. (2008). »Breast Development in the First 2 Years of Life: an Association with Soy-Based Infant Formulas«. In: *Pediatr Gastroenterol Nutr*, Feb; 46(2): 191–5.
19 Andersson, A. M., Skakkebaek, N. E. (1999). »Exposure to exogenous estrogens in food: possible impact on human development and health«. In: *Eur J Endocrinol*, Jun; 140(6): 477–85.
20 Sáenz De Rodríguez, C., & M. Toro-Solá (1982). »Anabolic Steroids in Meat and Premature Telarche«. In: *The Lancet*, 319(8284), 1300.
21 Pérez Comas, A. (1982). »Precocious Sexual Development in Puerto Rico«. In: *The Lancet*, 319(8284), 1299–1300. doi: 10.1016/s0140-6736(82)92857-4.
22 Loizzo, A. et al. (1984). »The Case of Diethylstilbestrol Treated Veal Contained in Homogenized Baby-Foods in Italy. Methodological and Toxicological Aspects«. In: *Ann Ist Super Sanita*, Vol. 20, N. 2–3, 215–20.
23 Gaspari, L., Morcrette, E., Jeandel, C., Valé, F. D, Paris, F. & C. Sultan (2014). »Dramatic Rise in the Prevalence of Precocious Puberty in Girls over the Past 20 Years in the South of France«. In: *Horm Res Ped.*; 82 Suppl 1: 291–92.
24 Hoffman, J. R. & Falvo, M. J. (2004). »Protein – Which is Best?«. In: *J Sports Sci Med*, 3, 118–30.
25 Barrett, J. R. (2002). »Soy and children's health: a formula for trouble«. In: *Environ Health Perspect*, Jun; 110(6): A294–6.
26 Strom, B. L. et al. (2001). »Exposure to soy-based formula in infancy and endocrinological and reproductive outcomes in young adulthood«. In: *JAMA*, Aug 15; 286(7): 807–14.

27 Colborn, Th. (1990). *Great Lakes, Great Legacy*? Institute for Research and Public Policy.
28 Gaspari, L. (2012). »High Prevalence of Micropenis in 2710 Male Newborns from an Intensive-Use Pesticide Area of Northeastern Brazil«. In: *Int J Androl*, Jun; 35(3): 253–64.
29 https://de.wikipedia.org/wiki/Scoubidou.
30 Paris, F. et al. (2013). »Increased serum estrogenic bioactivity in girls with premature thelarche: a marker of environmental pollutant exposure?«. In: *Gynecol Endocrinol*, Aug; 29(8): 788–92.
31 Gaspari, L. (2011). »Peripheral precocious puberty in a 4-month-old girl: role of pesticides?«. In: *Gynecol Endocrinol*, Sep; 27(9): 721–4.
32 Vogiatzi, M. G. et al. (2016). »Menstrual Bleeding as a Manifestation of Mini-Puberty of Infancy in Severe Prematurity«. In: *J Pediatr*, Nov; 178: 292–5.
33 Adgent, M. et al. (2011). »Early-life soy exposure and gender-role play behavior in children«. In: *Environ Health Perspect*, Dec; 119(12): 1811–6.
34 Mendez, M. A. et al. (2002). »Soy-based formulae and infant growth and development: a review«. In: *J Nutr*, Aug; 132(8): 2127–30.
35 Thorup, J. et al. (2010). »What is new in cryptorchidism and hypospadias – a critical review on the testicular dysgenesis hypothesis«. In: *J Pediatr Surg*, Oct; 45(10): 2074–86.
36 https://allthatsinteresting.com/annie-jones-bearded-lady.
37 https://de.wikipedia.org/wiki/Julia_Pastrana.
38 https://en.wikipedia.org/wiki/Krao_Farini.
39 Siehe Instagram, Rose Geil, Harnaam Kaur.
40 Fawzy, F. et al. (2015). »Cryptorchidism and Fertility«. In: *Clin Med Insights Reprod Health*. Dec 22; 9: 39–43.
41 Gill, W. B. (1988). »Effects on Human Males of in Utero Exposure to Exogenous Sex Hormones«. In: Mori T. & H. Nagasawa (Eds.), *Toxicity of Hormones in Perinatal Life*. Boca Raton: CRC Press Inc., 161–77.
42 https://de.wikipedia.org/wiki/Hoden.
43 Ford, B. (2011). *Secret Weapons: Technology, Science And The Race To Win World War II*. Bloomsbury Publishing Plc.
44 Brucker-Davis, F. et al. (2003). »Update on cryptorchidism: endocrine, environmental and therapeutic aspects«. In: *J Endocrinol Invest*, Jun; 26(6): 575–87.
45 García-Rodríguez, F. et al. (1996). »Exposure to pesticides and cryptorchidism: geographical evidence of a possible association«. In: *Environ Health Perspect*, Oct; 104(10): 1090–5.
46 Imajima, T. et al. (1997). »Prenatal phthalate causes cryptorchidism post-

natally by inducing transabdominal ascent of the testis in fetal rats«. In: *J Pediatr Surg*, Jan; 32(1): 18–21.
47 Hadziselimovic, F. et al. (2005). »The importance of mini-puberty for fertility in cryptorchidism«. In: *The Journal of Urology*, 174: 1536–9.
48 Zhang, R., et al. (2002). »A quantitative (stereological) study of the effects of experimental unilateral cryptorchidism and subsequent orchiopexy on spermatogenesis in adult rabbit testis«. In: *Reproduction*, 124(1), 95–105.
49 Moon, J. et al. (2014). »Unilateral cryptorchidism induces morphological changes of testes and hyperplasia of Sertoli cells in a dog«. In: *Lab Anim Res*, Dec; 30(4): 185–9.
50 Verkauskas, G. et al. (2016). »Prospective study of histological and endocrine parameters of gonadal function in boys with cryptorchidism«. In: *J Pediatr Urol*, Aug; 12(4): 238. e1–6.
51 Boas, M. et al. (2006). »Postnatal penile length and growth rate correlate to serum testosterone levels: a longitudinal study of 1962 normal boys«. In: *Eur J Endocrinol*, Jan; 154(1): 125–9.
52 Koskenniemi, J. et al. (2018). »Postnatal Changes in Testicular Position Are Associated With IGF-I and Function of Sertoli and Leydig Cells«. In: *J Clin Endocrinol Metab*, Apr 1; 103(4): 1429–37.
53 Bin-Abbas, B. et al. (1999). »Congenital hypogonadotropic hypogonadism and micropenis: effect of testosterone treatment on adult penile size why sex reversal is not indicated«. In: *J Pediatr*, May; 134(5): 579–83.
54 Reiner, W. G. et al. (2004). »Discordant sexual identity in some genetic males with cloacal exstrophy assigned to female sex at birth«. In: *N Engl J Med*, Jan 22; 350(4): 333–41.
55 Reiner, W. G. (2005). »Gender identity and sex-of-rearing in children with disorders of sexual differentiation«. In: *J Pediatr Endocrinol Metab*, Jun; 18(6): 549–53.
56 Hines, M. et al. (2015). »Early androgen exposure and human gender development«. In: *Biol Sex Differ*, Feb 26; 6: 3.
57 https://de.wikipedia.org/wiki/Foekje_Dillema.
58 Dohle, M. J. M. (2008). *Het verwoeste leven van Foekje Dillema*. Amsterdam: De Arbeiderspers.
59 https://www.npostart.nl/andere-tijden-sport/29-07-2018/vpwon_1293632.
60 Siehe Anmerkung 56.
61 Stiles, J. et al. (2010). »The basics of brain development«. In: *Neuropsychol Rev*, Dec; 20(4): 327–48.
62 Swaab, D. (2013). *Wir sind unser Gehirn. Wie wir denken, leiden und lieben.* München: Knaur.

63 Pasterski, V. L. et al. (2005). »Prenatal hormones and postnatal socialization by parents as determinants of male-typical toy play in girls with congenital adrenal hyperplasia«. In: *Child Dev*, Jan-Feb; 76(1): 264–78.
64 Lamminmaki, A. et al. (2012). »Testosterone measured in infancy predicts subsequent sex-typed behavior in boys and in girls«. In: *Hormones and Behavior*, 61, 611–616.
65 Pasterski, V. L. et al. (2015). »Postnatal penile growth concurrent with minipuberty predicts later sex-typed play behavior: Evidence for neurobehavioral effects of the postnatal androgen surge in typically developing boys«. In: *Hormones and Behavior*, 69, 98–105.
66 Wallen, K. (1996). »Nature needs nurture: the interaction of hormonal and social influences on the development of behavioral sex differences in rhesus monkeys«. In: *Hormones and Behavior*, 30:4 364–78.
67 Morgan, K. et al. (2011). »The sex bias in novelty preference of preadolescent mouse pups may require testicular Mullerian inhibiting substance«. In: *Behav Brain Res*, Aug 1; 221(1): 304–6.
68 Golombok, S. & J. Rust (1993). »The Measurement of Gender Role Behaviour in Pre-School Children: a Research Note«. In: *Journal of Child Psychology and Psychiatry*, 34(5), 805–11.
69 Alexander, G. (2014). »Postnatal testosterone concentrations and male social development«. In: *Front Endocrinol* (Lausanne), Feb 21; 5: 15.
70 Pankhurst, M. W. et al. (2012). »Inhibin B and anti-Mullerian hormone/Mullerian-inhibiting substance may contribute to the male bias in autism«. In: *Transl Psychiatry*, Aug 14; 2(8): e148.
71 Hadziselimovic, F. et al. (2014). »Decreased expression of genes associated with memory and x-linked mental retardation in boys with non-syndromic cryptorchidism and high infertility risk«. In: *Mol Syndromol*, Feb; 5(2): 76–80.
72 Hadziselimovic, F. et al. (2017). »Genes Involved in Long-Term Memory Are Expressed in Testis of Cryptorchid Boys and Respond to GnRHA Treatment«. In: *Cytogenet Genome Res*, 152(1): 9–15.
73 Schaadt, G. et al. (2015). »Sex hormones in early infancy seem to predict aspects of later language development«. In: *Brain Language*, 141: 70–6.
74 Hier, D. B. & W. F. Crowley (1982). »Spatial ability in androgen-deficient men«. In: *N Engl J Med*, 306: 1202–5.

KAPITEL 3

1 Hall, G. S. (1904). *Adolescence. Its psychology and its relations to physiology, anthropology, sociology, sex, crime, religion and education.* New York: D. Appleton & Company.

2 https://www.theguardian.com/society/2012/oct/21/puberty-adolescence-childhood-onset.
3 Euling, S. Y. et al. (2008). »Examination of us puberty-timing data from 1940 to 1994 for secular trends: panel findings«. In: *Pediatrics*, Feb; 121 Suppl 3: 172–91.
4 Lee, J. M. et al. (2016). »Timing of Puberty in Overweight Versus Obese Boys«. In: *Pediatrics*, Feb; 137(2): e20150164.
5 Tanner, J. M. (2010). *A History of the Study of Human Growth*. Cambridge University Press.
6 https://de.wikipedia.org/wiki/De_generatione_animalium.
7 Georg Friedrich Rall, *De generatione animalium disquisitio medico-physica in qua celeberrimorum virorum* (Frankfurt: Melchior Klosemann, 1669), 164–5.
8 Protsiv, M. et al., (2020). »Decreasing human body temperature in the United States since the industrial revolution«. In: *Elife*, 2020 Jan 7; 9:e49555.
9 Janssen, D. F. (2021). »Puer Barbatus: Precocious Puberty in Early Modern Medicine«. In: *Journal of the History of Medicine and Allied Sciences*, Vol. 76, Issue 1, January, 20–52.
10 https://www.nrc.nl/nieuws/2008/03/22/ik-ruik-seks-11508699-a160883.
11 McClintock, M. K. (1971). »Menstrual Synchrony and Suppression«. In: *Nature*, 229(5282): 244–5.
12 Stern, K. & M. K. McClintock (1998). »Regulation of Ovulation by Human Pheromones«. In: *Nature*, 392(6672): 177–9.
13 Shinohara, K. et al. (2001). »Axillary Pheromones Modulate Pulsatile LH Secretion in Humans«. In: *Neuroreport*, 12(5): 893–5.
14 Daw, S. F. (1970). »Age of Boy's Puberty in Leipzig, 1727–1749, as Indicated by Voice Breaking«. In: »J. S. Bach's Choir Members«, *Human Biology*, 42: 1, 87–9.
15 https://www.jellejolles.nl/kennisarchief/boeken/tienerbrein.
16 Crone, E. et al. (2018). »Media use and brain development during adolescence«. In: *Nat Commun*; 9: 588.
17 Spielberg, J. M. et al. (2015). »Pubertal testosterone influences threat-related amygdala-orbitofrontal cortex coupling«. In: *Soc Cogn Affect Neurosci*, Mar; 10(3): 408–15.
18 Cardoos, S. L. et al. (2017). »Social status strategy in early adolescent girls: Testosterone and value-based decision making«. In: *Psychoneuroendocrinology*, 81: 14–21.
19 Nave, G. et al. (2017). »Single-Dose Testosterone Administration Impairs Cognitive Reflection in Men«. In: *Psychol Sci*, 28(10): 1398–1407.
20 Chicaiza-Becerra, L., Garcia-Molina, M. et al. (2017). »Prenatal testos-

terone predicts financial risk taking: Evidence from Latin America«. In: *Personality and Individual Differences*, 116(1): 32–7.
21 https://de.wikipedia.org/wiki/Kindheit_und_Jugend_auf_Samoa.
22 Bourbon, N. (Cratander 1533). *Nugae (Bagatelles)*. Reprint Librarie Droz; Bilingual edition (31 Dec. 2008).
23 Goleman, D. (1996). *Emotionale Intelligenz*. München / Wien: Hanser.
24 Shoda, Y. & W. D. Mischel (1990). »Predicting Adolescent Cognitive and Self-Regulatory Competencies From Preschool Delay of Gratification: Identifying Diagnostic Conditions«. In: *Developmental Psychology*, 26(6), 978–86 47.
25 Harris, C. et al. (2015). »Changes in dietary intake during puberty and their determinants: results from the GINI plus birth cohort study«. In: *BMC Public Health*, Sep 2; 15: 841.
26 Terry, N. & Margolis, K. G. (2017). Gross Handb Exp Pharmacol, 239: 319–42.
27 Pease, A. & B. Pease (2000). *Warum Männer nicht zuhören und Frauen schlecht einparken*. Berlin: Ullstein.
28 Graf, H. et al. (2019). »Serotonergic, Dopaminergic, and Noradrenergic Modulation of Erotic Stimulus Processing in the Male human Brain«. In: *J Clin Med*, Mar; 8(3): 363.
29 Hughes, S. M. et al. (2007). »Sex differences in romantic kissing among college students: An evolutionary perspective«. In: *Evolutionary psychology*, 612–31.
30 Wlodarski, R. et al. (2014). »What's in a Kiss? The Effect of Romantic Kissing on Mate Desirability«. In: *Evolutionary Psychology* 12(1): 178–99.
31 Prosser, C. G. et al. (1983). »Saliva and breast milk composition during the menstrual cycle of women«. In: *Aust J Exp Biol Med Sci*, Jun; 61 (Pt 3): 265–75.
32 Cerda-Molina, A. L. et al. (2013). »Changes in Men's Salivary Testosterone and Cortisol Levels, and in Sexual Desire after Smelling Female Axillary and Vulvar Scents«. In: *Front Endocrinol* (Lausanne), Oct 28; 4: 159.
33 Kromer, J. et al. (2016). »Influence of HLA on human partnership and sexual satisfaction«. In: *Sci Rep*, 6: 32550.
34 Roberts, S. C. et al. (2008). »MHC-correlated odour preferences in humans and the use of oral contraceptives«. In: *Proc Biol Sci*, Dec 7; 275(1652): 2715–22.
35 https://www.theguardian.com/lifeandstyle/2013/sep/08/can-you-smell-perfect-partner.
36 https://www.latimes.com/archives/la-xpm-1987-12-02-mn-17142-story.html.

37 Ranke, M.B. et al. (2018). »Growth hormone – past, present and future«. In: *Nat Rev Endocrinol*, May; 14(5): 285–300.
38 https://www.destatis.de/DE/Themen/Gesellschaft-Umwelt/Gesundheit/Gesundheitszustand-Relevantes-Verhalten/Tabellen/liste-koerpermasse.html
39 https://www.nemokennislink.nl/publicaties/waarom-nederlanders-zo-lang-zijn.
40 Rich-Edwards, J.W. (2007). »Milk consumption and the prepubertal somatotropic axis«. In: *Nutr J*, Sep 27; 6: 28.
41 https://rarediseases.org/rare-diseases/acromegaly.
42 https://de.wikipedia.org/wiki/Periplus.
43 Armocida, E. et al. (2020). »Hereditary acromegalic gigantism in the family of Roman Emperor Maximinus Thrax«. In: *Med Hypotheses*, Mar; 136: 109525.
44 Minozzi, S. et al. (2012). »Pituitary disease from the past: a rare case of gigantism in skeletal remains from the Roman Imperial Age«. In: *JCEM* 87: 12, 4302–3.
45 Chahal, H.S. et al. (2011). »AIP mutation in pituitary adenomas in the 18th century and today«. In: *N Engl J Med*, Jan 6; 364(1): 43–50.
46 https://de.wikipedia.org/wiki/Trijntje_Keever.
47 Herder, W.W. de (2004). »Giantism. A historical and medical view«. In: *Ned Tijdschr Geneeskd*, Dec 25; 148(52): 2585–90.
48 https://de.wikipedia.org/wiki/Altpreu%C3%9Fisches_Infanterieregiment_No._6_(1806).
49 LeBourgeois, M.K. et al. (2017). »Digital Media and Sleep in Childhood and Adolescence«. In: *Pediatrics*, Nov; 140(Suppl 2): 92–6.
50 Valcavi, R. et al. (1993). »Melatonin stimulates growth hormone secretion through pathways other than the growth hormone-releasing hormone«. In: *Clin Endocrinol (Oxf)*, Aug; 39(2): 193–9.
51 https://www.cbs.nl/nl-nl/nieuws/2021/37/nederlanderskorter-maar-nog-steeds-lang.
52 Wideman, L. et al. (2002). »Growth hormone release during acute and chronic aerobic and resistance exercise: recent findings«. In: *Sports Med*, 32(15): 987–1004.
53 https://www.medicosport.eu/nl/doping/doping1996-os.html.
54 Ho, K.Y. et al. (1988). »Fasting enhances growth hormone secretion and amplifies the complex rhythms of growth hormone secretion in man«. In: *J Clin Invest*, Apr; 81(4): 968–75.
55 Boudesteyn, K. et al. (2002). »Ghrelin, an important hormone produced by the stomach«. In: *Ned Tijdschr Geneeskd*, Oct 12; 146(41): 1929–33.

56 Levy, E. et al. (2019). »Intermittent Fasting and Its Effects on Athletic Performance: A Review«. In: *Curr Sports Med Rep*, Jul; 18(7): 266–9.
57 Schorr, M. et al. (2017). »The endocrine manifestations of anorexia nervosa: mechanisms and management«. In: *Nat Rev Endocrinol*, Mar; 13(3): 174–86.
58 Muñoz-Hoyos, A. et al. (2011). »Psychosocial dwarfism: psychopathological aspects and putative neuroendocrine markers«. In: *Psychiatry Res*, Jun 30; 188(1): 96–101.
59 Gohlke, B. C., Frazer, F. L. & R. Stanhope (2004). »Growth hormone secretion and long-term growth data in children with psychosocial short stature treated by different changes in environment«. In: *J Pediatr Endocrinol Metab*, 17(4): 637–43.
60 Powell-Jackson, J. et al. (1985). »Creutzfeldt-Jakob disease after administration of human growth hormone«. In: *The Lancet*, Aug 3; 2(8449): 244–6.

KAPITEL 4

1 https://www.boomgeschiedenis.nl/product/100-3527_Transgender-in-Nederland.
2 Money, J. et al. (1955). »An examination of some basic sexual concepts: the evidence of human hermaphroditism«. In: *Bulletin of the Johns Hopkins Hospital*, Vol. 97, Issue 4, 301–19.
3 Siehe Kapitel 2, Anmerkung 56. Siehe auch: https://taz.de/Intersexualitaet-im-Spitzensport/!5457222/.
4 https://www.at5.nl/artikelen/171722/homoseksuele-gieren-en-pingu%C3%AFns-inartis-veel-minder-gevaarlijk.
5 https://www.cbc.ca/news/world/gay-penguin-couple-adopts-abandoned-egg-in-german-zoo-1.794702.
6 https://en.wikipedia.org/wiki/Hermaphrodite.
7 https://natuurwijzer.naturalis.nl/leerobjecten/soms-een-man-soms-een-vrouw.
8 Spencer-Hall, A. & B. Gutt (2021). *Trans and Genderqueer Subjects in Medieval Hagiography*. Amsterdam: Amsterdam University Press.
9 Herman, J. L. et al. (2017). »Demographic and Health Characteristics of Transgender Adults in California: Findings from the 2015–2016 California Health Interview Survey«. In: *Policy Brief* (UCLA Center for Health Policy Research), 01 Oct 2017, (8): 1–10.
10 https://williamsinstitute.law.ucla.edu/publications/global-acceptance-index-lgbt.
11 https://www.ad.nl/show/nikkie-de-jager-dacht-na-coming-out-dat-alles-voorbij-was~abd09f3e/?referrer=https%3A%2F%2Fwww.google.nl%2F.

12 Sociaal Cultureel Planbureau (2018) bzw. https://www.ipsos.com/de-de/jeder-zweite-deutsche-sieht-wachsende-toleranz-gegenuber-transgendern.

13 https://www.smithsonianmag.com/arts-culture/when-didgirls-start-wearing-pink-1370097.

14 https://en.wikipedia.org/wiki/Mamie_Eisenhower.

15 Jonauskaite, D. et al. (2019). »Pink for girls, red for boys, and blue for both genders: Colour preferences in children and adults«. In: *Sex Roles*, 80, 630–42.

16 https://de.wikipedia.org/wiki/Das_lila_Lied.

17 https://nos.nl/artikel/2193985-best-wel-stoer-meisje-blij-met-gendervrije-kleren-bij-hema.

18 Vries, A. L. C. de et al (2014). »Young adult psychological outcome after puberty suppression and gender reassignment«. In: *Pediatrics*. Oct; 134(4): 696–704

19 Seibel, B. L. et al. (2018). »The Impact of the Parental Support on Risk Factors in the Process of Gender Affirmation of Transgender and Gender Diverse People«. In: *Front Psychol*, Mar 27; 9: 399.

20 Beusekom, G. van et al. (2015). »Same-sex attraction, gender nonconformity, and mental health: The protective role of parental acceptance«. In: *Psychology of Sexual Orientation and Gender Diversity*, 2(3), 307–12. 21.

21 https://en.wikipedia.org/wiki/Elagabalus.

22 https://www.ranker.com/list/transgender-people-in-history/devon-ashby.

23 Die Geschichte wurde von Tom Hooper in *The Danish Girl* (2015) nach dem gleichnamigen Roman von David Ebershoff verfilmt. Der Film zeigt jedoch ein manchmal etwas unglaubwürdiges Geschehen.

24 https://de.wikipedia.org/wiki/Christine_Jorgensen.

25 Hamburger, C. (1953). »The desire for change of sex as shown by personal letters from 465 men and women«. In: *Acta Endocrinol* (Copenh), Dec; 14(4): 361–75.

26 Zhou, J. N. et al. (1995). »A sex difference in the human brain and its relation to transsexuality«. In: *Nature*, Nov 2; 378(6552): 68–70.

27 https://www.volkskrant.nl/nieuws-achtergrond/het-grootste-compliment-is-ik-heb-een-gewoon-leven-nu~b319de37.

28 https://nos.nl/artikel/2172194-steeds-meer-mensen-wijzigen-hun-geslacht-na-transgenderwet.

29 https://www.scp.nl/publicaties/publicaties/2017/05/09/transgender-personen-in-nederland.

30 Heijer, M. den et al. (2017). »Long term hormonal treatment for transgender people«. In: *BMJ*, 359: j5027.

31 https://www.zilverencamera.nl/jaargang/zc-2018/documentair-nationaal-serie/inner-journey-into-manhood.
32 Lo Galbo, C. (2015). »Ik ben geen George Clooney, maar ik kan ermee door.« Interview mit Maxim Februari in *Vrij Nederland*.
33 Waanders, L. (2014). Rezension zu *De maakbare man. Notities over transseksualiteit* von Maxim Februari. Hanta.nl
34 Ongenae, C. (2015). »Na de geslachtsverandering: Maxim Februari vertelt wat je wel en niet moet weten over transgenders«. Interview auf www.catherineongenae.com.
35 Februari, M. (1989). *De zonen van het uitzicht*. Amsterdam: Querido.
36 Swaab, D. & E. Fliers (1985). »A sexually dimorphic nucleus in the human brain«. In: *Science*, May 31; 228(4703): 1112–5.
37 Swaab, D. F. & M. A. Hofman (1990). »An enlarged suprachiasmatic nucleus in homosexual men«. In: *Brain Res;* 537(1–2): 141–8.
38 Savic, I., Berglund, H. & P. Lindstrom (2005). »Brain response to putative pheromones in homosexual men«. In: *Proc Natl Acad Sci USA*, 102: 7356–61.
39 Berglund, H., Lindstrom, P. & I. Savic (2006). »Brain response to putative pheromones in lesbian women«. In: *Proc Natl Acad Sci USA*, 103(21): 8269–74.
40 Zhou, W., et al. (2014). »Chemosensory communication of gender through two human steroids in a sexually dimorphic manner«. In: *Curr Biol*, 24(10): 1091–5.
41 Jordan-Young, R. (2011). *Brain Storm: The Flaws in the Science of Sex Differences*. Cambridge: Harvard University Press.
42 Ward, I. L. (1972). »Brain response to putative pheromones in homosexual men«. In: *Science*, Jan 7; 175(4017): 82–4.
43 Radtke, K. M. et al. (2015). »Epigenetic modifications of the glucocorticoid receptor gene are associated with the vulnerability to psychopathology in childhood maltreatment«. In: *Transl Psychiatry*, 5, e571.
44 Waal, F. de (2022). *Der Unterschied. Was wir von Primaten über Gender lernen können*. Stuttgart: Klett-Cotta.
45 Balthazart, J. (2012). *The Biology of Homosexuality*. Oxford University Press, UK.
46 Terman, L. M. & C. C. Miles (1936). *Sex and Personality: Studies in Masculinity and Femininity*. New York: McGraw-Hill.
47 Blanchard, R. J. (2004). »Quantitative and theoretical analyses of the relation between older brothers and homosexuality in men«. In: *Theor Biol*, 230(2): 173–187.
48 Blanchard, R. (2008). »Review and Theory of Handedness, Birth Order and Homosexuality in Men«. In: *Laterality*, 13, 51–70.

49 Bos, H.W. & T.G.M. Sandfort (2010). »Children's Gender Identity in Lesbian and Heterosexual Two-Parent Families«. In: *Sex Roles*, 62(1): 114–26.
50 Breedlove, S.M. (2017). »Prenatal Influences on Human Sexual Orientation: Expectations versus Data«. In: *Arch Sex Behav*, Aug; 46(6): 1583–92.
51 Maccoby, E.E. et al. (1979). »Concentrations of Sex Hormones in Umbilical-Cord Blood: Their Relation to Sex and Birth Order of Infants«. In: *Child Development*, Vol. 50, No. 3, Sept, 632–42.
52 Blanchard, R. & A.F. Bogaert (1996). »Homosexuality in Men and Number of Older Brothers«. In: *Am J Psychiatry*, 153: 27–31.
53 Blanchard, R. et al. (1997). »H-Y Antigen and Homosexuality in Men«. In: *Journal of Theoretical Biology*, Vol. 185, Issue 3, 7 April, 373–8.

KAPITEL 5

1 Laar, A. van de (2014). *Onder het mes: de beroemdste patiënten en operaties uit de geschiedenis van de chirurgie.* Amsterdam: Thomas Rap.
2 Reutrakul, S. & Van Cauter, E. (2018). »Sleep influences on obesity, insulin resistance, and risk of type 2 diabetes«. In: *Metabolism*, Jul; 84: 56–66.
3 Dickens, Ch. (2012). *The Pickwick Papers* (Penguin Classics). London: Penguin. Deutsche Ausgabe: *Die Pickwickier* (Fischer Klassik). Frankfurt a.M.: Fischer.
4 Almuli, T. (2019). *Knap voor een dik meisje.* Amsterdam: Nijgh & Van Ditmar.
5 https://www.destatis.de/Europa/DE/Thema/Bevoelkerung-Arbeit-Soziales/Gesundheit/Uebergewicht.html.
6 https://www.bundesgesundheitsministerium.de/themen/praevention/gesundheitsgefahren/diabetes.html#:~:text=In%20Deutschland%20ist%20bei%20circa,Stellschrauben%20zur%20Bekämpfung%20von%20Diabetes.
7 Hübel, C. et al. (2019). »Epigenetics in eating disorders: a systematic review«. In: *Mol Psychiatry*, 24, 90115.
8 Booij, L. & H. Steiger (2020). »Applying epigenetic science to the understanding of eating disorders: a promising paradigm for research and practice«. In: *Curr Opin Psychiatry*, Nov; 33(6): 515–20.
9 http://psychclassics.yorku.ca/Pavlov.
10 Dimaline, R. et al. (2014). »Novel roles of gastrin«. In: *J Physiol*, Jul 15; 592(Pt 14): 2951–8.
11 Rehfeld, J.F. (2017). »Cholecystokinin – From Local Gut Hormone to Ubiquitous Messenger«. In: *Front Endocrinol* (Lausanne), 8: 47.
12 https://lion-nutrition.weebly.com/digestive-system.html.

13 Broglio, F. et al. (2007). »Brain-gut communication: cortistatin, somatostatin and ghrelin«. In: *Trends in Endocrinology & Metabolism*, Vol. 18, Issue 6, August, 246–51.
14 Cheng, H. L. et al. (2018). »Ghrelin and Peptide YY Change During Puberty: Relationships With Adolescent Growth, Development, and Obesity«. In: *J Clin Endocrinol Metab*, Aug 1; 103(8): 2851–60.
15 Danziger, S., Levav, J. & L. Avnaim-Pesso (2011). »Extraneous factors in judicial decisions«. In: *PNAS USA*, 108(17): 6889–92.
16 Linder, J. A. et al. (2014). »Time of day and the decision to prescribe antibiotics«. In: *JAMA Intern Med*, 174(12): 2029–31.
17 Tal, A. et al. (2013). »Fattening fasting: hungry grocery shoppers buy more calories, not more food«. In: *JAMA Intern Med*, 173(12): 1146–8.
18 https://books.google.be/books/about/De_borgelyke_tafel_om_lang_gesond_sonder.html?id=X4lbAAAAQAAJ&redir_esc=y.
19 Walker, M. (2018). *Das große Buch vom Schlaf. Die enorme Bedeutung des Schlafs. Beste Vorbeugung gegen Alzheimer, Krebs, Herzinfarkt und vieles mehr*. München: Goldmann.
20 Ulhoa, M. A. (2015). »Shift work and endocrine disorders«. In: *Int J Endocrinol*, 826249.
21 Mitler, M. M. et al. (1988). »Catastrophes, sleep, and public policy: consensus report«. In: *Sleep* 11(1): 100–9.
22 Leroyer, E. et al. (2014). »Extended-duration hospital shifts, medical errors and patient mortality«. In: *Br J Hosp Med* (Lond), 75(2): 96–101.
23 Ekirch, R. (2006). *In der Stunde der Nacht. Eine Geschichte der Dunkelheit*. Köln: Bastei Lübbe.
24 Mattingly, S. M. et al. (2021). »The effects of seasons and weather on sleep patterns measured through longitudinal multimodal sensing«. In: *NPJ Digit Med*, Apr 28; 4(1): 76.
25 Yetish, G. et al. (2015). »Natural sleep and its seasonal variations in three pre-industrial societies«. In: *Curr Biol*, Nov 2; 25(21): 2862–8.
26 Wehr, T. A. (1992). »In short photoperiods, human sleep is biphasic«. In: *J Sleep Res*, Jun; 1(2): 103–7.
27 Mesarwi, O. et al. (2013). »Sleep disorders and the development of insulin resistance and obesity«. In: *Endocrinol Metab Clin North Am*, Sep; 42(3): 617–34.
28 Kojima, M. et al. (2013). »Ghrelin discovery: a decade after«. In: *Endocr Dev*, 25: 1–4.
29 Anderberg, R. H. et al. (2016). »The Stomach-Derived Hormone Ghrelin Increases Impulsive Behavior«. In: *Neuropsychopharmacology*, Apr; 41(5): 1199–209.

30 Parikh, S., Parikh, R., Michael, K. et al. (2022). »Food-seeking behavior is triggered by skin ultraviolet exposure in males.« Nat Metab.
31 Theander, C. et al. (2006). »Ghrelin action in the brain controls adipocyte metabolism«. In: *J Clin Invest*, Jul; 116(7): 1983–93.
32 King, W. C. et al. (2017). »Alcohol and other substance use after bariatric surgery: prospective evidence from a U.S. multicenter cohort study«. In: *Surg Obes Relat Dis*, Aug; 13(8): 1392–402.
33 Hao, Z. et al. (2016). »Does gastric bypass surgery change body weight set point?«. In: *Int J Obes Suppl*, Dec; 6 (Suppl 1): 37–43.
34 Luchtman, D. W. et al. (2015). »Defense of Elevated Body Weight Setpoint in Diet-Induced Obese Rats on Low Energy Diet Is Mediated by Loss of Melanocortin Sensitivity in the Paraventricular Hypothalamic Nucleus«. In: *PLoS One*. Oct 7; 10(10): e0139462.
35 Peters, A. et al. (2004). »The selfish brain: competition for energy resources«. In: *Neurosci Biobehav Rev*, Apr; 28(2): 143–80.
36 Cummings, D. E. et al. (2002). »Plasma ghrelin levels after diet-induced weight loss or gastric bypass surgery«. In: *N Engl J Med*, May 23; 346(21): 1623–30.
37 German, A. J. et al. (2006). »The growing problem of obesity in dogs and cats«. In: *The Journal of Nutrition*, Vol. 136, Issue 7, 1 July, 1940S–1946S.
38 Ingalls, A. M. et al. (1950). »Obese, a new mutation in the house mouse«. In: *J Hered*, Dec; 41(12): 3 17–8.
39 O'Rahilly, S. (2014). »20 years of leptin: what we know and what the future holds«. In: *J Endocrinol*, Oct; 223(1): E1–3.
40 Tausk, M. (1978). *Organon. De geschiedenis van een bijzondere Nederlandse onderneming*. Nijmegen: Dekker & van de Vegt.
41 Goldschmidt, S. (2014). *Die Glücksfabrik*. München: dtv.
42 Gershon, M. (2001). *Der kluge Bauch. Die Entdeckung des zweiten Gehirns*. München: Goldmann.
43 Reiter, S. et al. (2017). »On the Value of Reptilian Brains to Map the Evolution of the Hippocampal Formation«. In: *Brain Behav Evol*, 90(1): 41–52.
44 O'Neill, P. M. et al. (2018). »Efficacy and safety of semaglutide compared with liraglutide and placebo for weight loss in patients with obesity: a randomised, double-blind, placebo and active controlled, dose-ranging, phase 2 trial«. In: *The Lancet*, Aug 25; 392(10148): 637–49.
45 https://de.wikipedia.org/wiki/Naturalis_historia.
46 Siehe auch Anmerkung 1.
47 https://de.wikipedia.org/wiki/Ivo_Pitanguy.

48 https://medicine.uiowa.edu/surgery/content/memory-dr-edward-e-mason.
49 Adams, T. D. et al. (2017). »Weight and Metabolic Outcomes 12 Years after Gastric Bypass«. In: *N Engl J Med*, 377: 1143–55.

KAPITEL 6

1 Eiseman, B. et al. (1958). »Fecal enema as an adjunct in the treatment of pseudomembranous enterocolitis«. In: *Surgery*, Nov; 44(5): 854–9.
2 Nood, E. van (2013). »Duodenal infusion of donor feces for recurrent Clostridium difficile«. In: *NEJM*, 368(5): 407–15.
3 Enders, G. (2014). *Darm mit Charme. Alles über ein unterschätztes Organ.* Berlin: Ullstein.
4 Covasa, M. et al. (2019). »Intestinal Sensing by Gut Microbiota: Targeting Gut Peptides«. In: *Review Front Endocrinol* (Lausanne), Feb 19; 10: 82.
5 Knudsen, L. B. et al. (2019). »The Discovery and Development of Liraglutide and Semaglutide«. In: *Front Endocrinol* (Lausanne), Apr 12; 10: 155.
6 Pijper, P. (2020). *Schatgravers en Scheppers.* Zierikzee: Uitgeverij De Woordenwinkel.
7 Engeland, C. G. et al. (2016). »Psychological distress and salivary secretory immunity«. In: *Brain Behav Immun*, Feb; 52: 11–7.
8 Madsen, K. B. et al. (2013). »Acute effects of continuous infusions of glucagon-like peptide (GLP)-1, GLP-2 and the combination (GLP-1+GLP-2) on intestinal absorption in short bowel syndrome (SBS) patients. A placebo-controlled study«. In: *Regul Pept*, Jun 10; 184: 30–9.
9 Fung, T. C. et al. (2019). »Intestinal serotonin and fluoxetine exposure modulate bacterial colonization in the gut«. In: *Nat Microbiol*, Dec; 4(12): 2064–2073.
10 Kim, D. Y. et al. (2000). »Serotonin: a mediator of the brain-gut connection«. In: *Am J Gastroenterol*, Oct; 95(10): 2698–709.
11 Neuman, H. et al. (2015). »Microbial endocrinology: the interplay between the microbiota and the endocrine system«. In: *fems Microbiol Rev*, Jul; 39(4): 509–21.
12 Gershon, M. (2001). *Der kluge Bauch.* a. a. O.
13 Fan, Y. et al. (2021). »Gut microbiota in human metabolic health and disease«. In: *Nat Rev Microbiol*, Jan; 19(1): 55–71.
14 Bullmore, E. (2019). *Die entzündete Seele. Ein radikal neuer Ansatz zur Heilung von Depressionen.* München: Goldmann.
15 https://www.nobelprize.org/prizes/medicine/1958/lederberg/biographical.
16 Groot, P. F. de et al. (2017). »Fecal Microbiota Transplantation in Metabolic Syndrome: History, Present and Future«. In: *Gut Microbes*, May 4; 8(3): 253–67.

17 Antonelli, G. et al. (2016). »Evolution of the Koch postulates: towards a 21st-century understanding of microbial infection«. In: *Clin Microbiol Infect*, Jul; 22(7): 583–4.
18 Smits, L. P. et al. (2013). »Therapeutic potential of fecal microbiota transplantation«. In: *Gastroenterology*, Nov; 145(5): 946–53.
19 Hanssen, N. M. J. et al. (2021). »Fecal microbiota transplantation in human metabolic diseases: From a murky past to a bright future?«. In: *Cell Metab*, Jun 1; 33(6): 1098–110.
20 Rogers, M. A. M. et al. (2013). »Depression, antidepressant medications, and risk of Clostridium difficile infection«. In: *BMC Med*, May 7; 11: 121. doi: 10.1186/1741-7015-11-121.
21 Lyte, J. M. et al. (2020). »Gut-brain axis serotonergic responses to acute stress exposure are microbiome-dependent«. In: *Neurogastroenterol Motil*, Nov; 32(11): e13881.
22 Malik, F. (2019). »Case report and literature review of auto-brewery syndrome: probably an underdiagnosed medical condition«. In: *BMJ Open Gastroenterol*, Aug 5; 6(1): e000325.
23 Chen, L. et al. (2021). »Tryptophan-kynurenine metabolism: a link between the gut and brain for depression in inflammatory bowel disease«. In: *J Neuroinflammation*, 18: 135.
24 Esplugues, E. et al. (2011). »Control of TH17 cells occurs in the small intestine«. In: *Nature*, Jul 28; 475(7357): 514–8.
25 Knezevic, J. et al. (2020). »Thyroid-Gut-Axis: How Does the Microbiota Influence Thyroid Function?«. In: *Nutrients*, Jun; 12(6): 1769.
26 Heiss, C. N. et al. (2018). »Gut Microbiota-Dependent Modulation of Energy Metabolism«. In: *J Innate Immun*, 10(3): 163–71.
27 Groot, P. F. de et al. (2020). »Donor metabolic characteristics drive effects of faecal microbiota transplantation on recipient insulin sensitivity, energy expenditure and intestinal transit time«. In: *Gut*, Mar; 69(3): 502–12.
28 Chevalier, C. et al. (2015). »Gut Microbiota Orchestrates Energy Homeostasis during Cold«. In: *Cell*, Dec 3; 163(6): 1360–74.
29 Smith, R. P. et al. (2019). »Gut microbiome diversity is associated with sleep physiology in humans«. In: *PLoS One*, Oct 7; 14(10): e0222394.
30 Thaiss, C. A. et al. (2014). »Transkingdom control of microbiota diurnal oscillations promotes metabolic homeostasis«. In: *Cell*, Oct 23; 159(3): 514–29.
31 Kumar Dogra, S. et al. (2020). »Gut Microbiota Resilience: Definition, Link to Health and Strategies for Intervention«. In: *Front Microbiol*, 11: 572921.

32 Garcia-Gutierrez, E. et al. (2019). »Gut microbiota as a source of novel antimicrobials«. In: *Gut Microbes*, 10(1): 1–21.
33 Munger, E. et al. (2018). »Reciprocal Interactions Between Gut Microbiota and Host Social Behavior«. In: *Front Integr Neurosci*, 12: 21.
34 Koren, O. et al. (2012). »Host remodeling of the gut microbiome and metabolic changes during pregnancy«. In: *Cell*, Aug 3; 150(3): 470–80.
35 Kristensen, K. et al. (2016). »Cesarean section and disease associated with immune function«. In: *J Allergy Clin Immunol*, Feb; 137(2): 587–90.
36 Korpela, K. et al. (2020). »Maternal Fecal Microbiota Transplantation in Cesarean-Born Infants Rapidly Restores Normal Gut Microbial Development: A Proof-of-Concept Study«. In: *Cell*, Oct 15; 183(2): 324–34.
37 Elsen, L. W. J. van den et al. (2019). »Shaping the Gut Microbiota by Breastfeeding: The Gateway to Allergy Prevention?«. In: *Front Pediatr*, 7: 47.
38 Song, S. J. et al. (2013). »Cohabiting family members share microbiota with one another and with their dogs«. In: *Elife*, Apr 16; 2: e00458.
39 Costea, P. I. et al. (2018). »Enterotypes in the landscape of gut microbial community composition«. In: *Nat Microbiol*, Jan; 3(1): 8–16.
40 Yao, Z. et al. (2020). »Relation of Gut Microbes and L-Thyroxine Through Altered Thyroxine Metabolism in Subclinical Hypothyroidism Subjects«. In: *Front Cell Infect Microbiol*, 10: 495.
41 Krogh Pedersen, H. et al. (2016). »Human gut microbes impact host serum metabolome and insulin sensitivity«. In: *Nature*, Jul 21; 535(7612): 376–81.
42 Blaser, M. (2017). *Antibiotika-Overkill. So entstehen die modernen Seuchen*. Freiburg: Herder.
43 Clemente, J. C. et al. (2015). »The microbiome of uncontacted Amerindians«. In: *Sci Adv*, Apr 3; 1(3): e1500183.
44 Dominguez-Bello, M. G. et al. (2018). »Preserving microbial diversity«. In: *Science*, Oct 5; 362(6410): 33–4.
45 https://taymount.com.
46 Niazi, A. K. et al. (2011). »Thyroidology over the ages«. In: *Indian J Endocrinol Metab*, Jul; 15(Suppl2): 121–6.

KAPITEL 7

1 Golden, S. H. et al. (2009). »Clinical review: Prevalence and incidence of endocrine and metabolic disorders in the United States: a comprehensive review«. In: *J Clin Endocrinol Metab*, June 1; 94(6): 1853–1878.
2 Mantel, H. (2015). *Von Geist und Geistern*. Köln: DuMont.
3 Djerassi, C. (2001). *This Man's Pill. Sex, die Kunst und Unsterblichkeit*. Innsbruck: Haymon.
4 Rosing, J., Middeldorp, S. et al. (1999). »Low-dose oral contraceptives and

acquired resistance to activated protein C: a randomised cross-over study«. In: *The Lancet*, Dec 11; 354(9195): 2036–40.

5 Pletzer, B. A. et al. (2014). »50 years of hormonal contraception-time to find out, what it does to our brain«. In: *Front Neurosci*, Aug 21; 8: 256.

6 Schaffir, J. et al. (2016). »Combined hormonal contraception and its effects on mood: a critical review«. In: *Eur J Contracept Reprod Health Care*, Oct; 21(5): 347–55.

7 Skovlund, C. W. et al. (2018). »Association of Hormonal Contraception With Suicide Attempts and Suicides«. In: *Am J Psychiatry*, Apr 1; 175(4): 336–42.

8 Zimmerman, Y. et al. (2014). »The effect of combined oral contraception on testosterone levels in healthy women: a systematic review and meta-analysis«. In: *Hum Reprod Update*, Jan; 20(1): 76–105.

9 Panzer, C. et al. (2006). »Impact of oral contraceptives on sex hormone-binding globulin and androgen levels: a retrospective study in women with sexual dysfunction«. In: *J Sex Med*, 2006 Jan; 3(1): 104–13.

10 Nielsen, S. E. et al. (2011). »Hormonal contraception usage is associated with altered memory for an emotional story«. In: *Neurobiol Learn Mem*, Sep; 96(2): 378–84.

11 Mordecai, K. L. et al. (2017). »Cortisol reactivity and emotional memory after psychosocial stress in oral contraceptive users«. In: *J Neurosci Res*, Jan 2; 95(1–2): 126–35.

12 Toni, R. (2000). »Ancient views on the hypothalamic-pituitary-thyroid axis: an historical and epistemological perspective«. In: *Pituitary*, Oct; 3(2): 83–95.

13 Janicki-Deverts, D. et al. (2016). »Basal salivary cortisol secretion and susceptibility to upper respiratory infection«. In: *Brain Behav Immun*, Mar; 53: 255–61.

14 Fröhlich, E. et al. (2017). »Thyroid Autoimmunity: Role of Anti-thyroid Antibodies in Thyroid and Extra-Thyroidal Diseases«. In: *Front Immunol*, 8: 521.

15 https://schildklier.nl/over-son/organisatie/historie.

16 Chaker, L. et al. (2017). »Hypothyroidism«. In: *The Lancet*, Sep 23; 390(10101): 1550–62.

17 Martino, E. (2012). »Endocrinology and Art. Madonna del Rosario (Lady of the rosary) – Michelangelo Merisi called Caravaggio (1571–1610)«. In: *Journal of Endocrinological Investigation*, Vol. 35, 243.

18 Papapetrou, P. D. (2015). »The philosopher Socrates had exophthalmos (a term coined by Plato) and probably Graves' disease«. In: *Hormones* (Athens), Jan–Mar; 14(1): 167–71.

19 https://thyroidwellness.com/blogs/default-blog/president-bush-s-graves-disease-story-and-the-potential-triggers-of-his-thyroid-condition.
20 https://columbiasurgery.org/news/2015/09/03/history-medicine-leonardo-da-vinci-and-elusive-thyroid-0.
21 Laios, K. et al. (2019). »From thyroid cartilage to thyroid gland«. In: *Folia Morphol*, Vol. 78, No. 1, 171–3.
22 Niazi, A. K. et al. (2011). »Thyroidology over the ages«. In: *Indian J Endocrinol Metab*, Jul; 15(Suppl2): 121–6.
23 Leung, A. M. et al. (2012). »History of U. S. iodine fortification and supplementation«. In: *Nutrients*, Nov; 4(11): 1740–6.
24 Meijer van Putten, J. B. (1997). »Jodiumtekort«. In: *Ned Tijdschr Geneeskd*, 141: 453–4.
25 https://manuthek.de/thyroid-die-natuerliche-alternative-zu-l-thyroxin/.
26 Loos, V. (2008). »A thyrotoxicosis outbreak due to dietary pills in Paris«. In: *Ther Clin Risk Manag*, Dec; 4(6): 1375–9.
27 Parmar, M. et al. (2003). »Recurrent hamburger thyrotoxicosis«. In: *CMAJ*, Sep 2; 169(5): 415–7.
28 Ranabir, S. et al. (2011). »Stress and hormones«. In: *Indian J Endocrinol Metab*, Jan–Mar; 15(1): 18–22.
29 Bérard, L. (1916). »La maladie de Basedow et la guerre«. In: *Bull. Acad. de méd*, 76: 428.
30 Weisschedel-Freiburg, E. (1953). »Characteristics of Basedow's disease and hyperthyreoses after the war; therapy with radioiodine«. In: *Langenbecks Arch. u. Dtsch. Z. Clair*, 273 (Kongressbericht), S. 817–9.
31 Paunkovic, N. et al. (1998). »The significant increase in incidence of Graves' disease in eastern Serbia during the civil war in the former Yugoslavia (1992 to 1995)«. In: *Thyroid*, Jan; 8(1): 37–41.
32 https://www.brainimmune.com/caleb-parry-and-the-relationship-between-hyperthyroidism-and-stress.
33 https://www.schilddruesengesellschaft.at/sites/osdg.at/files/upload/15%20Weissel%20-%20Schilddruese%20und%20Stressful%20Life%20Events.pdf.
34 Vita, R. et al. (2009). »A patient with stress-related onset and exacerbations of Graves disease«. In: *Nat Clin Pract Endocrinol Metab*, Jan; 5(1): 55–61.
35 https://www.thyroid.org/thyroid-disease-pregnancy.
36 Michels, A. W. et al. (2010). »Immunologic endocrine disorders«. In: *J Allergy Clin Immunol*, Feb; 125(2 Suppl 2): 226–37.
37 https://neuroendoimmune.wordpress.com/2013/04/16/horror-autotoxicus-the-story-of-autoimmunity.
38 Ngo, S. T. et al. (2014). »Gender differences in autoimmune disease«. In: *Frontiers in Neuroendocrinology*, 35(3): 347–69.

39 Quintero, O. et al. (2012). »Autoimmune disease and gender: plausible mechanisms for the female predominance of autoimmunity«. In: *J Autoimmun*, May; 38(2–3): J109–19.
40 Flak, M. B. et al. (2013). »Immunology. Welcome to the microgenderome«. In: *Science*, Mar 1; 339(6123): 1044–5.
41 Fuhri Snethlage, C. M. et al. (2021). »Auto-immunity and the gut microbiome in type 1 diabetes: Lessons from rodent and human studies«. In: *Best Pract Res Clin Endocrinol Metab*, May; 35(3): 101544.
42 http://www.endocrinesurgery.net.au/adrenal-history.
43 Owen, D. (2008). *Zieke wereldleiders. Hoe overmoed, depressie en andere aandoeningen politieke beslissingen sturen*. Amsterdam: Nieuw Amsterdam.
44 Horby, P. et al. (2021). »Dexamethasone in Hospitalized Patients with Covid-19«. In: *N Engl J Med*, Feb 25; 384(8): 693–704.
45 Lee, D. et al. (2015). »Technical and clinical aspects of cortisol as a biochemical marker of chronic stress«. In: *BMB Rep*, Apr; 48(4): 209–16.
46 https://www.historynet.com/jack-kennedy-dr-feelgood/?f.
47 https://www.history.com/topics/us-presidents/kennedy-nixon-debates.
48 Mandel, L. R. (2009). »Endocrine and autoimmune aspects of the health history of John F. Kennedy«. In: *Ann Intern Med*, Sep 1; 151(5): 350–4.
49 Carney, J. A. (1995). »The Search for Harvey Cushing's Patient, Minnie G., and the Cause of Her Hypercortisolism«. In: *Am J Surg Path*, 19(1): 100–108.
50 Lupien, S. (2014). *Well Stressed. Manage Stress Before It Turns Toxic*. HarperCollins Canada.
51 https://www.nobelprize.org/prizes/medicine/1950/hench/facts.
52 QJM (2005). Jun; 98(6): 387–402.
53 Hinz, L. et al. (2011). »Why did Harvey Cushing misdiagnose Cushing's disease? The enigma of endocrinological diagnoses«. In: *UWOMJ*, 79: 1, 43–6.
54 Househam, A. M. et al. (2017). »The Effects of Stress and Meditation on the Immune System, Human Microbiota, and Epigenetics«. In: *Adv Mind Body Med*, Fall; 31(4): 10–25.
55 Keown, D. (2021). *Der Funke im System. Wie die chinesische Medizin die Rätsel der westlichen Medizin löst*. München: Elsevier.
56 Ma, X. (2017). »The Effect of Diaphragmatic Breathing on Attention, Negative Affect and Stress in Healthy Adults«. In: *Front Psychol*, 8; 874.
57 Benvenutti, M. J. et al. (2017). »A single session of hatha yoga improves stress reactivity and recovery after an acute psychological stress task-A counterbalanced, randomized-crossover trial in healthy individuals«. In: *Complement Ther Med*, Dec; 35: 120–126.

58 Thind, H. et al. (2017). »The effects of yoga among adults with type 2 diabetes: A systematic review and meta-analysis«. In: *Prev Med*, Dec; 105: 116–26.
59 Nilakanthan, S. et al. (2016). »Effect of 6 months intense Yoga practice on lipid profile, thyroxine medication and serum TSH level in women suffering from hypothyroidism: A pilot study«. In: *J Complement Integr Med*, Jun 1; 13(2): 189–93.
60 Chu, P. et al. (2016). »The effectiveness of yoga in modifying risk factors for cardiovascular disease and metabolic syndrome: A systematic review and meta-analysis of randomized controlled trials«. In: *European Journal of Preventive Cardiology*, 23(3), 291–307.
61 Lequin, R. M. et al. (2002). »Marius Tausk (1902–1990), influential endocrinologist and producer of medicines; a retrospect to mark the centenary of his birth«. In: *Ned Tijdschr Geneeskd*, Feb 16; 146(7): 327–30.
62 Knegtmans, P. J. (2014). *Geld, ijdelheid en hormonen. Ernst Laqueur (1880–1947), hoogleraar en ondernemer*. Amsterdam: Boom.
63 https://www.nobelprize.org/prizes/chemistry/1939/butenandt/biographical.
64 Anonymous (1896). »The brown-sequard method of testicular extract therapy«. In: *JAMA*, XXVI(10): 488.
65 https://historianet.nl/oorlog/tweede-wereldoorlog/hitler/hitler-was-in-de-tweede-wereldoorlog-aan-de-drugs.
66 Williams, B. R. et al. (2017). »Hormone Replacement: The Fountain of Youth?«. In: *Prim Care*, Sep; 44(3): 481–98.
67 Wade, N. (1972). »Anabolic Steroids: Doctors Denounce Them, but Athletes Aren't Listening«. In: *Science*, Jun 30; 176(4042): 1399–403.
68 Nieschlag, E. & E. Voron (2015). »Mechanisms in endocrinology: Medical consequences of doping with anabolic androgenic steroids: effects on reproductive functions«. In: *Eur J Endocrinol*, Aug; 173(2): R47–58.
69 Tod, D. et al. (2016). »Muscle dysmorphia: current insights«. In: *Psychol Res Behav Manag*, 9: 179–88.
70 https://wgs160.wordpress.com/2014/10/13/the-evolution-of-gi-joe.
71 Herman, C. W. et al. (2014). »The very high premature mortality rate among active professional wrestlers is primarily due to cardiovascular disease«. In: *PLoS One*, November; 9(11): e109945.
72 Achar, S. et al. (2010). »Cardiac and metabolic effects of anabolic-androgenic steroid abuse on lipids, blood pressure, left ventricular dimensions, and rhythm«. In: *American Journal of Cardiology*, September; 106(6): 893–901.
73 https://www.fda.gov/consumers/consumer-updates/teens-and-steroids-dangerous-combo.

74 https://www.europarl.europa.eu/news/en/press-room/20120314IPR40752/win-win-ending-to-the-hormone-beef-trade-war.

KAPITEL 8

1 Lobo, R. (2003). »Early ovarian ageing: a hypothesis. What is early ovarian ageing?«. In: *Hum Reprod*, Sep; 18(9): 1762–4.
2 Buckler, H. (2005). »The menopause transition: endocrine changes and clinical symptoms«. In: *J Br Menopause Soc*, Jun; 11(2): 61–5.
3 Greenblatt, R. B. et al. (1976). »Estrogen-androgen levels in aging men and women: therapeutic considerations«. In: *J Am Geriatr Soc*, Apr; 24(4): 173–8.
4 Alpanes, M. et al. (2012). »Management of postmenopausal virilization«. In: *The Journal of Clinical Endocrinology & Metabolism*, 97 (8) 2584–8.
5 Aristoteles (2007). *Zoologische Schriften II: Über die Teile der Lebewesen*. Berlin: Akademie-Verlag.
6 https://de.wikipedia.org/wiki/Trotula.
7 Muscat Baron, Y. (2012). *A history of the menopause*. Hrsg. vom Department of Obstetrics and Gynaecology, Faculty of Medicine & Surgery, University of Malta.
8 https://www.laphamsquarterly.org/roundtable/significant-life-event.
9 Livesley, B. (1977). »The climacteric disease«. In: *J Am Geriatr Soc*, Apr; 25(4): 162–6.
10 Rees, M. et al. (2021). »Global consensus recommendations on menopause in the workplace: A European Menopause and Andropause Society (EMAS) position statement«. In: *Maturitas*, Sep; 151: 55–62.
11 https://www.nrc.nl/nieuws/2011/01/08/de-overgang-is-de-weg-naar-de-dood-11986165-a21417.
12 Ayranci, U. et al. (2010). »Menopause status and attitudes in a Turkish midlife female population: an epidemiological study«. In: *BMC Womens Health*, Jan 11; 10: 1.
13 Jones, E. K. et al. (2012). »Menopause and the influence of culture: another gap for Indigenous Australian women?«. In: *BMC Womens Health*, 12: 43.
14 Flint, M. (1975). »The menopause: reward or punishment?«. In: *Psychosomatics*, 16, 161–3.
15 Hoga, L. et al. (2015). »Women's experience of menopause: a systematic review of qualitative evidence«. In: *JBI Database System Rev Implement Rep*, Sep 16; 13(8): 250–337.
16 Beyene, Y. (1986). »Cultural significance and physiological manifestations of menopause. A biocultural analysis«. In: *Cult Med Psychiatry*. Mar; 10(1): 47–71.

17 Mar, S. O. (2020). »Rural urban difference in natural menopausal age«. In: *International Journal of Women's Health and Reproduction Sciences*, Vol. 8, No. 2, 112–8.
18 Peccei, J. S. (1995). »A hypothesis for the origin and evolution of menopause«. In: *Maturitas*, Feb; 21(2): 83–9.
19 Kuhle, B. X. (2007). »An evolutionary perspective on the origin and ontogeny of menopause«. In: *Maturitas*, Aug 20; 57(4): 329–37.
20 Ellis, S. et al. (2018). »Postreproductive lifespans are rare in mammals«. In: *Ecol Evol*, Jan 31; 8(5): 2482–94.
21 Stockwell, S. (1983). »Classics in oncology. George Thomas Beatson, M. D. (1848–1933)«. In: *Cancer J Clin*, Mar-Apr; 33(2): 105–21.
22 https://www.nobelprize.org/prizes/medicine/1966/huggins/facts.
23 Wilson, R. A. (1966). *Die vollkommene Frau. Keine kritischen Jahre mehr. Östrogen: Geschenk der Wissenschaft*. München: Kindler.
24 Chung, H. F. et al. (2021). »Age at menarche and risk of vasomotor menopausal symptoms: a pooled analysis of six studies«. In: *BJOG*, Feb; 128(3): 603–13.
25 Saccomani, S. et al. (2017). »Does obesity increase the risk of hot flashes among midlife women?: a population-based study«. In: *Menopause*, Sep; 24(9): 1065–70.
26 Ameye, L. et al. (2014). »Menopausal hormone therapy use in 17 European countries during the last decade«. In: *Maturitas*, Nov; 79(3): 287–91.
27 Rossouw, J. E. et al. (2002). »Risks and benefits of estrogen plus progestin in healthy postmenopausal women: principal results From the Women's Health Initiative randomized controlled trial«. In: *JAMA*, Jul 17; 288(3): 321–33.
28 Beral, V. et al. (2015). »Menopausal hormone use and ovarian cancer risk: individual participant meta-analysis of 52 epidemiological studies«. In: *The Lancet*, May 9; 385(9980): 1835–42.
29 Chen, M. N. et al. (2015). »Efficacy of phytoestrogens for menopausal symptoms: a meta-analysis and systematic review«. In: *Climacteric*, Mar; 18(2): 260–9.
30 Spalek, K. et al. (2019). »Women using hormonal contraceptives show increased valence ratings and memory performance for emotional information«. In: *Neuropsychopharmacology*, Vol. 44, 1258–64.
31 Weber, M. T. et al. (2014). »Cognition and mood in perimenopause: a systematic review and meta-analysis«. In: *J Steroid Biochem Mol Biol*, Jul; 0: 90–8.
32 Caldwell, B. M. et al. (1954). »An evaluation of sex hormone replacement in aged women«. In: *J Genet Psychol*, Dec; 85(2): 181–200.

33 Berg, J. S. et al. (2000). »Early menopause presenting with mood symptoms in a student aviator«. In: *Aviat Space Environ Med*, Mar; 71(3): 251–4.
34 Henderson, V. W. (2011). »Gonadal hormones and cognitive aging: a midlife perspective«. In: *Womens Health* (Lond Engl), Jan; 7(1): 81–93.
35 Luine, V. N. (2014). »Estradiol and cognitive function: past, present and future«. In: *Horm Behav*, Sep; 66(4): 602–18.
36 https://de.wikipedia.org/wiki/Erlassjahr.
37 Ginsberg, J. (1991). »What determines the age at the menopause?«. In: *BMJ*, Jun 1; 302(6788): 1288–9.
38 Haller-Kikkatalo, K. et al. (2015). »The prevalence and phenotypic characteristics of spontaneous premature ovarian failure: a general population registry-based study«. In: *Human Reproduction*, Vol. 30, Issue 5, May; 1229–38.
39 http://www.dailymail.co.uk/femail/article-2125245/I-went-menopause-Hot-flushes-classroom-hrt-shed-kiss-Knowing-d-baby-But-shocking-Amanda-s-ordeal-far-unique.html.
40 Bentzen, J. G. et al. (2013). »Maternal menopause as a predictor of anti-Mullerian hormone level and antral follicle count in daughters during reproductive age«. In: *Hum Reprod.* Jan; 28(1): 247–55.
41 Evans, D. G. et al. (2014). »The Angelina Jolie effect: how high celebrity profile can have a major impact on provision of cancer related services«. In: *Breast Cancer Res*, Sep 19; 16(5): 442.
42 Depmann, M. et al. (2016). »Can we predict age at natural menopause using ovarian reserve tests or mother's age at menopause? A systematic literature review«. In: *Menopause*, Feb; 23(2): 224–32.
43 Murabito, J. M. et al. (2005). »Heritability of age at natural menopause in the Framingham Heart Study«. In: *J Clin Endocrinol Metab*, Jun; 90(6): 3427–30.
44 Snieder, H. et al. (1998). »Genes control the cessation of a woman's reproductive life: a twin study of hysterectomy and age at menopause«. In: *J Clin Endocrinol Metab*, Jun; 83(6): 1875–80.
45 Schmidt, C. W. (2017). »Age at Menopause: Do Chemical Exposures Play a Role?«. In: *Environ Health Perspect*, Jun; 125(6): 062001.
46 https://de.wikipedia.org/wiki/Sevesounglück.
47 Eskenazi, B. et al. (2005). »Serum dioxin concentrations and age at menopause«. In: *Environ Health Perspect*, Jul; 113(7): 858–62.
48 Ding, N. (2020). »Associations of Perfluoroalkyl Substances with Incident Natural Menopause: The Study of Women's Health Across the Nation«. In: *J Clin Endocrinol Metab*, 105 (9); e3169–3182.

49 Coperchini, F. (2020). »Thyroid Disrupting Effects of Old and New Generation PFAS«. In: *Front Endocrinol* (Lausanne), 11: 612320.
50 Chevrier, J. (2014). »Serum dioxin concentrations and thyroid hormone levels in the Seveso Women's Health Study«. In: *Am J Epidemiol*, Sep 1; 180(5): 490–8.
51 Chow, E. T. et al. (2016). »Cosmetics use and age at menopause: is there a connection?«. In: *Fertil Steril*, Sep 15; 106(4): 978–90.
52 Bonneux, L. et al. (2008). »Sensible family planning: do not have children too late, but not too early either«. In: *Ned Tijdschr Geneeskd*, 152: 1507–12.
53 Wang, J. et al. (2006). »In vitro fertilization (IVF): a review of 3 decades of clinical innovation and technological advancemen«. In: *Ther Clin Risk Manag*, Dec; 2(4): 355–64.
54 Kawamura, K. et al. (2016). »Activation of dormant follicles: a new treatment for premature ovarian failure?«. In: *Curr Opin Obstet Gynecol*, Jun; 28(3): 217–22.
55 Zhang, L. et al. (2021). »Autotransplantation of the ovarian cortex after in vitro activation for infertility treatment: a shortened procedure«. In: *Human Reproduction*, Vol. 36, Issue 8, August, 2134–2147.
56 https://www.kinderwunsch-im-ausland.de/einfrieren-von-eizellen/kurzer-ratgeber-einfrieren-eizellen-ausland/.
57 Farquhar, C. et al. (2013). »Assisted reproductive technology: an overview of Cochrane Reviews«. In: *Cochrane Database Syst Rev*, Aug 22; (8): CD010537.
58 https://www.nytimes.com/1984/04/11/us/first-baby-born-of-frozen-embryo.html.
59 Siehe Anmerkung 51.
60 http://www.businessinsider.com/egg-freezing-at-facebook-apple-google-hot-new-perk-2017-9.
61 https://www.theatlantic.com/technology/archive/2012/06/the-ivf-panic-all-hell-will-break-loose-politically-and-morally-all-over-the-world/258954.
62 https://www.nvog.nl/wp-content/uploads/2017/12/Anovulatie-en-kinderwens-2.0-12-11-2004.pdf.
63 Sandin, S. et al. (2013). »Autism and mental retardation among offspring born after in vitro fertilization«. In: *JAMA*, Jul 3; 310(1): 75–84.
64 Zhu, J. L. et al. (2009). »Parental infertility and sexual maturation in children«. In: *Hum Reprod*, Feb; 24(2): 445–50.
65 https://www.timesnownews.com/health/article/meet-tiantian-the-baby-boy-who-was-born-four-years-after-his-parents-died-in-a-car-crash-inchina/216924.

66 Lyngsø, J. et al. (2019). »Impact of female daily coffee consumption on successful fertility treatment: a Danish cohort study«. In: *Fertil Steril*, Jul; 112(1): 120–29.

67 https://www.huffingtonpost.co.uk/2015/01/19/worlds-oldest-mother-omkali-singh_n_6501268.html.

68 https://www.bbc.com/news/world-asia-china-43724395.

69 https://www.independent.co.uk/life-style/health-and-families/embryo-24-years-frozen-born-baby-longest-ever-tina-benjamin-gibson-emma-wren-nedc-tennessee-a8119776.html.

70 Bribiescas, R. (2016). *How men age*. Princeton: Princeton University Press.

71 Karasik, D. et al. (2005). »Disentangling the genetic determinants of human aging: biological age as an alternative to the use of survival measures«. In: *J Gerontol A Biol Sci Med Sci*, May; 60(5): 574–87.

72 Wu, F. C. W. et al. (2008). »Hypothalamic-pituitary-testicular axis disruptions in older men are differentially linked to age and modifiable risk factors: the European Male Aging Study«. In: *J Clin Endocrinol Metab*, 93(7): 2737.

73 Amore, M. et al. (2012). »Partial androgen deficiency, depression, and testosterone supplementation in aging men«. In: *Int J Endocrinol*, 2012: 280724.

74 Wolffers, I. (2006). *Heimwee naar de lust. Over seks en ziekte*. Amsterdam: Contact.

75 Jones, G. H. et al. (2015). »Traumatic andropause after combat injury«. In: *BMJ Case Rep*, 2015: bcr2014207924.

76 Tajar, A. et al. (2012). »Characteristics of androgen deficiency in late-onset hypogonadism: results from the European Male Aging Study (EMAS)«. In: *J Clin Endocrinol Metab*, May; 97(5): 1508–16.

77 Kruif, Paul de (1947). *Das männliche Hormon: jugendliche Spannkraft bis ins hohe Alter*. Zürich: Orell Füssli.

78 https://lowtcenter.com.

79 Bachmann, E. et al. (2014). »Testosterone induces erythrocytosis via increased erythropoietin and suppressed hepcidin: evidence for a new erythropoietin / hemoglobin set point«. In: *J Gerontol A Biol Sci Med Sci*, Jun; 69(6): 725–35.

80 Nieschlag, E. et al. (2014). »Testosterone deficiency: a historical perspective«. In: *Asian J Androl*, Mar–Apr; 16(2): 161–8.

81 Herman, C. W. et al. (2014). »The very high premature mortality rate among active professional wrestlers is primarily due to cardiovascular disease«. In: *PLoS One*, November; 9(11): e109945.

82 Achar, S. et al. (2010). »Cardiac and metabolic effects of anabolic-androgenic

steroid abuse on lipids, blood pressure, left ventricular dimensions, and rhythm«. In: *American Journal of Cardiology*, September; 106(6): 893–901.

83 Gentil, P. et al. (2017). »Nutrition, Pharmacological and Training Strategies Adopted by Six Bodybuilders: Case Report and Critical Review«. In: *Eur J Transl Myol*, Feb 24; 27(1): 6247.

84 Kelly, D. M. et al. (2015). »Testosterone and obesity«. In: *Obes Rev*, Jul; 16(7): 581–606.

85 Smith, G. et al. (2004). »Treatments of homosexuality in Britain since the 1950s – an oral history: the experience of patients«. In: *BMJ*, Feb 21; 328(7437): 427.

KAPITEL 9

1 Gray, J. (1993). *Männer sind anders. Frauen auch.* München: Goldmann.

2 Karastergiou, K. et al. (2012). »Sex differences in human adipose tissues – the biology of pear shape«. In: *Biol Sex Differ*, 3: 13.

3 Tomassoni, D. et al. (2014). »Gender and age related differences in foot morphology«. In: *Maturitas*, Dec; 79(4): 421–7.

4 Sforza, C. et al. (2008). »Spontaneous blinking in healthy persons: an optoelectronic study of eyelid motion«. In: *Ophthalmic Physiol Opt*, Jul; 28(4): 345–53.

5 https://www.nytimes.com/2020/04/27/well/live/car-accidents-deaths-men-women.html.

6 Pataky, M. W. et al. (2021). »Hormonal and Metabolic Changes of Aging and the Influence of Lifestyle Modifications«. In: *Mayo Clin Proc*, Mar; 96(3): 788–814.

7 Ali, L. et al. (2011). »Physiological changes in scalp, facial and body hair after the menopause: a cross-sectional population-based study of subjective changes«. In: *Br J Dermatol*, Mar; 164(3): 508–13.

8 https://de.wikipedia.org/wiki/K%C3%BCmmernis.

9 New, M. I. (1993). »Pope Joan: a recognizable syndrome«. In: *Clin Endocrinol Metab*, Jan; 76(1): 3–13.

10 https://www.nomadbarber.com/blogs/barbering/masai-male-grooming.

11 https://www.telegraph.co.uk/health-fitness/body/finasteride-does-donald-trumps-favourite-hair-loss-treatment.

12 Gunn, D. A. et al. (2009). »Why some women look young for their age«. In: *PLoS One*, Dec 1; 4(12): e8021.

13 Mandal, S. et al. (2017). »Automated Age Prediction using Wrinkles Features of Facial Images and Neural Network«. In: *International Journal of Emerging Engineering Research and* Technology, Vol. 5, Issue 2, February; 12–20.

14 Stevenson, S., Thornton, J. (2007). »Effect of estrogens on skin aging and the potential role of serms«. In: *Clin Interv Aging*, Sep; 2(3): 283–97.
15 Thornton, M. J. (2013). »Estrogens and aging skin«. In: *Dermatoendocrinol*, Apr 1; 5(2): 264–70.
16 Vermeulen, A. et al. (2002). »Estradiol in elderly men«. In: *Aging Male*, Jun; 5(2): 98–102.
17 Mydlova, M. et al. (2015). »Sexual dimorphism of facial appearance in ageing human adults: A cross-sectional study«. In: *Forensic Sci Int*, Dec; 257: 519.
18 Verdonck, A. et al. (1999). »Effect of low-dose testosterone treatment on craniofacial growth in boys with delayed puberty«. In: *Eur J Orthod*, Apr; 21(2): 137–43.
19 Teede, H. J. et al. (2018). »Recommendations from the international evidence-based guideline for the assessment and management of polycystic ovary syndrome«. In: *Clin Endocrinol* (Oxf), Sep; 89(3): 251–68.
20 Urban, J. E. et al. (2016). »Evaluation of morphological changes in the adult skull with age and sex«. In: *J Anat*, Dec; 229(6): 838–46.
21 Robertson, J. M. et al. (2017). »Sexually Dimorphic Faciometrics in Humans From Early Adulthood to Late Middle Age: Dynamic, Declining, and Differentiated«. In: *Evol Psychol*, Jul-Sep; 15(3): 1474704917730640.
22 Zube, M. (1982). »Changing Behavior and Outlook of Aging Men and Women: Implications for Marriage in the Middle and Later Years«. In: *Family Relations*, v31 n1 p147–56 Jan.
23 https://www.psychiatrictimes.com/view/geriatric-depression-does-gender-make-difference.
24 Coren, S. et al. (1999). »Sex differences in elderly suicide rates: Some predictive factors«. In: *Aging & Mental Health*, Vol. 3, (2): 112–8.
25 Hahn, T. et al. (2017). »Facial width-to-height ratio differs by social rank across organizations, countries, and value systems«. In: *PLoS One*, Nov 9; 12(11): e0187957.
26 Re, D. E. et al. (2013). »Looking like a leader – facial shape predicts perceived height and leadership ability«. In: *PLoS One*, 8(12): e80957.
27 Antonaik, J. et al. (2009). »Predicting elections: child's play!«. In: *Science*, Feb 27; 323(5918): 1183.
28 Overbeek, B. (2016). *Mannen en / of Vrouwen*. Veghel: Libris.
29 Morrison, M. D. et al. (1986). »Voice disorders in the elderly«. In: *J Otolaryngol*, Aug; 15(4): 231–4.
30 https://www.webmd.com/menopause/news/20040316/voice-change-isoverlooked-menopause-symptom#2.
31 Pavela Banai, L. (2017). »Voice in different phases of menstrual cycle

among naturally cycling women and users of hormonal contraceptives«. In: *PLoS One*, 12(8): e0183462.
32 Puts, D. A. (2005). »Mating context and menstrual phase affect women's preferences for male voice pitch«. In: *Evolution and Human Behavior*, Vol. 26, Issue 5, September; 388–97.
33 Schild, C. et al. (2020). »Linking human male vocal parameters to perceptions, body morphology, strength and hormonal profiles in contexts of sexual selection«. In: *Sci Rep*, Dec 4; 10(1): 21296.
34 Aung, T. et al. (2020). »Voice pitch: a window into the communication of social power«. In: *Curr Opin Psychol*, Jun; 33: 154–61.
35 Mody, L. et al. (2014). »Urinary tract infections in older women: a clinical review«. In: *JAMA*, Feb 26; 311(8): 844–54.
36 Jung, J. et al. (2012). »Clinical and functional anatomy of the urethral sphincter«. In: *Int Neurourol J*, Sep; 16(3): 102–6.
37 Heidari, B. (2011). »Knee osteoarthritis prevalence, risk factors, pathogenesis and features: Part I«. In: *Caspian J Intern Med*, Spring; 2(2): 205–12.
38 Souza, A. A. et al. (2013). »Association between knee alignment, body mass index and physical fitness variables among students: a cross-sectional study«. In: *Rev Bras Ortop*, Jun 11; 48(1): 46–51.
39 Milic, J. et al. (2018). »Menopause, ageing, and alcohol use disorders in women«. In: *Maturitas*, May; 111: 100–9.
40 Devries, M. C. et al. (2006). »Menstrual cycle phase and sex influence muscle glycogen utilization and glucose turnover during moderate-intensity endurance exercise«. In: *Am J Physiol Regul Integr Comp Physiol*, Oct; 291(4): R1120–8.
41 Carter, S. L. et al. (2001). »Substrate utilization during endurance exercise in men and women after endurance training«. In: *Am J Physiol Endocrinol Metab*, Jun; 280(6): E898–907.
42 https://www.hartstichting.nl/hart-en-vaatziekten/vrouwen-en-hart-en-vaatziekten.
43 Mehta, L. (2016). »Acute Myocardial Infarction in Women: A Scientific Statement From the American Heart Association«. In: *Circulation*, 133(9): 916–47.
44 Wittekoek, J. (2017). *Het vrouwenhart*. Hilversum: Lucht.
45 Maas, A. (2020). *Das weibliche Herz. Wie Frauenherzen schlagen und was sie gesund hält*. Köln: Lübbe Life sowie (2022). *Der andere Herzinfarkt. Schluss mit Fehldiagnosen, die Frauenleben kosten*. Köln: Lübbe Life.
46 Lansky, A. J. et al. (2012). »Gender and the extent of coronary atherosclerosis, plaque composition, and clinical outcomes in acute coronary syndromes«. In: *JACC Cardiovasc Imaging*, Mar; 5(3 Suppl): 62–72.

47 Grundtvig, M. et al. (2009). »Sex-based differences in premature first myocardial infarction caused by smoking: twice as many years lost by women as by men«. In: *Eur J Cardiovasc Prev Rehabil*, Apr; 16(2): 174–9.
48 Mieszczanska, H. et al. (2008). »Gender-related differences in electrocardiographic parameters and their association with cardiac events in patients after myocardial infarction«. In: *Am J Cardiol*, Jan 1; 101(1): 20–24.
49 Brenner, H. et al. (2010). »Sex differences in performance of fecal occult blood testing«. In: *Am J Gastroenterol*, Nov; 105(11): 2457–64.
50 Glezerman, M. (2018). *Frauen sind anders krank. Männer auch. Warum wir eine geschlechtsspezifische Medizin brauchen*. Gütersloh: Mosaik.
51 Westergaard, D. et al. (2019). »Population-wide analysis of differences in disease progression patterns in men and women«. In: *Nat Commun*, Feb 8; 10(1): 666.
52 Tamargo, J. et al. (2017). »Gender differences in the effects of cardiovascular drugs«. In: *Eur Heart J Cardiovasc Pharmacother*, Jul 1; 3(3): 163–82.
53 Pinn, V. W. (2013). »Women's Health Research: Current State of the Art«. In: *Glob Adv Health Med*, Sep; 2(5): 8–10.
54 https://thoughtcatalog.com/lorenzo-jensen-iii/2015/06/14-real-physical-differences-between-men-and-women-besides-the-obvious.
55 Healy, B. (1991). »The Yentl syndrome«. In: *N Engl J Med*, Jul 25; 325(4): 274–6.
56 Santin, A. P. et al. (2011). »Role of estrogen in thyroid function and growth regulation«. In: *J Thyroid Res*, 2011: 875125.
57 Baumgartner, R. N. et al. (1999). »Age-related changes in sex hormones affect the sex difference in serum leptin independently of changes in body fat«. In: *Metabolism*, Mar; 48(3): 378–84.
58 Shi, H. et al. (2009). »Diet-induced obese mice are leptin insufficient after weight reduction«. In: *Obesity* (Silver Spring), Sep; 17(9): 1702–9.
59 Jenks, M. Z. et al. (2017). »Sex Steroid Hormones Regulate Leptin Transcript Accumulation and Protein Secretion in 3T3-L1«. In: Cells *Sci Rep*, Aug 15; 7(1): 8232.
60 Vermeulen, A. et al. (1999). »Testosterone, body composition and aging«. In: *J Endocrinol Invest*, 22(5 Suppl): 110–6.
61 Toss, F. et al. (2012). »Body composition and mortality risk in later life«. In: *Age and Ageing*, Sep; 41(5): 677–81.
62 Baumgartner, R. N. et al. (1999). »Predictors of skeletal muscle mass in elderly men and women«. In: *Mech Ageing Dev*, Mar 1; 107(2): 123–36.
63 Beld, A. W. van den et al. (2018). »The physiology of endocrine systems with ageing«. In: *Lancet Diabetes Endocrinol*, Aug; 6(8): 647–58.

64 Junnila, R. K. et al. (2013). »The GH/IGF-1 axis in ageing and longevity«. In: *Nat Rev Endocrinol*, Jun; 9(6): 366–76.
65 Jones, C. M. et al. (2015). »The Endocrinology of Ageing: A Mini-Review«. In: *Gerontology*, 61(4): 2 91–300.
66 Nunn, A. V. W. et al. (2009). »Lifestyle-induced metabolic inflexibility and accelerated ageing syndrome: insulin resistance, friend or foe?«. In: *Nutr Metab* (Lond), 6: 16.
67 Zaidi, M. et al. (2018). »Actions of pituitary hormones beyond traditional targets«. In: *J Endocrinol*, Jun; 237(3): R83-R98.
68 Lamberts, S. W. et al. (1997). »The endocrinology of aging«. In: *Science*, Oct 17; 278(5337): 419–24.
69 Liu, P. et al. (2017). »Blocking FSH induces thermogenic adipose tissue and reduces body fat«. In: *Nature*, Jun 1; 546(7656): 107–12.
70 Pincus, S. (1996). »Older males secrete luteinizing hormone and testosterone more irregularly, and jointly more asynchronously, than younger males«. In: *PNAS*, 93 (24), 14100–5.
71 Verdile, G. et al. (2014). »Associations between gonadotropins, testosterone and β amyloid in men at risk of Alzheimer's disease«. In: *Mol Psychiatry*, Jan; 19(1): 69–75.
72 Bhatta, S. et al. (2018). »Luteinizing Hormone Involvement in Aging Female Cognition: Not All Is Estrogen Loss«. In: *Front Endocrinol* (Lausanne), Sep 24; 9: 544.
73 Vinogradova, Y. et al. (2021). »Use of menopausal hormone therapy and risk of dementia: nested case-control studies using QResearch and CPRD databases«. In: *BMJ*, Sep 29; 374: n2182.
74 Manson, J. E. et al. (2013). »Menopausal hormone therapy and health outcomes during the intervention and extended poststopping phases of the Women's Health Initiative randomized trials«. In: *JAMA*, Oct 2; 310(13): 1353–68.
75 Bribiescas, R. (2010). *Evolutionary endocrinology*. Cambridge: Cambridge University Press.
76 Charkoudian, N. et al. (2014). »Reproductive hormone influences on thermoregulation in women«. In: *Compr Physiol*, Apr; 4(2): 793–804.
77 Bartke, A. (2008). »Growth hormone and aging: a challenging controversy«. In: *Clin Interv Aging*, Dec; 3(4): 659–65.
78 https://en.m.wikipedia.org/wiki/Hara_hachi_bu.
79 Marston, H. R. et al. (2021). »A Commentary on Blue Zones®: A Critical Review of Age-Friendly Environments in the 21st Century and Beyond«. In: *Int J Environ Res Public Health*, Jan 19; 18(2): 837.
80 Willcox, B. J. et al. (2007). »Caloric restriction, the traditional Okinawan

diet, and healthy aging: the diet of the world's longest-lived people and its potential impact on morbidity and life span«. In: *Ann N Y Acad Sci*, Oct; 1114: 434–55.

81 Karishma, K. K. et al. (2002). »Dehydroepiandrosterone (DHEA) stimulates neurogenesis in the hippocampus of the rat, promotes survival of newly formed neurons and prevents corticosterone-induced suppression«. In: *Eur J Neurosci*, Aug; 16(3): 445–53.

82 Krokakai, K. et al. (2021). »Correlation of age and sex with urine dehydroepiandrosterone sulfate level in healthy Thai volunteers«. In: *Pract Lab Med*, Mar; 24: e00204.

83 Sreekumaran Nair, K. et al. (2006). »DHEA in elderly women and DHEA or testosterone in elderly men«. In: *N Engl J Med*, Oct 19; 355(16): 1647–59.

KAPITEL 10

1 Billman, G. E. (2020). »Homeostasis: The Underappreciated and Far Too Often Ignored Central Organizing Principle of Physiology«. In: *Front Physiol*, Mar 10; 11: 200.

2 Beld, A. W. van den et al. (2018). »The physiology of endocrine systems with ageing«. In: *Lancet Diabetes Endocrinol*, Aug; 6(8): 647–58.

3 Ennis, G. E. et al. (2017). »Long-term cortisol measures predict Alzheimer disease risk«. In: *Neurology*, Jan 24; 88(4): 371–8.

4 Schoorlemmer, R. M. M. et al. (2009). »Relationships between cortisol level, mortality and chronic diseases in older persons«. In: *Clin Endocrinol* (Oxf), Dec; 71(6): 779–86.

5 Kiljour, A. H. M. et al. (2013). »Increased skeletal muscle 11βHSD1 mRNA is associated with lower muscle strength in ageing«. In: *PLoS One*, Dec 31; 8(12): e84057.

6 Vajaranant, T. S. et al. (2012). »Estrogen deficiency accelerates aging of the optic nerve«. In: *Menopause*, Aug; 19(8): 942–7.

7 Frisina, R. D. et al. (2021). »Translational implications of the interactions between hormones and age-related hearing loss«. In: *Hear Res*, Mar 15; 402: 108093.

8 https://singularityhub.com/2018/05/03/is-the-secret-to-significantly-longer-life-hidden-in-our-cells/#sm.0001rlq28qruaef311rukgyhfsv5t.

9 Huxley, A. (1986). *Nach vielen Sommern*. München: Piper.

10 Grey, A. D. N. J. de (2015). »Do we have genes that exist to hasten aging? New data, new arguments, but the answer is still no«. In: *Curr Aging Sci*, 8(1): 24–33.

11 https://de.wikipedia.org/wiki/Gilgamesch.

12 https://de.wikipedia.org/wiki/Uta-napi%C5%A1ti.

13 https://www.nytimes.com/2012/12/02/magazine/can-a-jellyfish-unlock-the-secret-of-immortality.html?src=me&ref=general.
14 Piraino, S. et al. (1996). »Reversing the Life Cycle: Medusae Transforming into Polyps and Cell Transdifferentiation in Turritopsis nutricula (Cnidaria, Hydrozoa)«. In: *Biol Bull*, Jun; 190(3): 302–312.
15 Lisenkova, A. A. et al. (2017). »Complete mitochondrial genome and evolutionary analysis of Turritopsis dohrnii, the ›immortal‹ jellyfish with a reversible life-cycle«. In: *Mol Phylogenet Evol*, Feb; 107: 232–8.
16 https://de.statista.com/statistik/daten/studie/273406/umfrage/entwicklung-der-lebenserwartung-bei-geburt-in-deutschland-nach-geschlecht/#:~:text=Wir%20werden%20immer%20älter&text=In%20der%20zweiten%20Hälfte%20des,um%2014%2C9%20Jahre%20gestiegen.
17 https://www.ancient-origins.net/news-evolution-humanorigins/life-expectancy-myth-and-why-many-ancient-humanslived-long-077889.
18 Nelson, P. et al. (2017). »Intercellular competition and the inevitability of multicellular aging«. In: *Proc Natl Acad Sci USA*, Dec 5; 114(49): 12982–7.
19 Bliss, M. (2007). *Harvey Cushing, a life in surgery*. Oxford: Oxford University Press.
20 Descartes, R. (1664). *Traité de l'homme*. Paris: chez Charles Angot.
21 Zhang, Y. et al. (2017). »Hypothalamic stem cells control ageing speed partly through exosomal miRNAs«. In: *Nature*, Aug 3; 548(7665): 52–7.
22 Spalding, K. L. et al. (2008). »Dynamics of fat cell turnover in humans«. In: *Nature*, Jun 5; 453(7196): 783–7.
23 Zhang, G. et al. (2013). »Hypothalamic programming of systemic ageing involving IKK-β, NF-KB and GnRH«. In: *Nature*, May 9; 497(7448): 211–6.
24 Mendelsohn, A. R. et al. (2017). »Inflammation, Stem Cells, and the Aging Hypothalamus«. In: *Rejuvenation Res*, Aug; 20(4): 346–9.
25 Yoo, J. et al. (2017). »Disability, Frailty and Depression in the community-dwelling older adults with Osteosarcopenia«. In: *BMC Geriatr*, Jan 5; 17(1): 7.
26 https://nl.wikipedia.org/wiki/Je_Echte_Leeftijd.
27 Jia, L. et al. (2017). »Common methods of biological age estimation«. In: *Clin Interv Aging*, 12: 759–72.
28 Willcox, B. J. et al. (2007). »Caloric restriction, the traditional Okinawan diet, and healthy aging: the diet of the world's longest-lived people and its potential impact on morbidity and life span«. In: *Ann N Y Acad Sci*, Oct; 1114: 434–55.
29 Orentreich, N. et al. (1984). »Age changes and sex differences in serum dehydroepiandrosterone sulfate concentrations throughout adulthood«. In: *J Clin Endocrinol Metab*, Sep; 59(3): 551–5.

30 Sreekumaran Nair, K. et al. (2006). »DHEA in elderly women and DHEA or testosterone in elderly men«. In: *N Engl J Med*, Oct 19; 355(16): 1647–59.
31 Ohayon, M. M. et al. (2004). »Meta-analysis of quantitative sleep parameters from childhood to old age in healthy individuals: developing normative sleep values across the human lifespan«. In: *Sleep*, Nov 1; 27(7): 1255–73.
32 Feng, R. et al (2016). »Melanopsin retinal ganglion cell loss and circadian dysfunction in Alzheimer's disease«. In: *Mol Med Rep*, Apr; 13(4): 3397–3400.
33 Scholtens, R. M. et al. (2016). »Physiological melatonin levels in healthy older people: A systematic review«. In: *J Psychosom Res*, Jul; 86: 20–7.
34 Lockley, S. W. et al. (2007). »Visual impairment and circadiam rhythm disorders Dialogues«. In: *Clin Neurosci*; 9(3): 301–14.
35 Kocesvka, D. et al. (2021). »Sleep characteristics across the lifespan in 1.1 million people from the Netherlands, United Kingdom and United States: a systematic review and meta-analysis«. In: *Nat Hum Behav*, Jan; 5(1): 113–22.
36 Klein, L. et al. (2017). »Association between Sleep Patterns and Health in Families with Exceptional Longevity«. In: *Front Med* (Lausanne), Dec 8; 4: 214.
37 Pierce, M. et al. (2019). »Optimal Melatonin Dose in Older Adults: A Clinical Review of the Literature«. In: *Sr Care Pharm*, Jul 1; 34(7): 419–31.
38 Aarts, M. P. J. et al. (2018). »Exploring the impact of natural light exposure on sleep of healthy older adults: A field study«. In: *Journal of Daylighting*, 5, 14–20.
39 Tähkämö, L. et al. (2019). »Systematic review of light exposure impact on human circadian rhythm«. In: *Chronobiol Int*, Feb; 36(2): 151–70.
40 Buxton, O. M. et al. (1997). »Acute and delayed effects of exercise on human melatonin secretion«. In: *J Biol Rhythms*, Dec; 12(6): 568–74.
41 Lanfranco, F. et al. (2003). »Ageing, growth hormone and physical performance«. In: *J Endocrinol Invest*, Sep; 26(9): 861–72.
42 Rowe, J. W. et al. (1987). »Human aging: usual and successful«. In: *Science*, Jul 10; 237(4811): 143–9.
43 Faulkner, J. A. et al. (2007). »Age-related changes in the structure and function of skeletal muscles«. In: *Clin Exp Pharmacol Physiol*, Nov; 34(11): 1091–6.
44 Volaklis, K. A. et al. (2015). »Muscular strength as a strong predictor of mortality: A narrative review«. In: *Eur J Intern Med*, Jun; 26(5): 303–10.
45 Mitnitski, A. et al. (2017). »Heterogeneity of Human Aging and Its Assessment«. In: *J Gerontol A Biol Sci Med Sci*, Jul 1; 72(7): 877–84.

46 https://deadline.com/2021/01/worlds-oldest-marathon-runner-fauja-singh-biopic-indian-creative-trio-1234676075.
47 https://de.wikipedia.org/wiki/Herbstgold.
48 Leon, J. et al. (2015). »A combination of physical and cognitive exercise improves reaction time in persons 61–84 years old«. In: *J Aging Phys Act*, Jan; 23(1): 72–7.
49 Martin, J. (2010). »A functional ABCC11 allele is essential in the biochemical formation of human axillary odor«. In: *Journal of Investigative Dermatology*, 130 (2): 529–40.
50 Honorat, M. et al. (2008). »ABCC11 expression is regulated by estrogen in MCF7 cells, correlated with estrogen receptor alpha expression in postmenopausal breast tumors and overexpressed in tamoxifen-resistant breast cancer cells«. In: *Endocr Res Cancer*, 15(1): 125–38.
51 Lundstrom, J. et al. (2013). »Maternal status regulates cortical responses to the body odor of newborns«. In: *Front Psychol*, 4: 597.
52 Fleming, A. S. et al. (1997). »Cortisol, hedonics, and maternal responsiveness in human mothers«. In: *Horm Behav*, 32(2): 85–98.
53 Tang, W. H. (2013). »Intestinal microbial metabolism of phosphatidylcholine and cardiovascular risk«. In: *NEJM*, 368: 1575–84.
54 Kootte, R. S. (2017). »Improvement of Insulin Sensitivity after Lean Donor Feces in Metabolic Syndrome Is Driven by Baseline Intestinal Microbiota Composition«. In: *Cell metabolism*, 26(4): 611–9.
55 Meijers, B. K. I. et al. (2010). »p-Cresol and cardiovascular risk in mild-to-moderate kidney disease«. In: *Clin J Am soci Neprhol*, 5(7): 1182–9.
56 Fluitman, K. et al. (2018). »Potential of butyrate to influence food intake in mice and men«. In: *Gut*, 67(7): 1203–4.
57 Jalal, A. H. et al. (2018). »Prospects and Challenges of Volatile Organic Compound Sensors in Human Healthcare«. *ACS Sens*, 27; 3(7): 1246–63.
58 Mitro, S. et al. (2012). »The smell of age: perception and discrimination of body odors of different ages«. In: *PLoS One*, 7: e38110.
59 Kimura, K. (2016). »Measurement of 2-nonenal and diacetyl emanating from human skin surface employing passive flux sampler-GCMS system«. In: *J Chromatogr B Analyt Biomed Life*, 1028: 181–5.
60 Yamazaki, S. et al. (2010). »Odor Associated with Aging«. In: *Anti-Aging Medicine*, 7(6): 60–5.
61 McGee, H. (2022). *Duftreich. Ein Wegweiser zur Welt der Gerüche.* München: Matthaes.
62 Lundstrom, J. (2010). »Functional neuronal processing of human body odors«. In: *Vitam Horm*, 83: 1–23.

63 Mogilnicka, L. et al. (2020). »Microbiota and Malodor-Etiology and Management«. In: *Int J Mol Sci*, Apr; 21(8): 2886.
64 Boesveldt, S. et al. (2011). »Gustatory and olfactory dysfunction in older adults: a national probability study«. In: *Rhinology*, 49(3): 324–30.
65 Suzuki, K. et al. (2010). »The role of gut hormones and the hypothalamus in appetite regulation«. In: *Endocr J*, 57(5): 359–72.
66 Castro, J. M. de (1993). »Age-related changes in spontaneous food intake and hunger in humans«. In: *Appetite*, Dec; 21(3): 255–72.
67 Pelchat, M. L. et al. (2000). »Dietary monotony and food cravings in young and elderly adults«. In: *Physiol Behav*, Jan; 68(3): 353–9.
68 MacIntosh, C. G. et al. (1999). »Effects of age on concentrations of plasma cholecystokinin, glucagon-like peptide 1, and peptide YY and their relation to appetite and pyloric motility«. In: *Am J Clin Nutr*, 69: 999–1006.
69 Atalayer, D. et al. (2013). »Anorexia of aging and gut hormones«. In: *Aging Dis*, Oct; 4(5): 264–275.
70 Amitani, M. et al. (2017). »The Role of Ghrelin and Ghrelin Signaling in Aging«. In: *Int J Mol Sci*, Jul; 18(7): 1511.
71 Villa, A. et al. (2015). »Diagnosis and management of xerostomia and hyposalivation«. In: *Ther Clin Risk Manag*, 11: 45–51.
72 Ohara, Y. et al. (2020). »Association between anorexia and hyposalivation in community-dwelling older adults in Japan: a 6-year longitudinal study«. In: *BMC Geriatr*, 20: 504.
73 Fluitman, K. et al. (2021). »Poor Taste and Smell Are Associated with Poor Appetite, Macronutrient Intake, and Dietary Quality but Not with Undernutrition in Older Adults«. In: *J Nutr*, Mar 11; 151(3): 605–14.
74 Zemel, M. B. et al. (1988). »Salt sensitivity and systemic hypertension in the elderly«. In: *Am J Cardiol*, 81: 7H-12H.
75 Park, S. Y. et al. (2018). »Weight change in older adults and mortality: the Multiethnic Cohort Study«. In: *Int J Obes* (Lond), Feb; 42(2): 205–12.
76 Veldhuis, J. D. (2008). »Aging and hormones of the hypothalamo-pituitary axis: gonadotropic axis in men and somatotropic axes in men and women«. In: *Ageing Res Rev*, Jul; 7(3): 189–208.
77 Katsimpardi, L. et al. (2014). »Vascular and neurogenic rejuvenation of the aging mouse brain by young systemic factors«. In: *Science*, May 9; 344(6184): 630–4.
78 https://unitybiotechnology.com.
79 https://www.calicolabs.com.
80 https://www.cnbc.com/2018/08/29/-jeff-bezos-is-backing-this-scientist-who-is-working-on-a-cure-for-aging.html.

81 Scudellari, M. (2017). »To stay young, kill zombie cells«. In: *Nature*, Oct 24; 550(7677): 448–50.
82 Xiao, Y. Z. et al. (2020). »Reducing Hypothalamic Stem Cell Senescence Protects against Aging-Associated Physiological Decline«. In: *Cell Metab*, Mar 3; 31(3): 534–48.e5.
83 Baker, D. J. et al. (2011). »Clearance of p16Ink4a-positive senescent cells delays ageing-associated disorders«. In: *Nature*, Nov 2; 479(7372): 232–6.
84 Pajvani, U. B. et al. (2005). »Fat apoptosis through targeted activation of caspase 8: a new mouse model of inducible and reversible lipoatrophy«. In: *Nat Med*, Jul; 11(7): 797–803.
85 https://www.ted.com/talks/aubrey_de_grey_a_roadmap_to_end_aging.
86 https://foxo4dri.com/about/.
87 Deursen, J. M. van (2014). »The role of senescent cells in ageing«. In: *Nature*, May 22; 509(7501): 439–46.
88 Skloot, R. (2012). *Die Unsterblichkeit der Henrietta Lacks. Die Geschichte der HeLa-Zellen*. München: Goldmann.
89 https://www.livescience.com/henrietta-lacks-hela-cell-lawsuit-thermo-fisher.
90 https://www.nobelprize.org/prizes/medicine/2009/illustrated-information.
91 Shammas, M. A. (2011). »Telomeres, lifestyle, cancer, and aging«. In: *Curr Opin Clin Nutr Metab Care*, Jan; 14(1): 28–34.
92 Zglinicki, T. von et al. (2005). »Telomeres as biomarkers for ageing and age-related diseases«. In: *Curr Mol Med*, Mar; 5(2): 197–203.
93 Epel, E. S. et al. (2004). »Accelerated telomere shortening in response to life stress«. In: *Proc Natl Acad Sci usa*, Dec 7; 101(49): 17312–5.
94 Movérare-Skrtic, S. et al. (2009). »Serum insulin-like growth factor-I concentration is associated with leukocyte telomere length in a population-based cohort of elderly men«. In: *J Clin Endocrinol Metab*, Dec; 94(12): 5078–84.
95 Verburgh, K. (2012). *De Voedselzandloper. Over afvallen en langer jong blijven*. Amsterdam: Prometheus. (Auf Deutsch (2015): *Die Ernährungs-Sanduhr. Wie man wirklich gesund abnimmt und länger jung bleibt*. München: Goldmann.)
96 Johnson, R. J. et al. (2020). »Fructose metabolism as a common evolutionary pathway of survival associated with climate change, food shortage and droughts«. In: *J Intern Med*, Mar; 287(3): 252–62.
97 Zheng, J. et al. (2017). »Lower Doses of Fructose Extend Lifespan in Caenorhabditis elegans«. In: *J Diet Suppl*, May 4; 14(3): 264–77.
98 Stephan, B. C. M. et al. (2010). »Increased fructose intake as a risk factor for dementia«. In: *J Gerontol A Biol Sci Med Sci*, Aug; 65(8): 809–14.
99 Leung, C. W. et al. (2014). »Soda and cell aging: associations between

sugarsweetened beverage consumption and leukocyte telomere length in healthy adults from the National Health and Nutrition Examination Surveys«. In: *Am J Public Health*, December; 104(12): 2425–31.

100 Sato, T. et al. (2019). »Acute fructose intake suppresses fasting-induced hepatic gluconeogenesis through the akt-FoxO1 pathway«. In: *Biochem Biophys Rep*, Jul; 18: 100638.

101 Marissal-Arvy, N. et al. (2014). »Effect of a high-fat–high-fructose diet, stress and cinnamon on central expression of genes related to immune system, hypothalamic-pituitary-adrenocortical axis function and cerebral plasticity in rats«. In: *Br J Nutr*, Apr 14; 111(7): 1190–201.

102 Dobson, A. J. et al. (2017). »Nutritional Programming of Lifespan by FOXO Inhibition on Sugar-Rich Diets«. In: *Cell Rep*, Jan 10; 18(2): 299–306.

103 Boehm, A. M. et al. (2012). »FOXO is a critical regulator of stem cell maintenance in immortal Hydra«. In: *Proc Natl Acad Sci USA*, Nov 27; 109(48): 19697–702.

104 Hsin, H. et al. (1999). »Signals from the reproductive system regulate the lifespan of C. elegans«. In: *Nature*, May 27; 399(6734): 362–6.

105 Jasienska, G. et al. (2006). »Daughters increase longevity of fathers, but daughters and sons equally reduce longevity of mothers«. In: *Am J Hum Biol*, May-Jun; 18(3): 422–5.

106 Jasienska, G. (2009). »Reproduction and lifespan: Trade-offs, overall energy budgets, intergenerational costs, and costs neglected by research«. In: *Am J Hum Biol*, Jul-Aug; 21(4): 524–32.

107 Endendijk, J. J. et al. (2016). »Gender-Differentiated Parenting Revisited: Meta-Analysis Reveals Very Few Differences in Parental Control of Boys and Girls«. In: *PLoS One*, Jul 14; 11(7): e0159193.

108 Arantes-Oliveira, N. et al. (2003). »Healthy animals with extreme longevity«. In: *Science*, Oct 24; 302(5645).

109 Chopik, W. J. (2018). »Age Differences in Age Perceptions and Developmental Transitions«. In: *Front Pyschol*, 9: 67.

110 Lee, L. O. (2019). »Optimism is associated with exceptional longevity in 2 epidemiologic cohorts of men and women«. In: *Proc Natl Acad Sci USA*, Sep 10; 116(37): 18357–62.

111 Li, S. et al. (2016). »Association of Religious Service Attendance With Mortality Among Women«. In: *JAMA Intern Med*, Jun 1; 176(6): 777–85.

112 Seidman, S. N. et al. (2002). »Low testosterone levels in elderly men with dysthymic disorder«. In: *Am J Psychiatry*, Mar; 159(3): 456–9.

113 Hogervorst, E. (2013). »Effects of gonadal hormones on cognitive behaviour in elderly men and women«. In: *J Neuroendocrinol*, 25(11); 1182–95.

114 Zarrouf, F. et al. (2009). »Testosterone and depression: systematic review and meta-analysis«. In: *J Psychiatr Pract*, Jul; 15(4): 289–305.
115 Yalamanchili, V. (2012). »Treatment with hormone therapy and calcitriol did not affect depression in older postmenopausal women: no interaction with estrogen and vitamin D receptor genotype polymorphisms«. In: *Menopause*, Jun; 19(6): 697–703.
116 Epel, E. (2009). »Can meditation slow rate of cellular aging? Cognitive stress, mindfulness, and telomeres«. In: *Ann N Y Acad Sci*, Aug; 1172: 34–53.

EPILOG

1 Ikegami, K. et al. (2019). »Interconnection Between Circadian Clocks and Thyroid Function«. In: *Nat Rev Endocrinol*, Oct; 15(10): 590–600.
2 Wilson, L. et al. (2020). »Dual-Hormone Closed-Loop System Using a Liquid Stable Glucagon Formulation Versus Insulin-Only Closed-Loop System Compared With a Predictive Low Glucose Suspend System: An Open-Label, Outpatient, Single-Center, Crossover, Randomized Controlled Trial«. In: *Diabetes Care*, Nov; 43(11): 2721–9.
3 Niederländischer Ärzteeid (einschließlich Hippokratischer Eid / Genfer Ärztegelöbnis); siehe auch: https://flexikon.doccheck.com/de/Hippokratischer_Eid und https://flexikon.doccheck.com/de/Genfer_%C3%84rztegel%C3%B6bnis.

ÜBER DEN AUTOR

Prof. Dr. Max Nieuwdorp, Jahrgang 1977, ist Internist und Endokrinologe. Er leitet die Abteilung für Diabetes des Amsterdam University Medical Centers. Zuvor war er unter anderem an der University of California in San Diego tätig. Zurzeit widmet er seine Forschung vor allem dem komplexen Zusammenspiel von Hormonen und Darmmikrobiom und dessen Auswirkungen auf die menschliche Gesundheit. *Achtung, Hormone* ist sein erstes Buch, das sich an ein breites Publikum richtet.

Gerd Busse, Jahrgang 1959, übersetzt seit vielen Jahren Literatur und Sachbücher aus dem Niederländischen, darunter Werke von Willem Elsschot, J. J. Voskuil, Simon Carmiggelt, Annet Mooij, Pieter Steinz, Frank Westerman und Dik Linthout. Darüber hinaus ist er als Wissenschaftler, Berater und Publizist tätig. Er lebt und arbeitet in Dortmund.